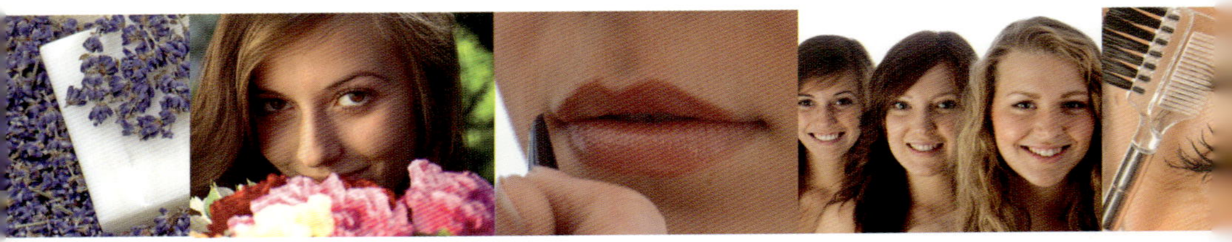

LEXIGUIDE DE
LA BEAUTÉ ET DU MAQUILLAGE

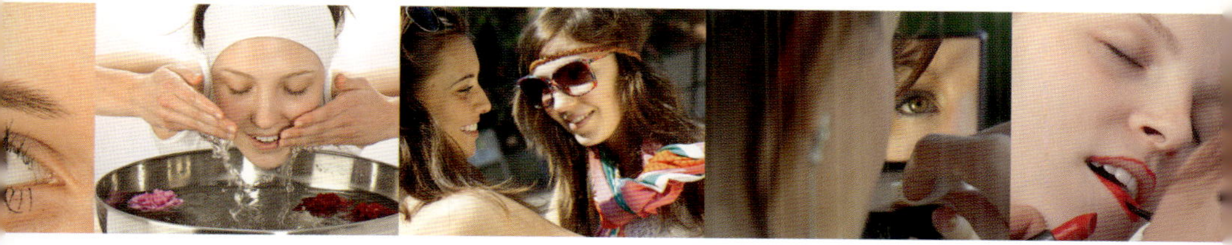

LEXIGUIDE DE LA BEAUTÉ ET DU MAQUILLAGE

ELCY ÉDITIONS

ISBN pour la présente édition : 978-2-7532-0526-0

Adaptation et réalisation : MediaSarbacane
Traduction : Julie Danzé

Imprimé en Chine

Achevé d'imprimer : juin 2011
Dépôt légal : 3e trimestre 2011

Sommaire

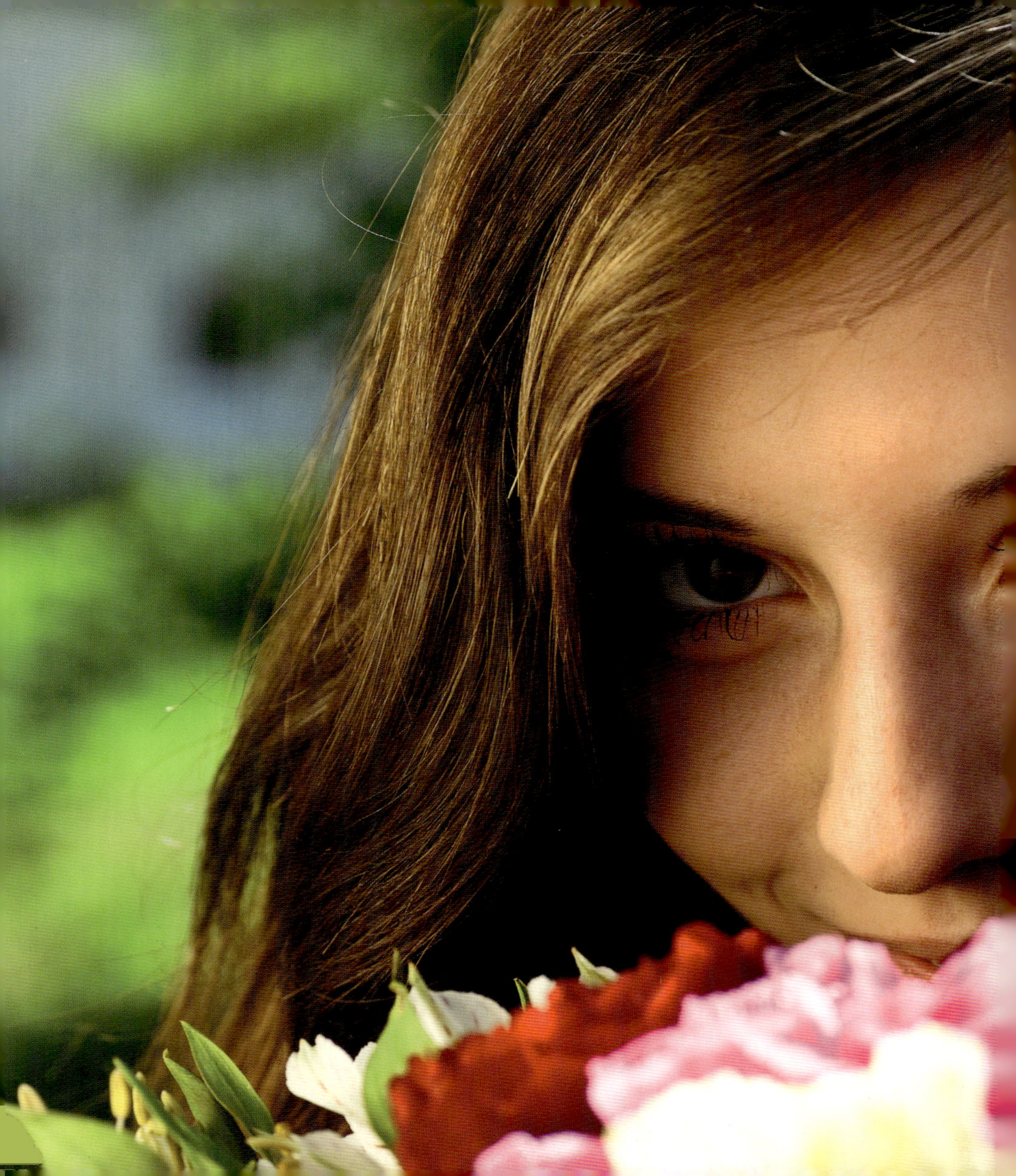

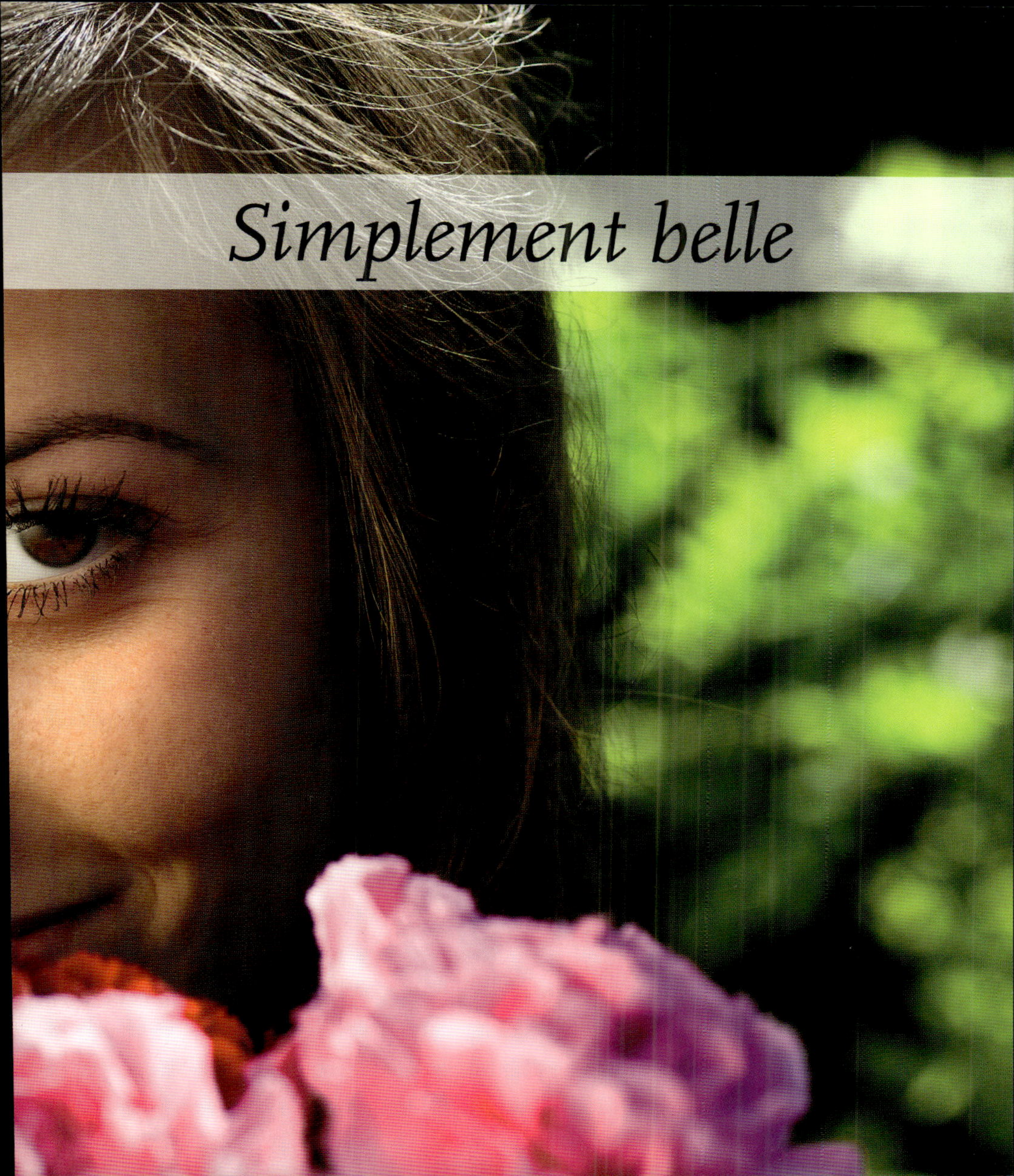
Simplement belle

La beauté idéale

LA QUESTION DE LA BEAUTÉ

« Beauté et style » : un monde complexe se cache derrière ces mots. Il est question d'habillement, d'apparence et de charme, de corps, de force, de consommation, de désir et de ce que vous ressentez. Nous nous posons toutes la même question : Suis-je jolie ?

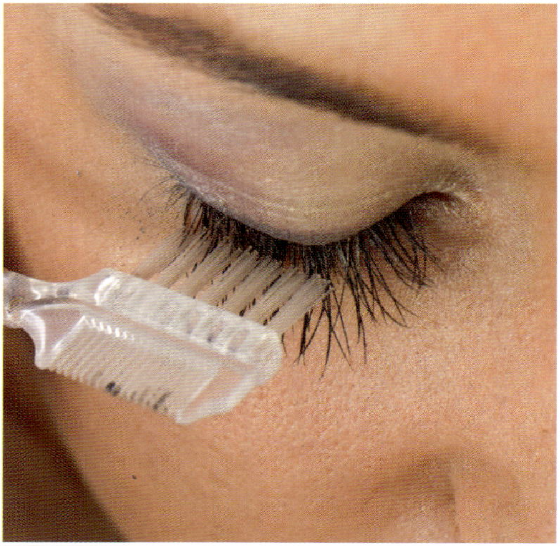

Depuis longtemps, les intellectuels tentent d'appréhender le concept de la beauté. Alors que les philosophes ont approché la question du point de vue théorique de la perfection de l'âme (Platon, par exemple, était passionné par le sujet), les biologistes, ainsi que les psychologues, évolutionnistes ou non, ont considéré la beauté du point de vue du visage et du corps, et de ce qu'ils suscitaient chez les gens.

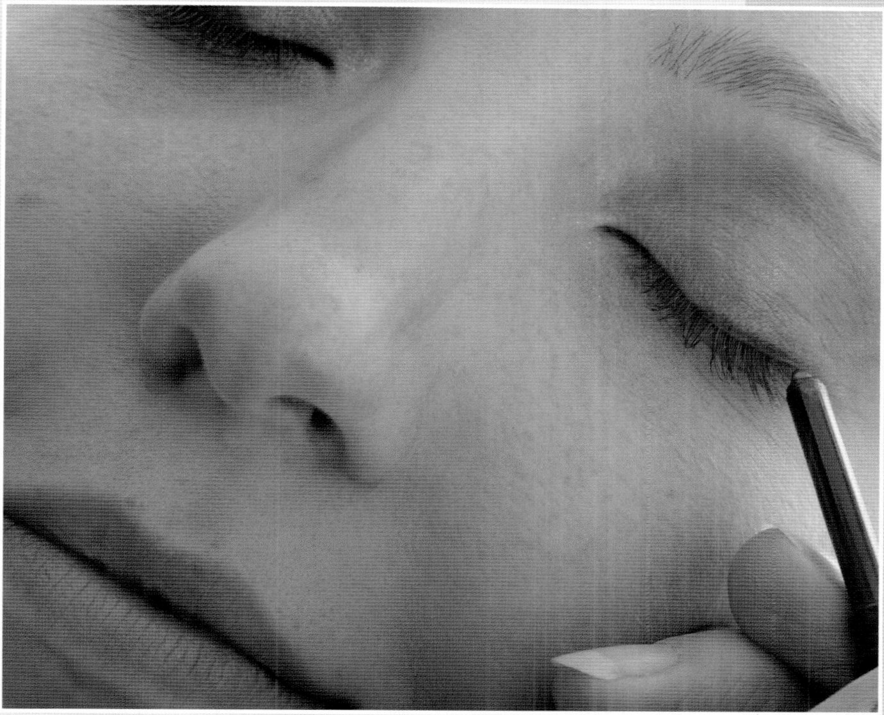

Les scientifiques savent que la beauté n'est pas qu'une question de goût. Malgré l'influence considérable de la culture et de la mode actuelle, il existe toujours un code universel de la beauté. Cela va au-delà des classes, des cultures et des continents, quel que soit l'âge, la profession ou le sexe. Les chercheurs ont fait le même constat à travers le monde : ce sont les mêmes types de visages qui séduisent.

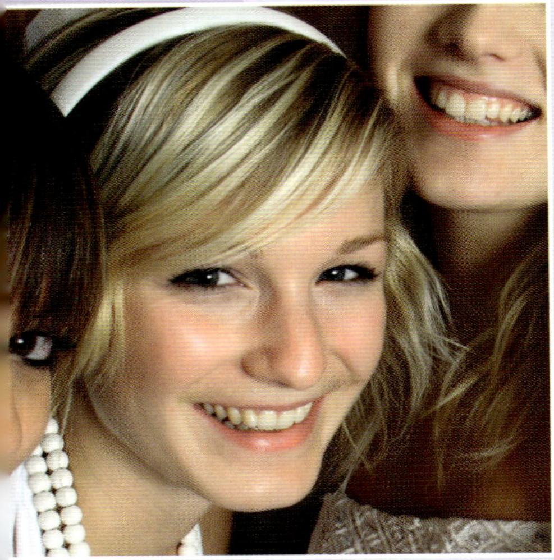

La jeunesse et la féminité (ou la masculinité) déterminent les critères de ce qui est considéré comme beau. Lorsque l'on regarde l'histoire de l'idéal de la beauté, on constate que l'essentiel de la beauté réside entre la jeunesse et la féminité.

La recherche de la beauté

Qu'est-ce que la beauté, finalement ? Même la recherche ne parvient pas à fournir une définition objective. Afin de se rapprocher de la « vérité », les chercheurs sur la beauté ont mis au point toute une série de tests en observant des visages. Ils basent leurs jugements sur des facteurs tels que la peau, les lèvres et la structure des yeux en relation avec le nez. Les visages dont les caractéristiques coïncident avec la plupart de ces exigences sont considérés comme « beaux ».

Une peau sans défaut, par exemple, est en tête de liste des critères de beauté. Depuis l'Antiquité, le nombre d'or détermine ce qui est beau. Il fait référence aux proportions idéales du visage. Le visage de la « personne bien formée » est divisé en trois parties :

Une distance égale entre le menton et le nez, le nez et les sourcils, et entre les sourcils et la ligne d'implantation des cheveux. La largeur du visage devrait représenter les deux tiers de sa longueur et la distance entre les yeux devrait correspondre à la largeur d'un œil, laquelle devrait être identique à celle du nez. Les beaux visages sont donc particulièrement symétriques.

Les visages avec de grands yeux, un petit menton et des sourcils hauts correspondent à ce que l'on appelle le « mignon » (de l'allemand *Kindchenschema*, littéralement schéma du bébé) et sont considérés comme particulièrement séduisants. Mais le visage ne doit pas posséder trop de caractéristiques enfantines. Il doit aussi présenter des signes de maturité. Le parfait mélange de caractéristiques enfantines et matures, ainsi que d'expressions positives comme le sourire amical, les pupilles larges et les sourcils hauts, dénotent un visage séduisant.

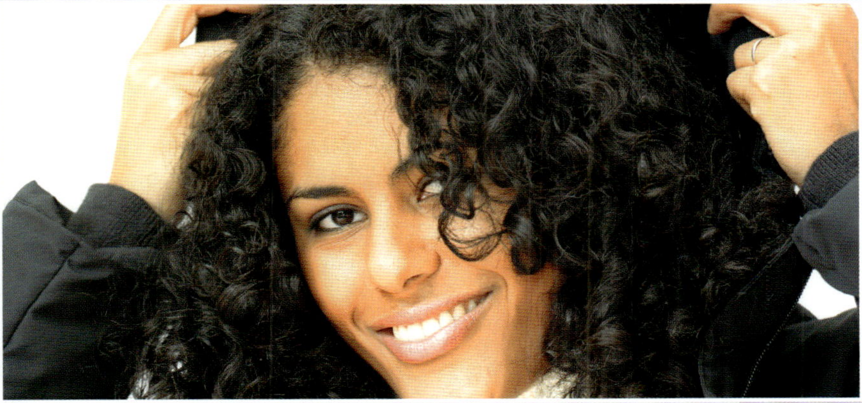

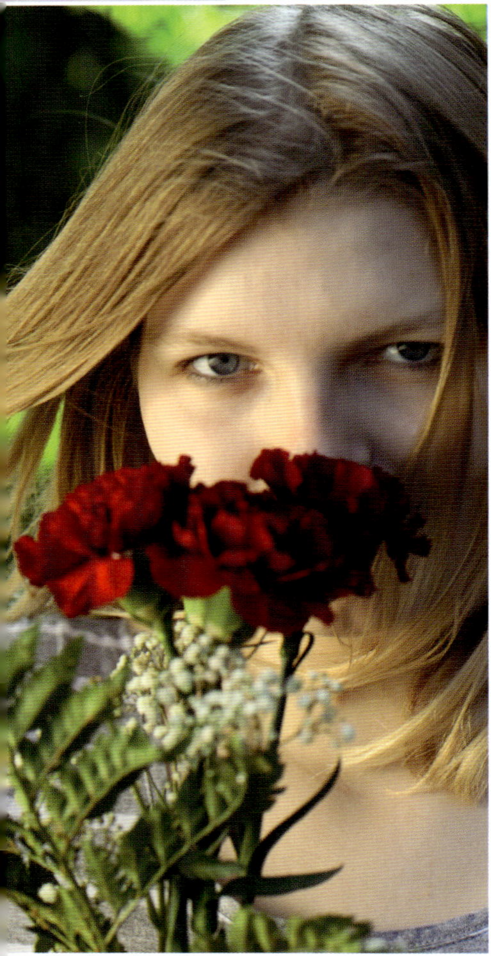

Mais il n'existe pas de véritable recette des caractéristiques et combinaisons nécessaires à la beauté. Les caractéristiques ressemblent plus à des blocs de construction qui servent naturellement à créer des visages établis d'après un brouillon. Bien qu'il existe des principes esthétiques universellement reconnus, la beauté est variée. Chaque visage déclenche des émotions différentes aux yeux de ses observateurs. Une personne au visage sévère est souvent perçue comme austère alors qu'une personne au visage doux est considérée comme gentille.

Les juges de la beauté pensaient que les contrastes augmentaient la beauté. Par conséquent, des lèvres peintes en rouge sont particulièrement attirantes, car elles attirent notre attention, comme par magie. Il n'est pas surprenant que l'eye-liner ou l'encre soient utilisés, et ce depuis des milliers d'années, pour ajouter du contraste aux yeux. Le but est de renforcer les contrastes naturels et de faire appel à notre appréciation inconsciente de la beauté.

Les yeux sont particulièrement importants : ils sont le reflet de notre humeur et de nos émotions. Toutefois, la pupille est la véritable fenêtre de l'âme. Elle est en contact étroit avec le système nerveux qui régule nos émotions. La pupille se dilate en cas d'excitation, peu importe si le déclencheur est la peur ou le plaisir. La dilatation des pupilles exprime la dévotion, l'attention et l'amour.

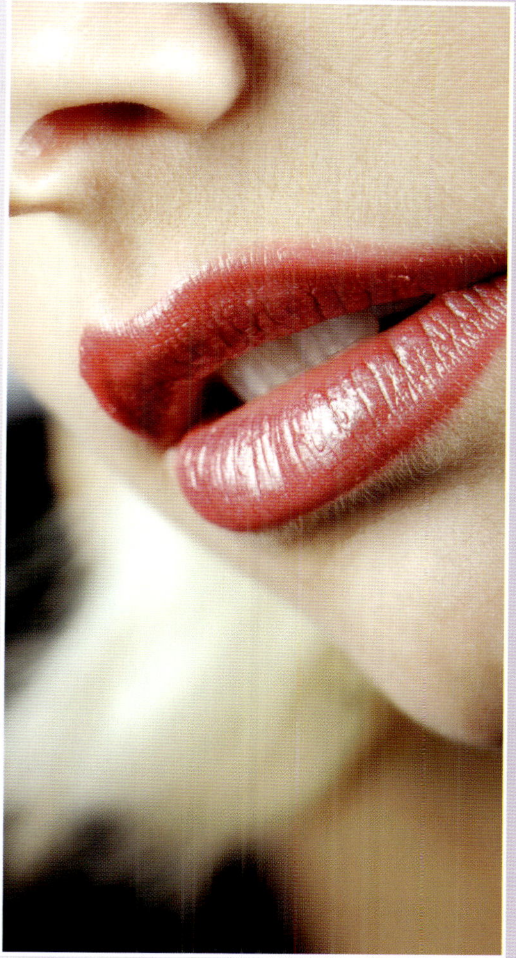

Grâce à cette découverte, les chercheurs ont établi un critère important dans la recherche des caractéristiques de la beauté. Néanmoins, les critères de la vraie beauté ne peuvent fournir un prototype unique idéal.

Le spectre de la beauté est infini et de ce fait, tous les types de visages peuvent être considérés comme très beaux. Il semble que plus nous en apprenons sur les secrets de la beauté, moins nous en savons.

Regard sur l'histoire de la beauté

Chaque époque a eu sa propre version de la beauté. Des facteurs tels que la jeunesse et la maturité affectent le monde malléable de la mode. Pourtant, le culte égyptien de la beauté d'il y a trois milles ans est toujours d'actualité au XIXe siècle. Quoi qu'il en soit, le corps est soumis aux diktats de la mode, et cela se voit à travers les changements constants de l'idéal de beauté.

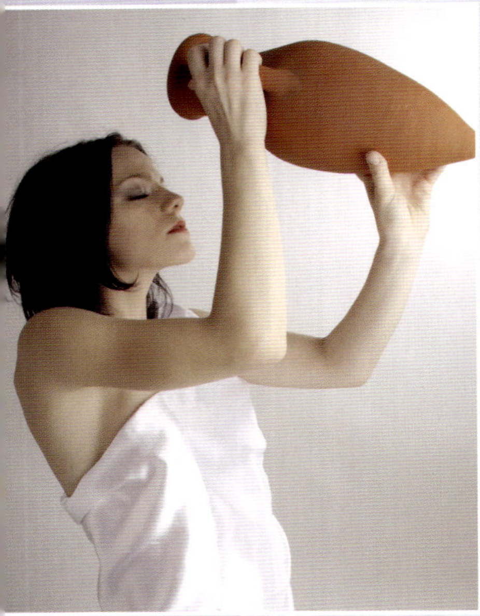

Les civilisations anciennes

Même dans la culture de l'Égypte ancienne, la beauté physique était importante et considérée comme étroitement liée à la perfection humaine et divine. Les dieux, les rois et les simples mortels se lavaient, utilisaient des huiles et du maquillage. Le standard de beauté de l'aristocratie égyptienne prônait la minceur, la clarté et le contraste.

La taille fine était déjà un critère esthétique à l'époque. Les femmes, comme les hommes, s'épilaient entièrement et portaient de longues et sombres perruques. Le maquillage épais était privilégié. Les sourcils étaient épilés et redessinés avec une épaisse ligne de charbon.

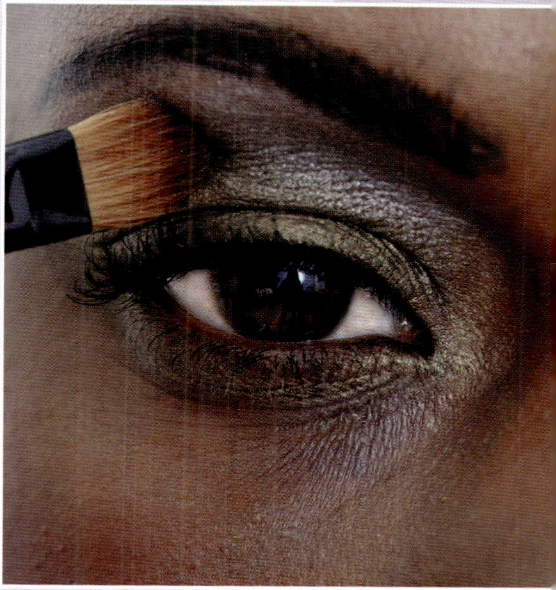

Les Grecs anciens considéraient la beauté extérieure comme un signe d'harmonie intérieure. Elle était aussi considérée comme le facteur déclencheur de l'amour. Ils vénéraient la jeunesse, les corps fermes et ont déterminé les proportions « idéales » du visage et du corps. La grande partie de ce que les Romains considéraient comme étant idéal pour le corps et le visage a façonné la vision occidentale de la beauté.

Par ailleurs, les Romains adoraient la vie de débauche et appréciaient la bonne chère et le bon vin. La corpulence témoignait d'un niveau de vie élevé et suscitait le respect. Les Romains ont établi les bains publics et utilisaient les sources chaudes pour transpirer. Ils se faisaient masser avec de l'huile et prenaient des bains de lait. Les esclaves travaillaient comme barbiers, et s'occupaient des poils indésirables.

L'art du maquillage n'était pas seulement réservé aux femmes. Les hommes aussi avaient leurs petites astuces cosmétiques. Ils mettaient leurs yeux en valeur, bouclaient leurs cheveux et coloraient leurs lèvres. On raconte que les Romains étaient si fascinés par les cheveux blonds de leurs esclaves germaniques que les perruques blondes étaient très à la mode.

La beauté n'est pas que pour le corps

La critique et la méfiance à l'encontre de l'importance du physique ont grandi lorsque le christianisme s'est développé. On peut le constater dans les représentations de l'art de l'époque. Les formes féminines étaient fines et les poitrines voluptueuses étaient taboues. La beauté était divine, mais le corps représentait le péché. L'attrait pour la beauté physique est réapparu au cours de la Renaissance.

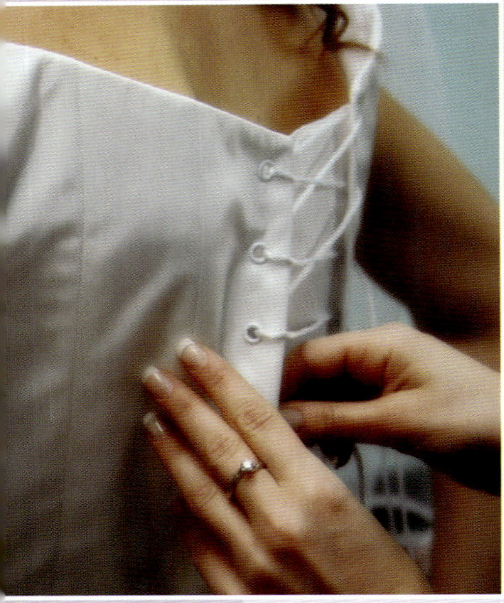

C'était une période de renouveau spirituel et de libération des obligations envers l'Église. Les grands artistes de cette période, comme Léonard de Vinci, travaillaient sur le « nombre d'or ». Dürer rédigeait ses quatre livres sur les proportions humaines selon lesquels les dimensions idéales des figures canoniques de l'Antiquité ont été importées dans l'imagerie biblique. La peau devait être claire et les cheveux généralement dorés. On préférait les yeux marron, tout comme les sourcils arqués et une bouche rouge. Les vêtements devaient inspirer la dignité. Les sous-vêtements rigides, comme les corsets, ont été créés, rendant possible une posture droite et des proportions corporelles exagérées. Les corsets avantageaient la silhouette et sont restés à la mode jusqu'au début du XXe siècle.

Pendant la période baroque, la silhouette féminine a adopté des proportions plus démesurées. Les corsets, réalisés avec des cordons d'acier, maintenaient les formes des femmes opulentes et soulignaient leur chute de reins. L'arrière était rembourré pour ajouter du volume et était appelé « cul de Paris ». Les hommes portaient des bas de soie, des chaussures à boucle à talons rouges et s'habillaient de soie et de velours. Des sous-vêtements de dentelle ornaient les corps des femmes de la bonne société qui ne pouvaient sortir sans leurs perruques parfumées.

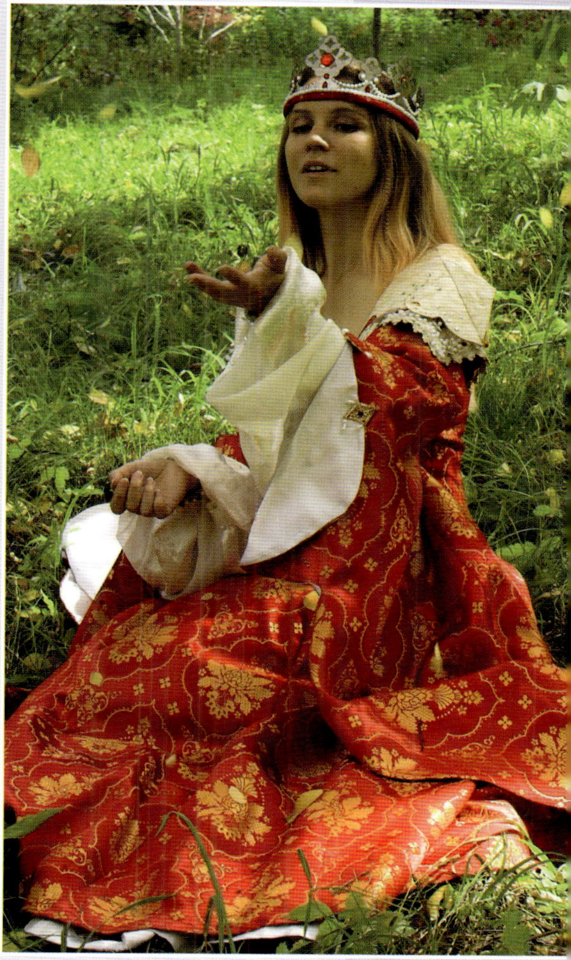

Cette mode de la poudre disparut avec la Révolution Française et, avec elle, l'idée totalement démesurée et artificielle de la beauté. L'eau et le savon devinrent la base du soin du corps. Les cheveux étaient savamment bouclés. La période Biedermeier (d'environ 1815 à 1848) se caractérisa par une taille fine et un maquillage minimaliste.

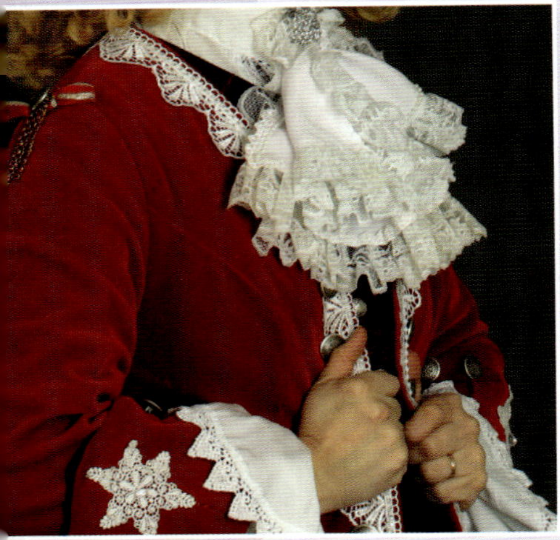

Au sein de la bourgeoisie, de nouveaux idéaux influencèrent l'apparence des gens. La nouvelle mode, qui prit le pas sur le plaisir, était le travail, la discipline, la stabilité et la respectabilité. Pour les hommes, ces idéaux se manifestaient sous la forme d'un simple et discret costume gris. Mais les silhouettes opulentes étaient toujours signe de prospérité. Ce n'est qu'à la fin du XIXe siècle que le gras gagna sa mauvaise réputation et devint un signe d'oisiveté.

La minceur devient chic

La minceur devint alors un symbole d'ambition et de volonté. Ce qui jadis était un signe de pauvreté et de misère finit par représenter la vertu. Jeune, jolie et mince devint la nouvelle devise. En prononçant cette « formule magique », il apparaît clairement qu'il s'agit d'une grande tendance, vieille de plusieurs centaines d'années.

Après une période de conventions où la pâleur et la sobriété aristocratiques étaient de mise, les femmes ont tourné une nouvelle page. La gymnastique est devenue un mot magique, et le vélo, les patins à roulettes et à glace, ainsi que la natation devinrent incontournables dès le début du XXe siècle.

Après la Première Guerre mondiale, un style plus distant, plus exotique et plus sophistiqué était en vogue, « La garçonne ». Les cheveux se portaient courts et la poitrine était plate, même si cela nécessitait le port d'un corset. Les yeux sombres et les lèvres rouges, associés à un visage très pâle et poudré, donnaient un look sauvage et nerveux, bien loin de l'ancien style empreint de morale et d'obéissance. Joséphine Baker et Mata Hari étaient les icônes des années 1920.

Le naturel et les formes féminines revinrent à la mode dans les années 1940. Mais la minceur était toujours de mise, même si les formes connurent un réel mais bref succès après la guerre. Marilyn Monroe faisait sensation aux États-Unis, alors que l'Europe glorifiait des icônes telles que Sophia Loren et Gina Lollobrigida.

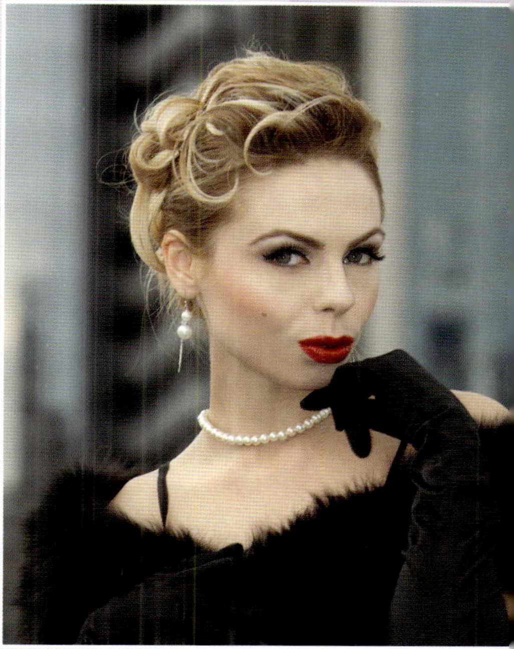

Mais la situation passa rapidement d'un extrême à l'autre. En peu de temps, des figures éthérées et délicates envahirent le grand écran. L'engouement pour la minceur des années folles revint sur le devant de la scène. Les coupes au carré, les pantalons courts et les corps minces et androgynes étaient de nouveau en vogue. L'apparition du top model britannique Twiggy fit l'effet d'une bombe. L'engouement pour la maigreur s'empara des adolescentes des années 1960.

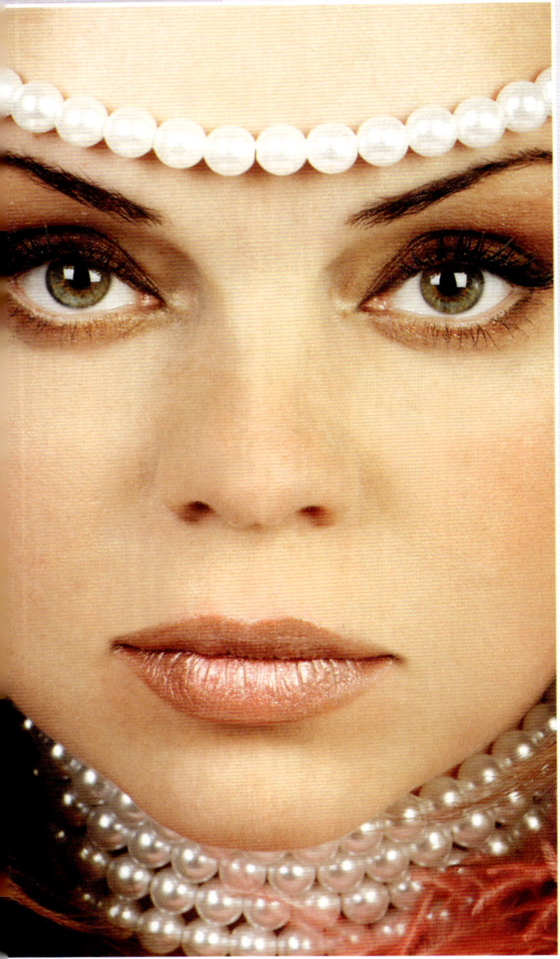

La culture hippie et la Beat Génération débarquèrent avec leurs fleurs multicolores et toute la jeunesse de l'époque décora les murs de leurs couleurs vives et joyeuses. Du seul point de vue de la mode, les années 1970 brouillèrent les distinctions entre les sexes. Les hommes comme les femmes avaient les cheveux longs, et les femmes portaient des jeans. La mode consistait à minimiser la beauté et le charme féminin, conformément aux idéologies sociales de l'époque. Le style négligé et les salopettes régnaient sur la mode.

Tel le mouvement d'un pendule, ce que la mode considérait comme beau prit une tournure opposée.

Dans les années 1980, les femmes reprirent goût à la lingerie et aux leggings : la féminité était de retour.

L'engouement pour le bodybuilding et le fitness déferla sur le monde et continue encore aujourd'hui. La mode n'a pas de tendances claires, mais affiche à la place une diversité sans précédent.

La beauté vous rend heureuse

Un regard en arrière sur les modifications des idéaux de la beauté montre que les gens ont toujours cherché à atteindre cette idée. Une recherche récente a montré que les gens heureux ont tendance à prêter plus d'attention à leur apparence. Ils prennent soin de leur ligne, prennent soin d'eux, et apprécient d'être bien habillés.

Ce n'est pas la beauté objective, reconnaissable à ses caractéristiques, qui rend heureux, c'est le regard subjectif que nous portons sur nous-mêmes. Se sentir beau de l'intérieur, c'est être beau à l'extérieur !

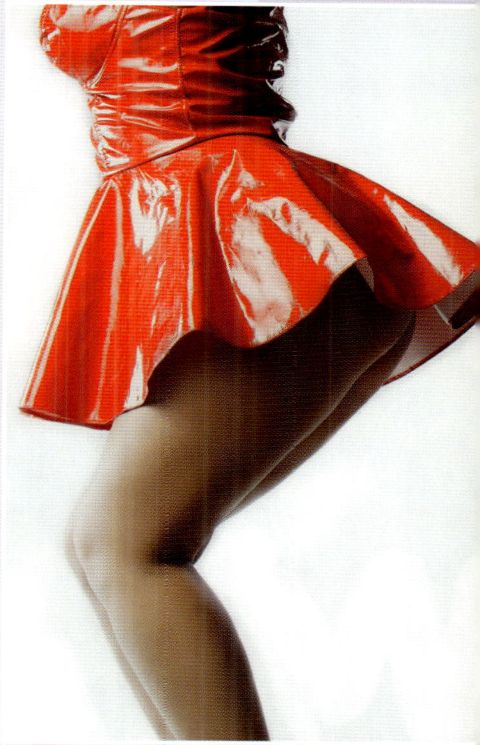

Le chemin de la beauté

L'unité du corps, de l'esprit et de l'âme

La beauté et le charme ne se révèlent pas d'eux-mêmes. Ce sont deux caractéristiques que vous pouvez considérablement améliorer. Cela ne se résume pas, comme l'industrie de la beauté a tendance à le représenter, à attraper quelques produits coiffants, acheter des vêtements à la mode et prendre soin de son corps.

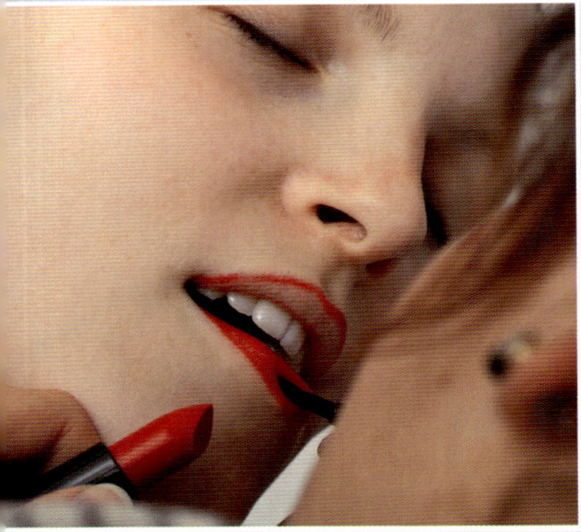

La véritable beauté vient de l'intérieur. Un bon maquillage, une jolie coupe de cheveux et des vêtements choisis avec soin sont juste la cerise sur le gâteau.

L'importance de cette impression est visible dans chaque être, mais c'est particulièrement évident chez les personnes qui n'ont pas une beauté classique et qui pourtant sont considérées comme étant belles par leur entourage.

C'est encore plus évident chez les personnes âgées. Bien qu'elles puissent avoir de nombreuses rides, un corps à l'allure peu sportive et des vêtements qui ne sont pas forcément à la mode, elles sont souvent séduisantes et belles.

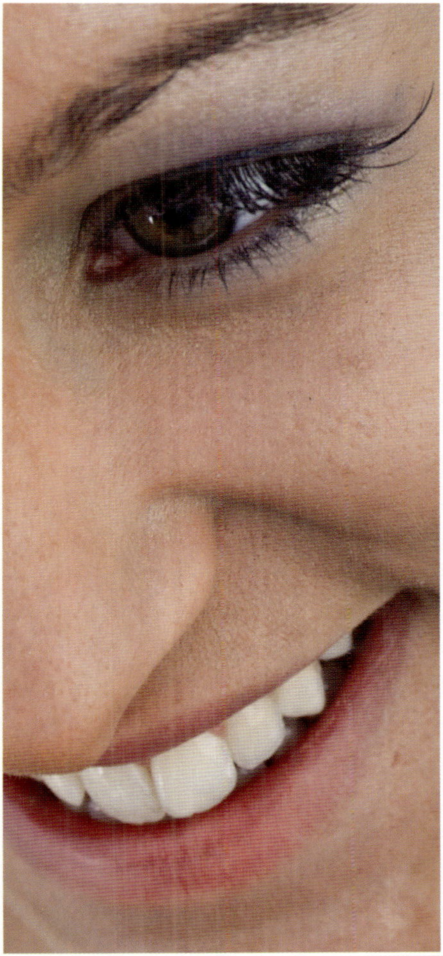

D'un autre côté, la recherche sur le charme a démontré qu'« être beau » n'a jamais suffi à rendre qui que ce soit heureux. Il a été prouvé que pour être heureux, le fait que les autres vous trouvent beau ou charmant n'a pas d'importance. L'essentiel est d'avoir une estime de soi positive. On pourrait dire que la beauté commence dans la tête. Vous pouvez faire énormément sans avoir à vous ruiner en cosmétiques ou en chirurgie. Il existe trois facteurs déterminants :

- Une estime de soi positive
- Une alimentation équilibrée
- Un style de vie sain

Afin d'éviter tout malentendu, il est important de bien prendre soin de votre peau. Mais cela ne suffit pas.

La beauté intérieure

Travaillez votre confiance en vous

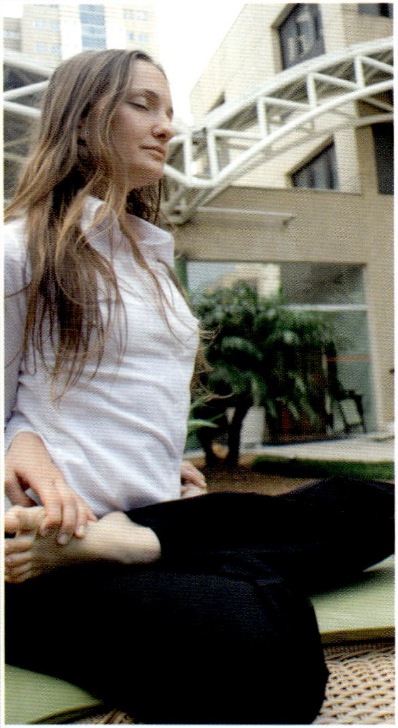

Cela semble si simple : si vous êtes de bonne humeur, si vous êtes sûre de vous et si vous avez des pensées positives, vous êtes plus séduisante et plus belle. Malheureusement, il est difficile pour la plupart des gens d'appliquer ces principes au quotidien. Le manque de confiance en soi, les échecs et les revers émotionnels et professionnels nous rongent et perturbent notre équilibre.

Bien souvent, cela n'est pas suffisant pour sortir de sa routine. Parfois l'aide d'un psychologue ou d'un conseiller peut s'avérer nécessaire : fouiller dans les différentes variables qui nuisent à notre sentiment d'estime de soi dépasse les compétences de ce petit lexiguide. Malgré tout, il existe quelques conseils simples qui peuvent nous aider à nous voir sous un jour plus positif et améliorer notre charme.

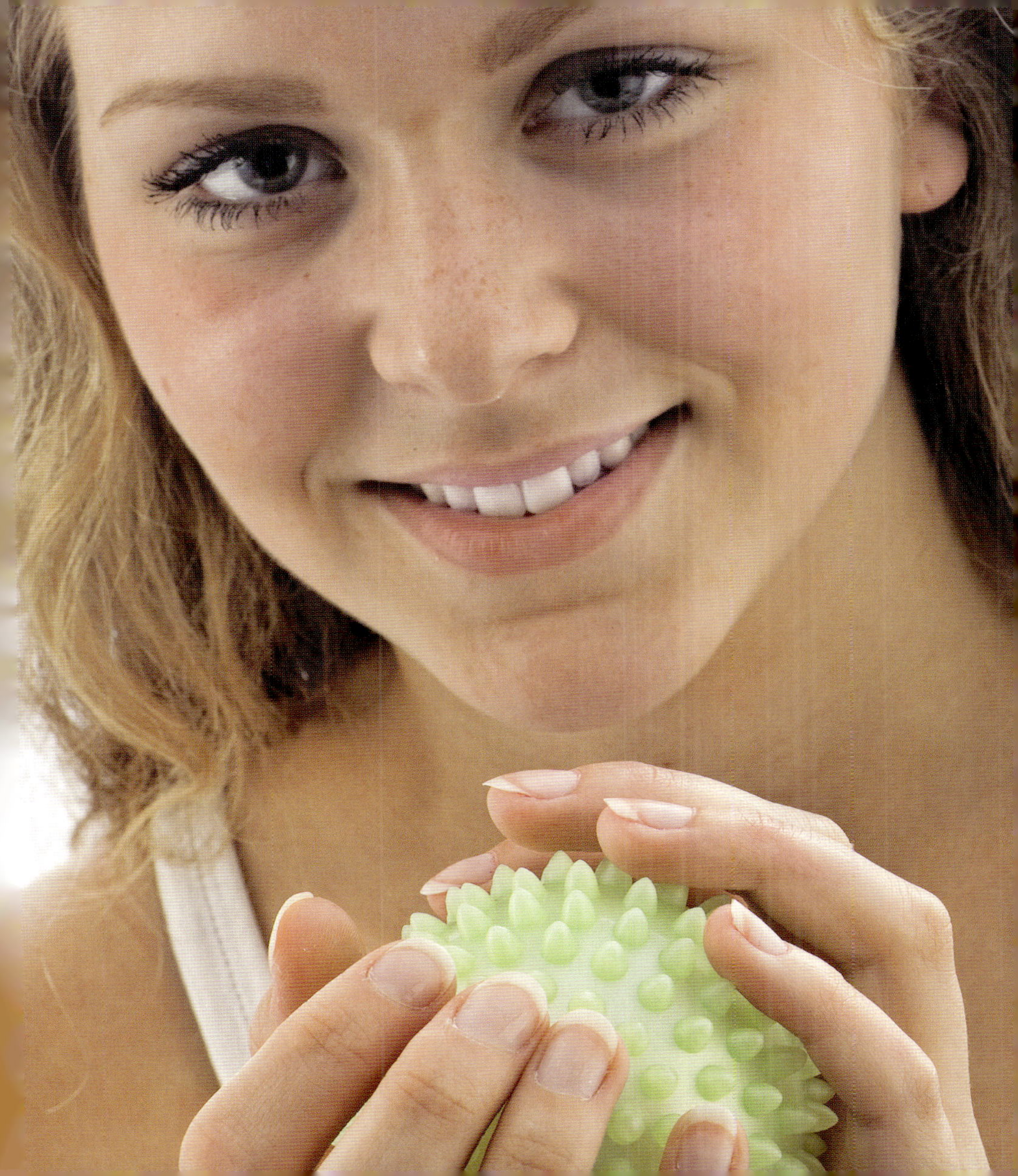

Les dix meilleurs conseils :

Les conseils qui suivent sont à prendre comme des petites suggestions pour vous aider à vous trouver plus séduisante et, par la même occasion, à devenir plus séduisante aux yeux des autres.

Voyons la beauté telle qu'elle est

Personne n'est parfait. Et chacun a ses bons côtés. C'est bon pour votre amour-propre de ne pas sans cesse vous focaliser sur les imperfections de votre corps, et de passer plus de temps à apprécier ses aspects positifs.

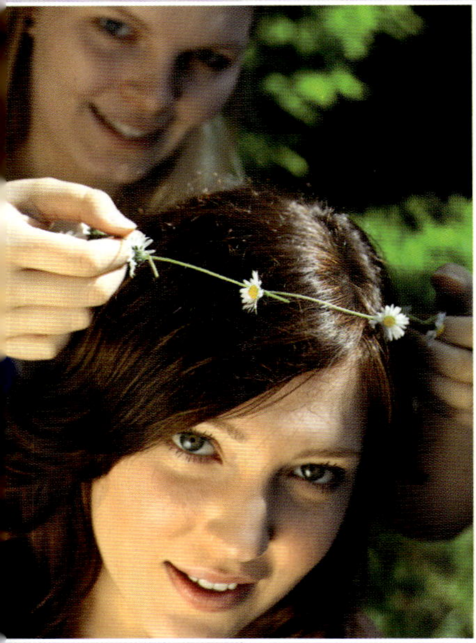

Bannissez les pensées autodépréciatives

Il existe de nombreuses pensées nuisant à l'amour-propre, telles que « je n'ai pas assez le sens de l'humour, je ne suis pas assez sûre de moi, je suis trop grosse ». Bloquer ces pensées est extrêmement bon pour votre psychisme car elles font obstacle à vos pensées positives.

Ne vous prenez pas trop au sérieux

Les incidents et les situations embarrassantes arrivent à tout le monde. Au lieu de vous énerver à leur sujet, riez-en.

Transformez les critiques en remarques positives

Il y a deux façons de réagir aux critiques telles que « Ce n'est vraiment pas ta journée pour le

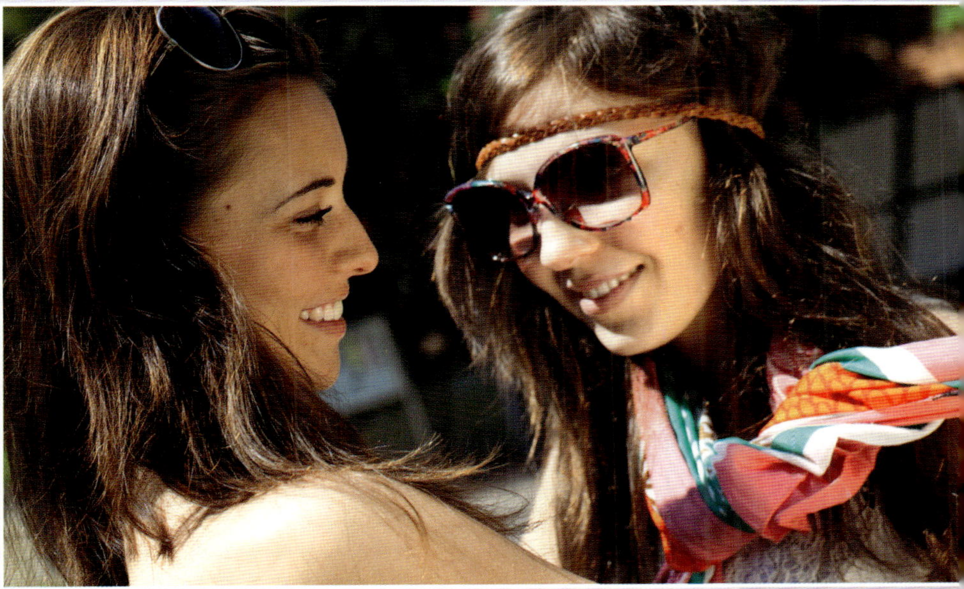

maquillage, hein ? » Vous pouvez être vexée. Ou vous pouvez le prendre comme une incitation et vous dire : « OK, ce n'est pas grave. Mais demain je serai plus jolie que toi ! »

Aimez la vie

Si vous vous rendez à une fête en vous disant que vous ne passerez pas un bon moment et que vous allez vous ennuyer, il est peu probable que vous passiez une bonne soirée. Aimer la vie, s'émerveiller des choses et avoir une approche positive ne rend pas seulement la vie plus facile, cela peut aussi vous rendre plus séduisante.

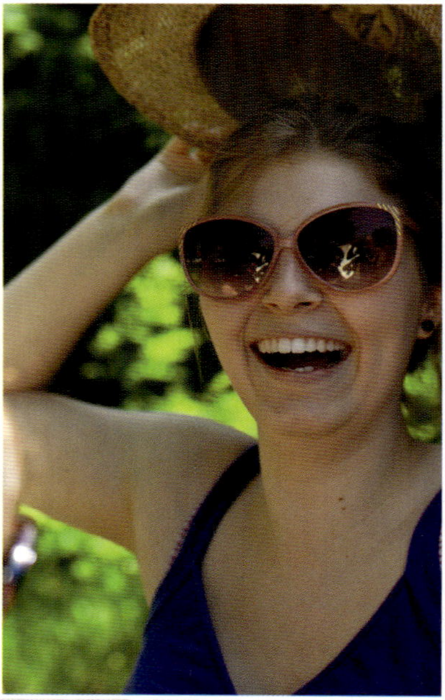

Soyez ouverte

Les gens adorent ceux qui s'intéressent aux autres. Vous paraissez plus séduisante quand vous êtes gaie, allez vers les autres, leur souriez et leur parlez gentiment.

Soyez vous-même

Rien n'est moins attirant qu'une souris grise parmi tant d'autres. Soutenir courageusement ce que vous estimez être juste et vrai et exprimer votre vraie personnalité est séduisant.

Ne vous comparez pas aux autres

Vous trouverez toujours plus riche, plus intelligente, plus drôle et plus élégante que vous. Vous comparer aux autres ne peut pas vous faire de bien. Croire en vous-même est un grand pas.

Continuez à vous améliorer

Personne ne démarre dans la vie de la façon dont il l'aurait souhaité. Vivre pour découvrir les aspects positifs de la vie, s'appliquer et apprendre sont des prérequis importants pour s'améliorer. Des commentaires honnêtes, chaleureux et ouverts de la famille ou d'amis, par exemple, peuvent être très utiles. Leur demander ce qu'ils apprécient chez vous et ce sur quoi vous pourriez travailler pour vous améliorer est d'une grande aide.

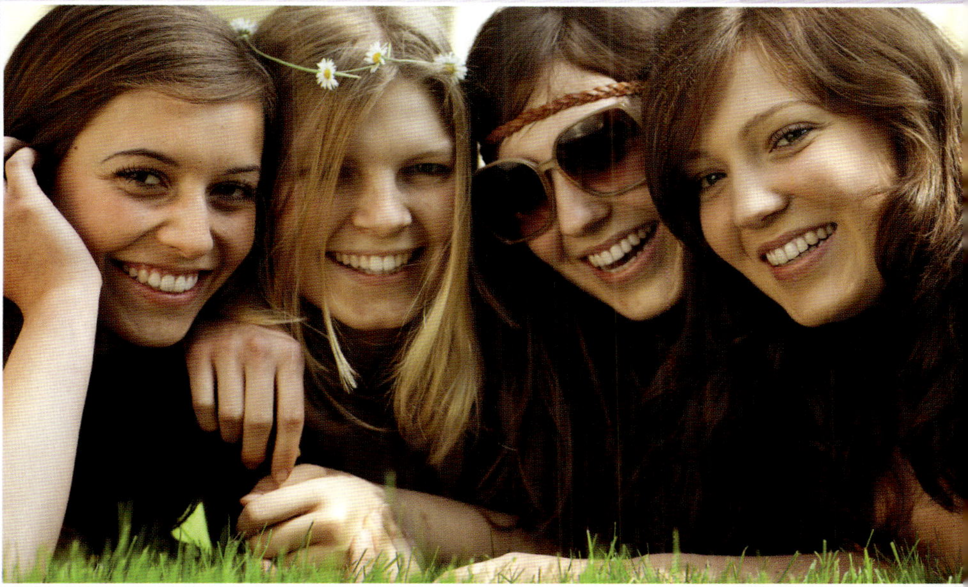

ACCEPTEZ LA VIE

Bien sûr, tout pourrait être un peu mieux. Mais ça pourrait aussi être pire ! S'accepter telle que l'on est et accepter la vie comme elle est apportent le bien-être. Plus on est en paix, mieux c'est.

DÉPASSEZ VOS LIMITES

Vous n'avez pas à accepter tous les échecs. Dépasser vos limites peut vraiment faire beaucoup pour stimuler votre amour-propre, même si cela peut paraître un peu fou.

Vivre une vie plus saine

ÉNERGIE ET FORCE POUR LE CORPS

Rien ne vous fait vous sentir aussi vieille et laide que de vous regarder dans le miroir après une nuit trop courte : les yeux gonflés, l'air épuisé, la peau qui empeste la fumée, les cheveux en bataille. Le style de vie a un impact direct sur le corps et l'esprit, ainsi que sur l'estime de soi et le charme.

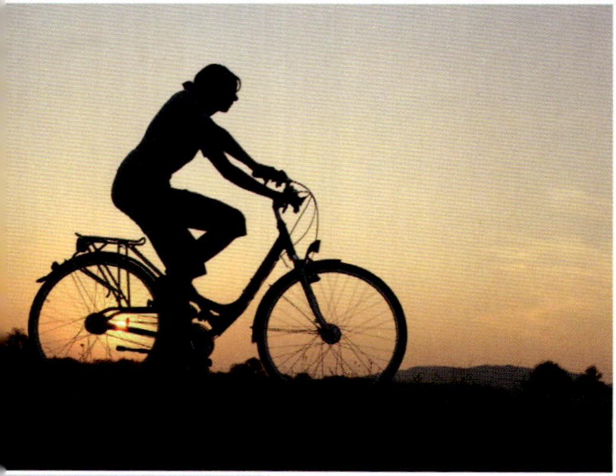

Une multitude de facteurs de style de vie peut avoir un impact positif sur notre bien-être intérieur et donc sur notre apparence. Faire de l'exercice, dormir et éviter le stress ne sont que quelques exemples. Finalement, c'est toujours la même chose : nous devons vivre en harmonie avec notre corps et la nature. Il est question d'un équilibre qui nous fournit force et pouvoir et nous fait du bien à tous les égards.

Dépensez-vous à l'air libre

Si vous sortez et bougez entre trente et soixante minutes par jour, vous améliorez votre métabolisme et cela rend votre peau plus belle. Particulièrement pendant l'hiver, sortir pour une promenade ou un jogging, ou en bicyclette, favorise le bien-être général. Les toxines sont plus facilement éliminées des tissus comme la peau, lorsque le corps est actif. En même temps, l'absorption des nutriments est améliorée et cela a un effet positif et sain sur la structure de la peau. Les personnes faisant régulièrement de l'exercice sont moins sujettes à la dépression et dorment mieux.

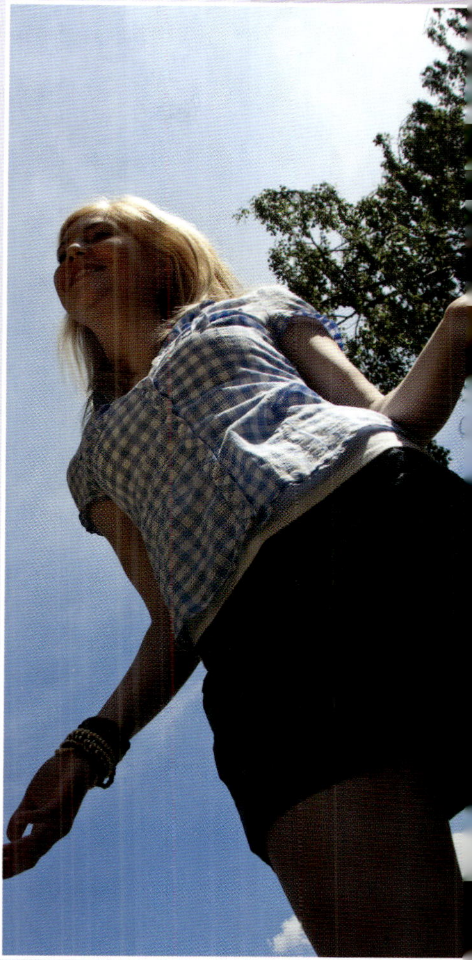

Le sommeil réparateur

Une bonne nuit de sommeil vous rend belle. Le corps se régénère huit fois plus vite pendant la nuit que pendant la journée. Les cellules de la peau se régénèrent également. Vous devriez, et ce régulièrement, dormir suffisamment afin de tirer parti des bénéfices de la régénération qu'apporte une bonne nuit de sommeil. L'environnement de sommeil optimal est une pièce sombre, fraîche, bien ventilée et calme. Il est recommandé d'éviter les repas trop copieux avant de se coucher.

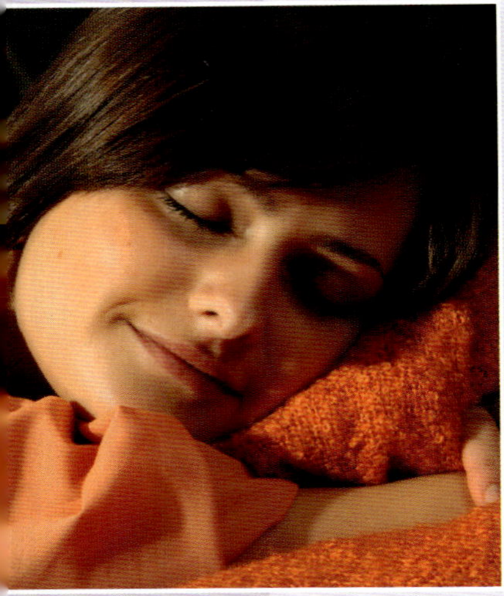

ÉVITEZ LES TOXINES

L'alcool, la nicotine et les autres types d'agents addictifs agressent le corps. Non seulement ils détériorent votre santé, mais ils ont également des effets négatifs visibles. Par exemple, la nicotine jaunit les doigts et rend votre teint gris. L'alcool rend les yeux vitreux, provoque des mouvements incontrôlés et rend irritable. Une personne sobre et qui sent bon est indéniablement plus séduisante que quelqu'un qui a de toute évidence ingéré des drogues.

ÉVITEZ LE STRESS

Votre peau est un organe sensoriel. En plus de sentir le froid, le chaud et toute forme de contact, elle peut ressentir les changements psychologiques. Les personnes soumises à un stress constant, se sentant dépassées et sous pression ne se sentent pas bien dans leur peau. Cela implique parfois des réactions de la peau telles que des rougeurs, et même des inflammations et des éruptions cutanées.

La vie quotidienne implique dorénavant de devoir gérer la pression. Il faut savoir faire face au stress et à la pression de manière appropriée, de façon à protéger sa santé et son bien-être.

La relaxation est le mot magique. Les petites pauses font des merveilles. Partir se promener ou lâcher prise en dansant fait énormément de bien. Le yoga, les techniques de relaxation, ou la relaxation musculaire progressive sont particulièrement efficaces. De nombreux centres d'enseignement et d'apprentissage pour adultes proposent des cours pour vous aider à vous détendre.

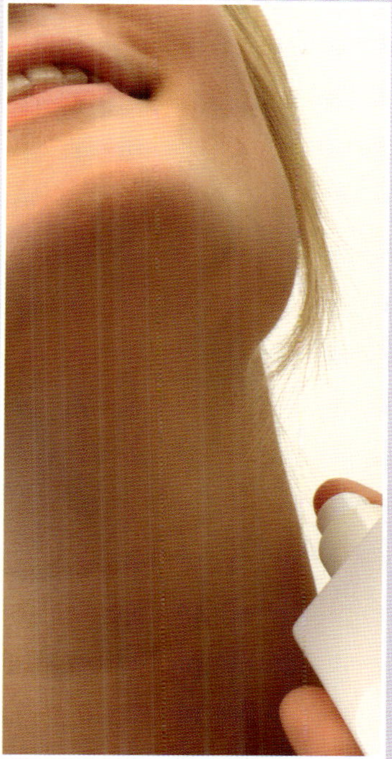

Évitez les coups de soleil

Une peau bronzée est sans aucun doute un des idéaux de beauté les plus populaires de notre époque. Mais bronzer en s'exposant à des rayons solaires intenses ne fait en réalité que brûler votre peau. Les personnes qui souhaitent garder une peau en bonne santé et fraîche pour longtemps évitent les bains de soleil prolongés et utilisent une crème solaire. C'est la meilleure façon de prévenir l'apparition des rides.

La posture est importante

Des épaules tombantes et un dos courbé ne font pas forte impression. Le fait de vous tenir droite comme si un fil invisible tenait l'arrière de votre tête vous fera paraître plus confiante et attirante. Quand vous vous sentez un peu déprimée, cette petite astuce fonctionne toujours : gardez la tête haute, mentalement et physiquement !

Bien manger

BELLE ET EN BONNE SANTÉ

Il n'y a pas de secret : le fait de bien manger a beaucoup d'influence sur notre santé ainsi que sur notre apparence. L'importance de manger et boire correctement a de très nombreuses répercussions sur notre corps : le surpoids est aussi peu séduisant que la maigreur. Trop manger, ou ne pas manger assez, dans les deux cas, il est question d'alimentation.

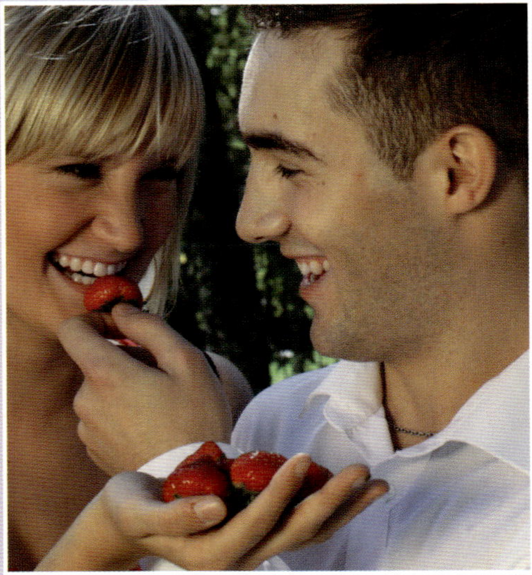

Mais la silhouette et le poids sont loin d'être les seuls facteurs importants. Une personne ayant de bonnes habitudes alimentaires est belle de la tête aux pieds. Une nutrition équilibrée permet d'avoir des ongles et des cheveux résistants et en bonne santé, ainsi qu'un teint frais.

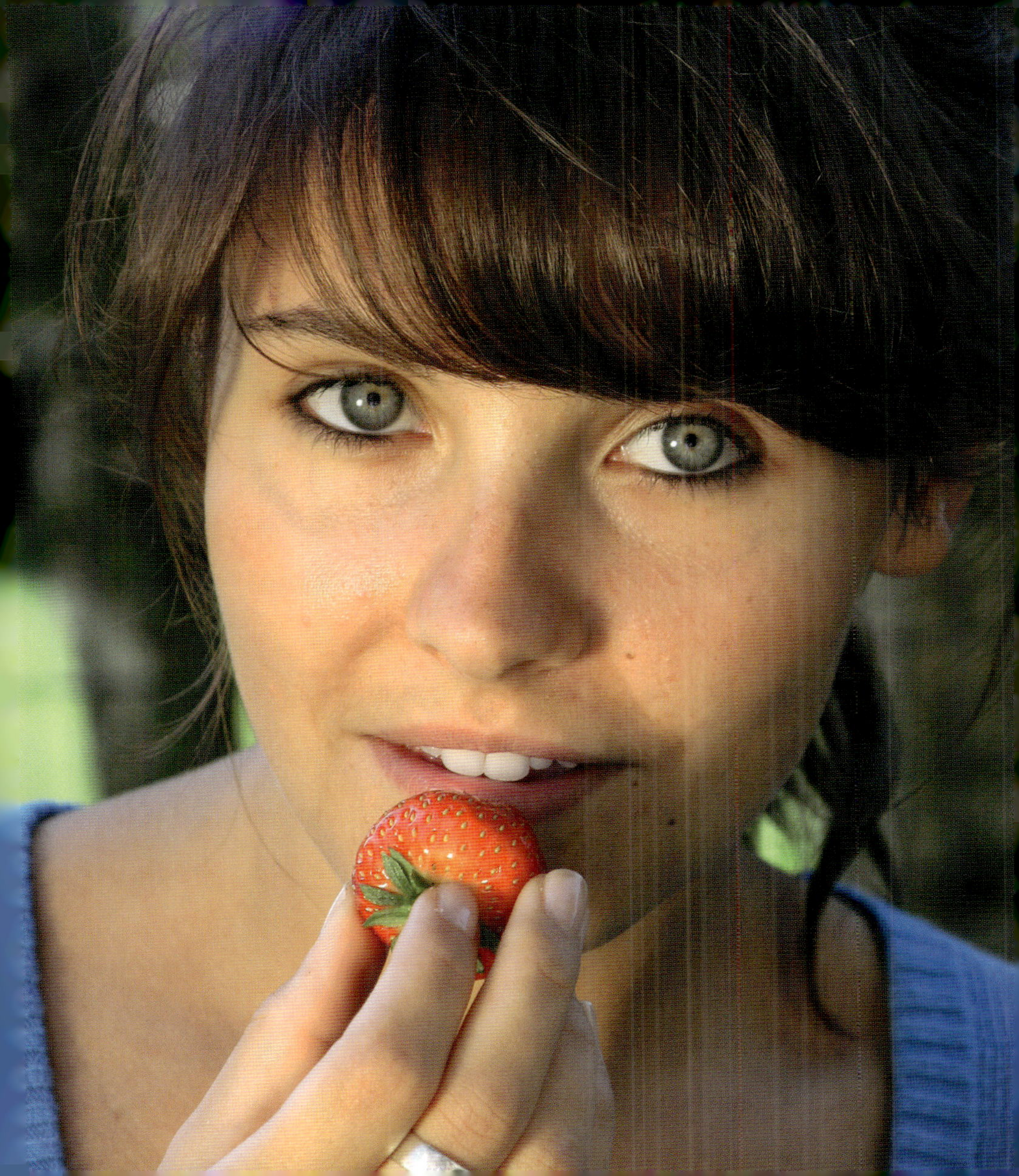

VOUS ÊTES CE QUE VOUS MANGEZ

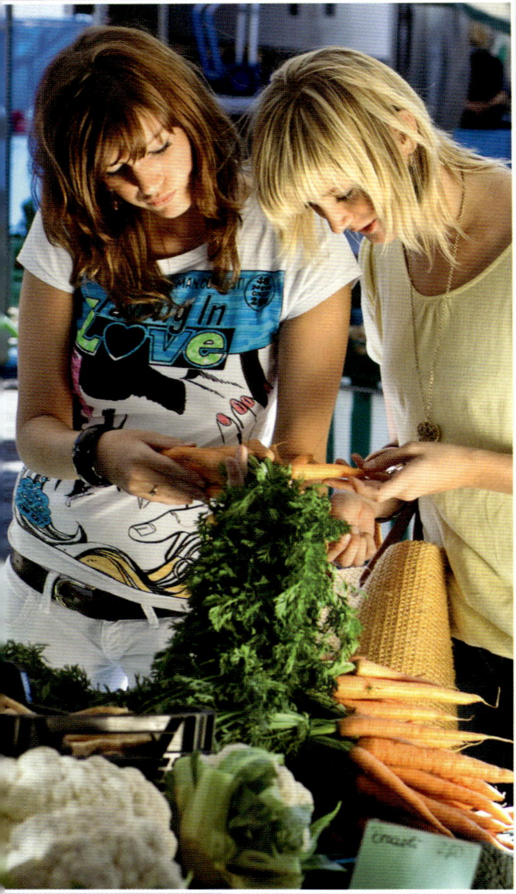

C'est aussi simple que ça en a l'air. Ce que vous mangez peut vous rendre plus belle, à condition que vous mangiez les bonnes choses, bien entendu. Il existe quelques règles basiques à suivre en ce qui concerne les proportions, la fraîcheur et l'équilibre. Vous pouvez offrir à votre corps un « cocktail de beauté » en mangeant quotidiennement des fruits, des légumes et des graines, ainsi qu'en remplaçant souvent la viande par du poisson. Certains aspects de la nutrition sont particulièrement importants.

LES VITAMINES

Les vitamines figurent à la première place de la liste des choses qui vous rendent belle. Elles activent de nombreux processus métaboliques et régénératifs de la peau. Par exemple, le bêta-carotène est présent dans les tomates, les carottes, les brocolis et les épinards, comme dans tous les légumes verts ou rouge vif.

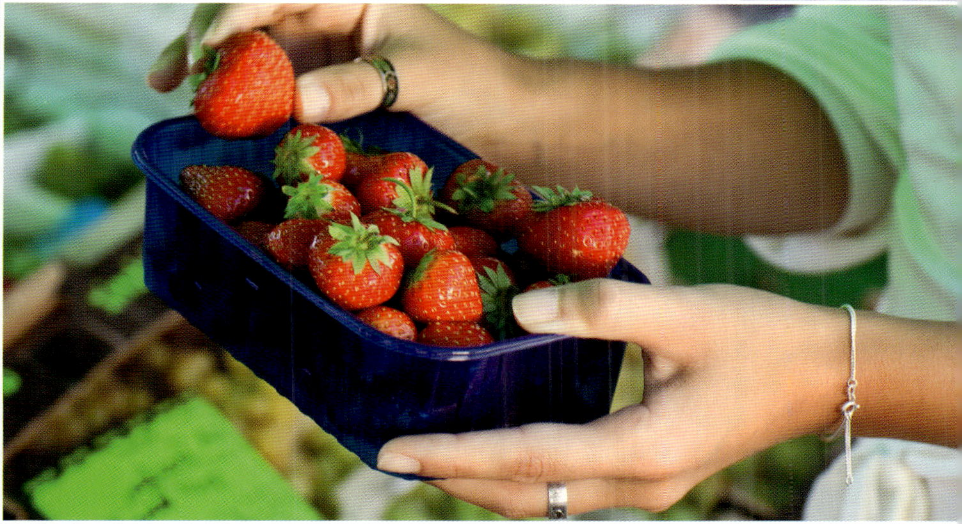

Les caroténoïdes sont transformés en vitamine A par le corps. Ce sont de puissants antioxydants. Ils emprisonnent les radicaux libres et réduisent ainsi les risques de cancer et protègent la peau de rayons U.V. De la même manière, les aliments contenant les vitamines E et C protègent les cellules des radicaux libres. La vitamine C stimule la production de collagène par la peau, ce qui favorise la fermeté des tissus conjonctifs. Les agrumes et les baies, ainsi que les tomates et les poivrons, contiennent énormément de vitamine C. Les asperges, le chou frisé et les noix contiennent de la vitamine E. On peut presque trouver tous les types de vitamine B, qui est excellente pour la peau, dans la viande, le poisson, les noix, les champignons et les produits laitiers.

Les fibres alimentaires et les protéines

Les fibres alimentaires favorisent une digestion plus lente et plus efficace de la nourriture. Elles remplissent l'estomac, provoquant ainsi une sensation de satiété. Elles préviennent l'augmentation trop rapide du taux de sucre dans le sang et permettent des selles régulières. Elles favorisent la perte ou le maintien du poids, car les aliments riches en fibres sont moins caloriques.

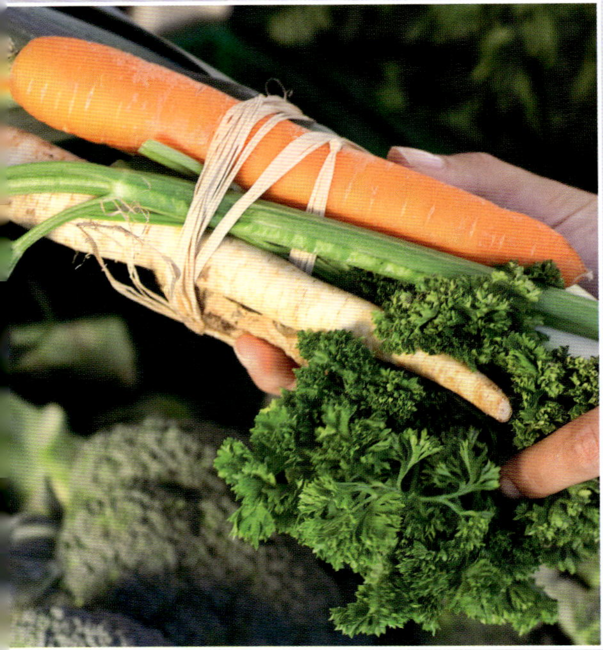

Dans l'ensemble, une alimentation riche en fibres peut aider à prévenir les maladies cardio-vasculaires, et les maladies gastro-intestinales et métaboliques (comme l'obésité ou le diabète). Les fruits, les légumes et les produits à base de céréales complètes sont les meilleurs. Notre corps a besoin des acides gras essentiels, comme les omégas 3. Ils contribuent à une bonne santé en créant par exemple des cellules saines ou en améliorant le taux de lipides dans le sang. Le taux d'acides gras est particulièrement important dans le poisson, ainsi que dans les gibiers et les animaux élevés en plein air. Alors qu'il n'y en a peu dans les huiles d'olive, de noix et de lin.

L'Eau

Le corps humain est constitué d'environ 75 % d'eau. Le corps en perd environ deux litres et demi par jour, ce qui doit être compensé. L'eau aide à éliminer les toxines du corps, en régule la température et favorise la régénération cellulaire.

C'est la raison pour laquelle boire de l'eau et être belle vont de paire. Boire suffisamment de boissons comme l'eau minérale, les jus de fruits frais et le thé aide à prévenir l'apparition des rides. Cela aide à garder sa peau et ses tissus conjonctifs fermes. Les nutritionnistes conseillent de consommer au moins un litre et demi d'eau par jour.

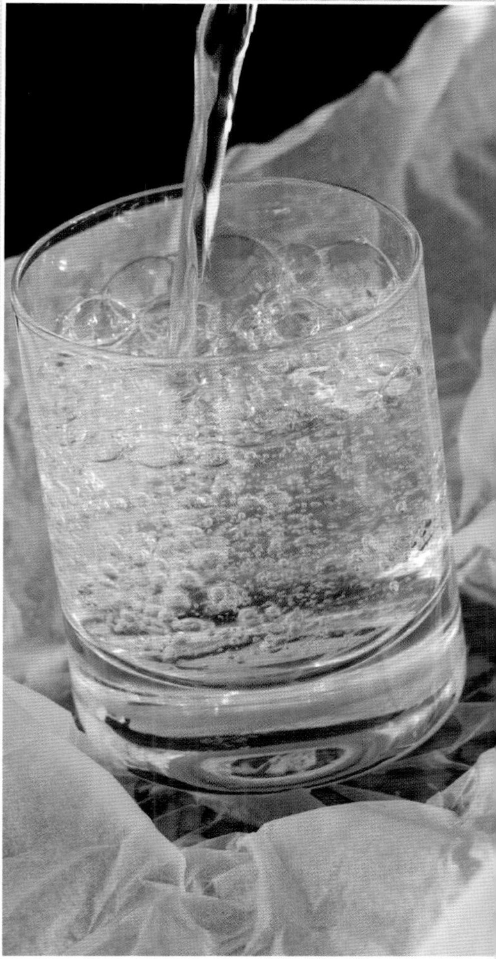

Les compléments alimentaires

Le corps a besoin de calcium et de silicium pour la création de tissus conjonctifs résistants. Les compléments alimentaires favorisent le soin de la peau.

L'équilibre du pH

L'équilibre du pH, soit l'équilibre entre les acides et les bases, est primordial pour la fraîcheur et l'éclat de la peau. L'équilibre optimal du pH, du latin *potentia hydrogenii*, est de 7,4. À ce niveau, il y a légèrement plus de bases que d'acides.

L'équilibre vient de ce que nous mangeons. Manger trop d'agents acidifiants tels que les hamburgers, les sandwiches, la viande, la farine blanche et les bonbons, ou boire trop de soda ou de café, entraîne une sur-acidification du corps. Cela peut avoir pour conséquences l'obésité, l'épuisement, un teint terne et l'affaiblissement des tissus.

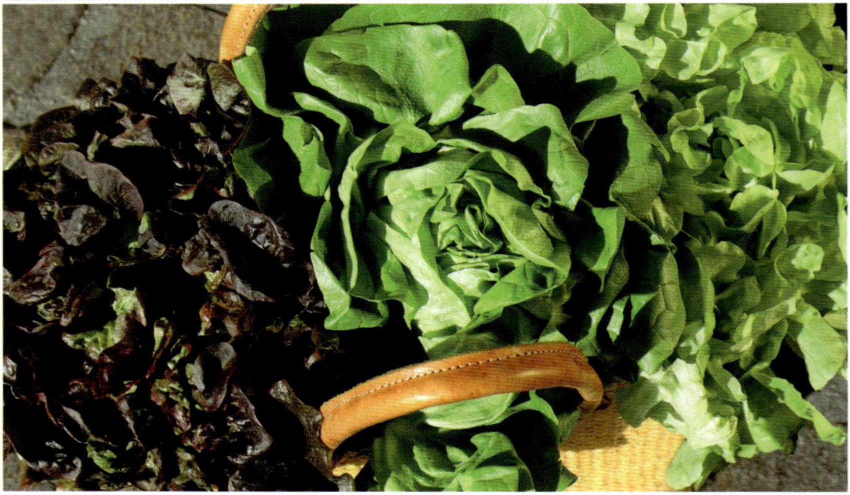

Une alimentation trop riche en acides cause un vieillissement de la peau aussi rapide qu'avec la nicotine ou le soleil.

La « formule 3 en 1 » est une recette simple permettant d'éviter un surplus d'acidité dans l'alimentation. Un quart de votre assiette seulement devrait être constitué d'aliments acidifiants. Le reste devrait contenir des aliments bases comme les légumes ou les fruits. Il est préférable de boire de l'eau au cours du repas.

Un talent pour la beauté : les sels de Schuessler

Les sels minéraux permettent de maintenir l'élasticité de la peau et renforcent le tissu conjonctif. Les sels de Schuessler sont un complément de douze sels minéraux pour les cellules humaines. Chacun d'entre eux combat les infections quotidiennes. Ensemble, ils renforcent le corps, l'esprit et l'âme et nous rendent même plus belles. Le sel de Schuessler numéro 1, le fluorure de calcium, renforce le tissu conjonctif. Il protège la peau et la rend plus ferme. En parallèle, il renforce et durcit les os, les tendons et l'émail dentaire. Le sel de Schuessler numéro 11 est appelé « sel de beauté ». On le connaît sous le nom de silice. Grâce à son rôle dans la construction du collagène, il aide à lutter contre le vieillissement prématuré, et plus particulièrement contre les rides d'expression et les pattes d'oie. Le sel adoucit la peau et tend le tissu conjonctif. Il favorise également la pousse et la qualité des ongles et des cheveux.

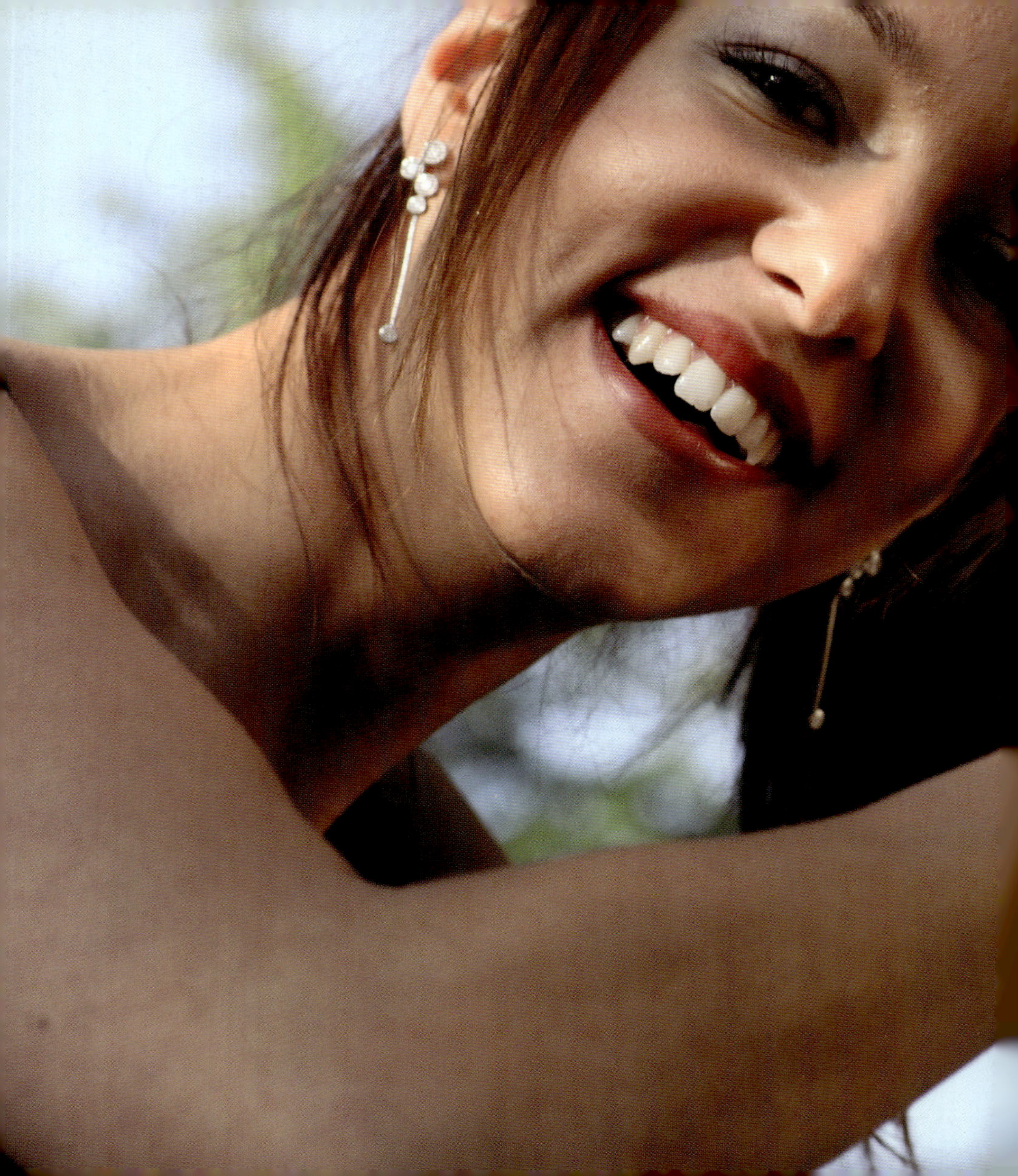

Soin de la peau et du corps

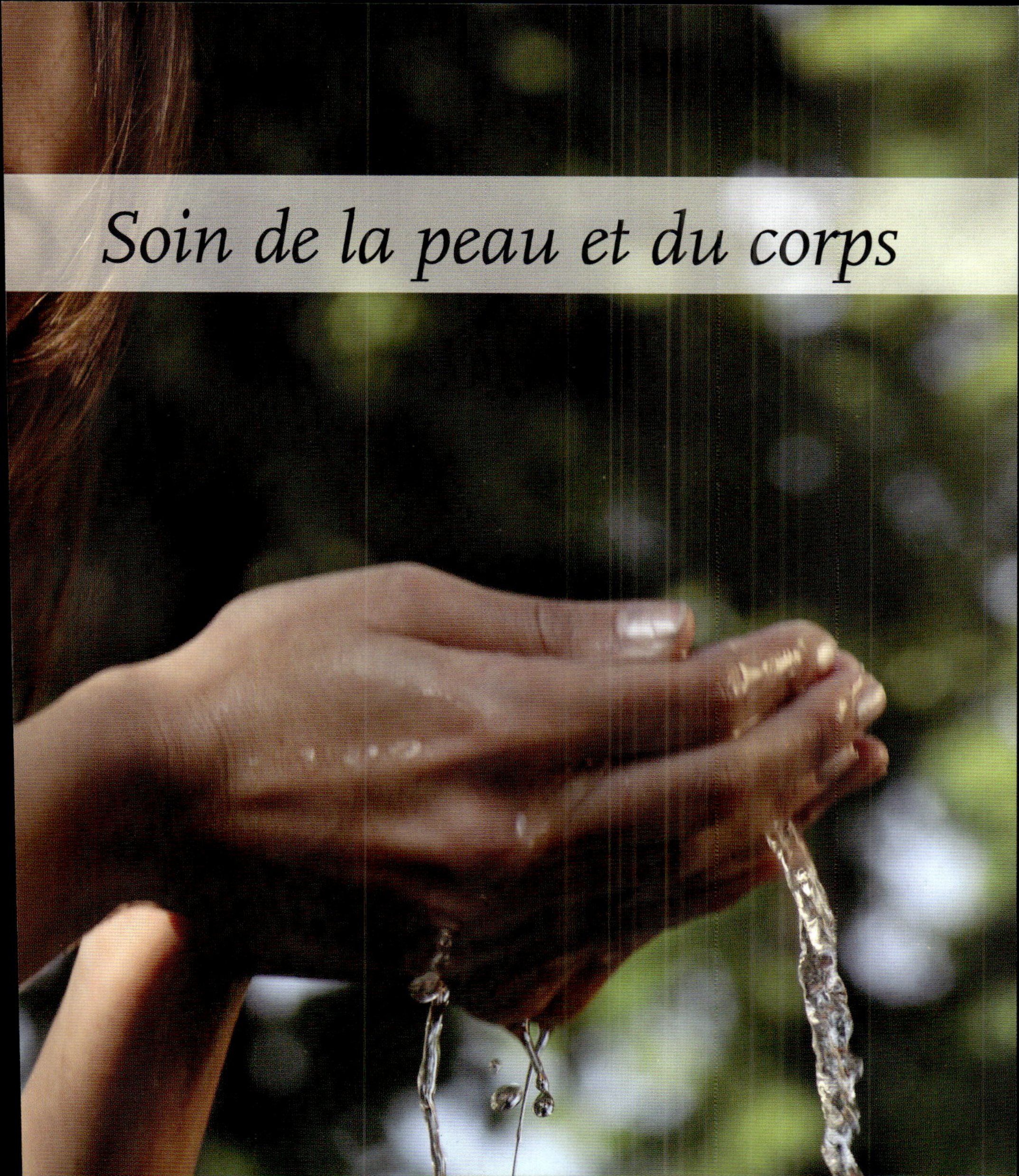

Protection et beauté

Le plus bel organe du corps

Une peau nette et douce associée à un teint parfait sont des traits de beauté féminine très prisés. Selon la légende, Poppée, la femme de l'empereur romain Néron, se faisait des masques de beauté à base de fleurs de pois, d'orge, d'œufs, de racines de jonquilles et de miel, et ce soixante ans après J.-C. Même les premiers Européens les moins sophistiqués enduisaient leur peau de beurre pour en prendre soin, mais aussi pour protéger cet organe vital.

La peau

Avec une surface d'environ 2 m^2, la peau (*cutis*) est le plus grand organe mais aussi le plus innervé du corps humain. Elle peut peser jusqu'à dix kilos et représente un sixième du poids total de notre corps. Sa structure complexe est composée de trois couches principales : la couche supérieure (*epidermis*), le derme, et l'hypoderme (*subcutis*).

Les opposés

Lorsque l'on parle de la peau, l'opposé de grasse n'est pas sèche, mais non grasse, et le contraire de sèche est hydratée. Ainsi, tous les types de peau sont généralement un mélange, avec des tendances à être plus ou moins grasses.

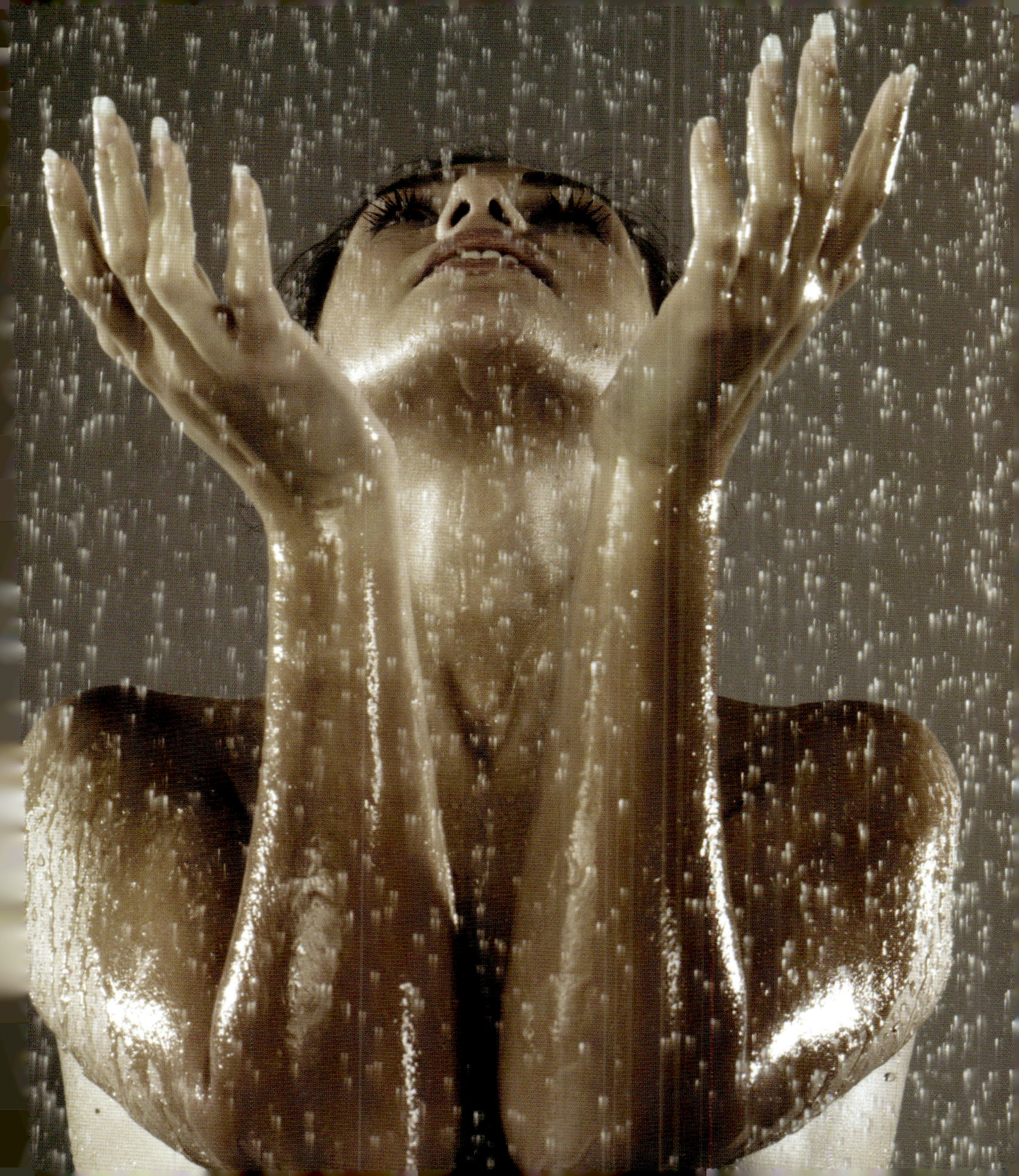

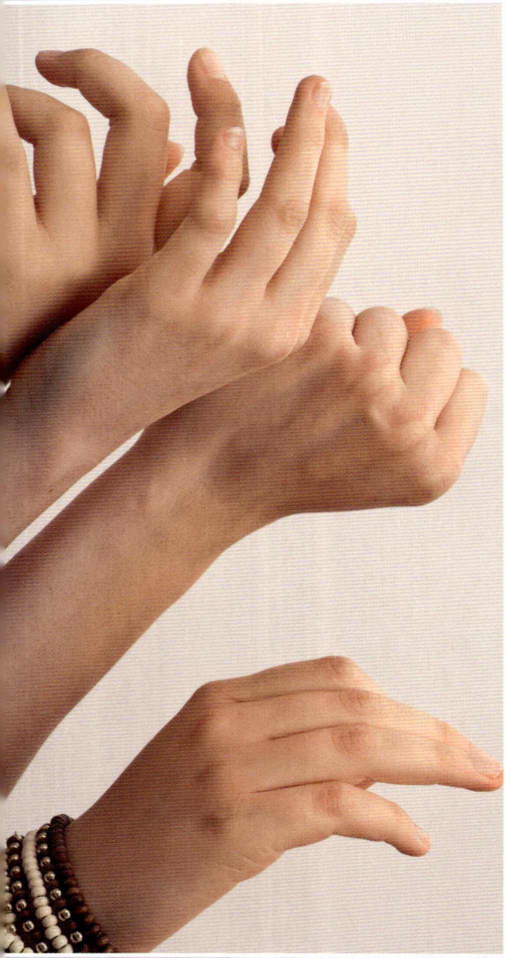

Enveloppe étanche et élastique du corps, la peau nous protège des risques environnementaux comme le dessèchement, le refroidissement et les bactéries. La composition de ses différentes couches garantit la fermeté de la peau, son hydratation, ainsi que sa teneur en sébum, déterminant ainsi ses caractéristiques individuelles.

Mais la composition de la peau n'est pas constante. Elle change selon notre âge et les facteurs extérieurs. Les gènes jouent aussi un rôle important. Les fluctuations hormonales, les situations stressantes, les abus d'alcool et de nicotine, ainsi que la chaleur, le froid et l'utilisation de substances dangereuses ont tous un effet.

Afin de prendre soin de votre peau, il est important d'en déterminer correctement le type. Il existe quatre types principaux :

- La peau normale
- La peau grasse
- La peau mixte
- La peau sèche

La peau normale

La peau normale est douce et radieuse. Elle est généralement dépourvue de rougeurs, d'irritations, de boutons ou d'irrégularités. Les processus métaboliques de la peau créent l'équilibre, l'hydratation et le sébum apportent l'élasticité. Les peaux normales se caractérisent par une bonne circulation du sang, des pores peu dilatés et une brillance légère. Si vous passez votre main sur une peau normale, vous la sentirez ferme, robuste et veloutée.

Les crèmes hydratantes sont suffisantes pour prendre soin de votre peau quotidiennement (y compris la nuit). Pendant l'hiver, cependant, la crème doit être plus grasse, et l'été, elle doit contenir une protection solaire. La plupart des écrans solaires sont suffisants pour le visage, il n'est pas nécessaire d'utiliser d'autres produits. Les produits contenant des vitamines A, E et C aident à prévenir le vieillissement prématuré de la peau. Évitez d'utiliser des crèmes trop lourdes ou trop riches, qui pourraient agir contre les bonnes conditions originales de la peau.

Le citron contre les taches de nicotine

Les fumeurs présentent généralement des ongles jaunis par la nicotine. Le jus de citron est un remède efficace. Massez simplement le bout de vos doigts avec quelques gouttes de citron et laissez agir toute la nuit. Le lendemain matin, la plupart des taches devraient avoir disparu.

Les impuretés

Les impuretés de la peau peuvent être causées en touchant accidentellement votre visage avec les mains grasses, huileuses ou sales. Évitez de toucher votre visage si vos mains ne sont pas propres.

La peau grasse

Une peau grasse se distingue par son aspect huileux et brillant. Cela est dû à l'épaisseur de la couche cornée, et elle peut sembler pâle du fait d'une mauvaise circulation. La peau grasse présente également des pores dilatés. La surproduction des glandes sébacées peut causer l'apparition de points noirs et de boutons au niveau de la zone T.

Cette peau se caractérise également par sa résistance aux rayons U.V. L'hydratation est la chose la plus importante à prendre en compte pour le soin de la peau. Les produits gras et huileux sont trop riches et bouchent les pores. Les gels et mousses nettoyants légers sont idéals pour ce type de peau. Les produits astringents contenant un faible taux d'alcool protègent la peau des inflammations et, du fait de leurs propriétés dégraissantes et antibactériennes, peuvent également réduire la surproduction de sébum.

La peau mixte

La peau mixte se caractérise par une zone grasse au centre du visage. Seuls le front, le nez et le menton sont affectés par les glandes sébacées. Les joues sont quant à elles normales à sèches. Chaque zone doit être traitée avec les produits appropriés.

Utilisez des produits réducteurs de sébum pour le milieu du visage et des crèmes hydratantes pour les joues.

Naturellement, il faut épargner les joues lors de l'utilisation de produits contenant de l'alcool.

La peau sèche

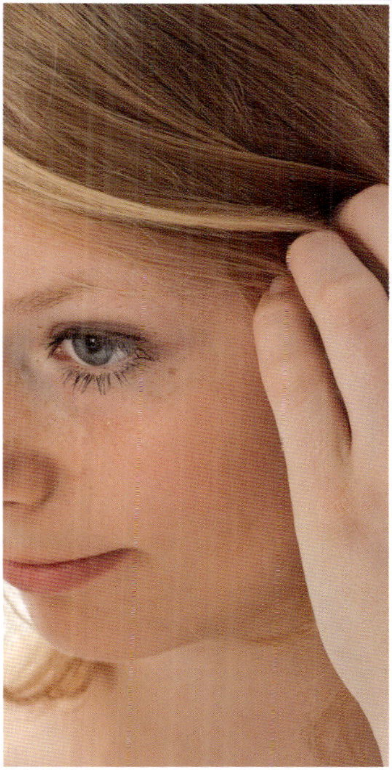

Il est particulièrement difficile de prendre soin de ce type de peau. Les glandes sébacées ne produisent pas assez de sébum. La peau peut paraître squameuse, à vif et terne. Elle s'irrite facilement. Du fait qu'elle n'est pas hydratée et qu'elle ne contient pas assez de sébum, elle peut vieillir prématurément. Les rides et les ridules apparaissent prématurément et la peau devient fine. La plupart des pharmacies proposent des crèmes hydratantes spécifiques pour apaiser la sécheresse et le tiraillement de ces peaux.

Le thé noir pour les peaux brillantes

Le fait de tamponner le visage avec du thé noir (sans le rincer) est un remède simple pour les peaux brillantes. Les ingrédients du thé noir resserrent les pores et réduisent la brillance. Si seule la zone T présente des brillances, tamponnez uniquement cette zone avec le thé, en évitant le reste du visage.

Propre et pure

UN BON NETTOYAGE

Connaître votre type de peau peut vous aider à choisir la bonne méthode de nettoyage. Si vous suivez l'évolution des réactions de votre peau face aux facteurs extérieurs et son état en l'absence de produits de soin, vous serez capable de choisir les meilleurs produits de nettoyage et de soin pour votre peau.

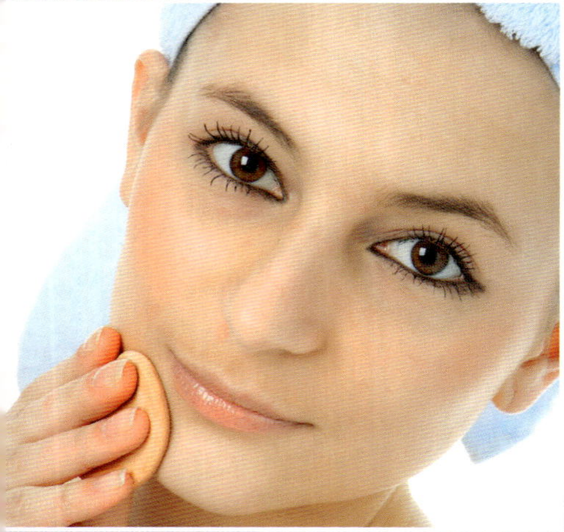

En utilisant un produit adapté, vous la débarrasserez du maquillage, de l'excès de sébum, des cellules mortes et des résidus de l'air. Un nettoyage doux avec de l'eau tiède et une lotion nettoyante douce est suffisant le matin. Le moment idéal pour un nettoyage plus en profondeur est le soir : votre peau sera débarrassée de toutes ses impuretés et ainsi préparée à absorber les ingrédients actifs contenus dans les crèmes de nuit.

Masser délicatement son visage avec un produit nettoyant à l'aide d'un linge

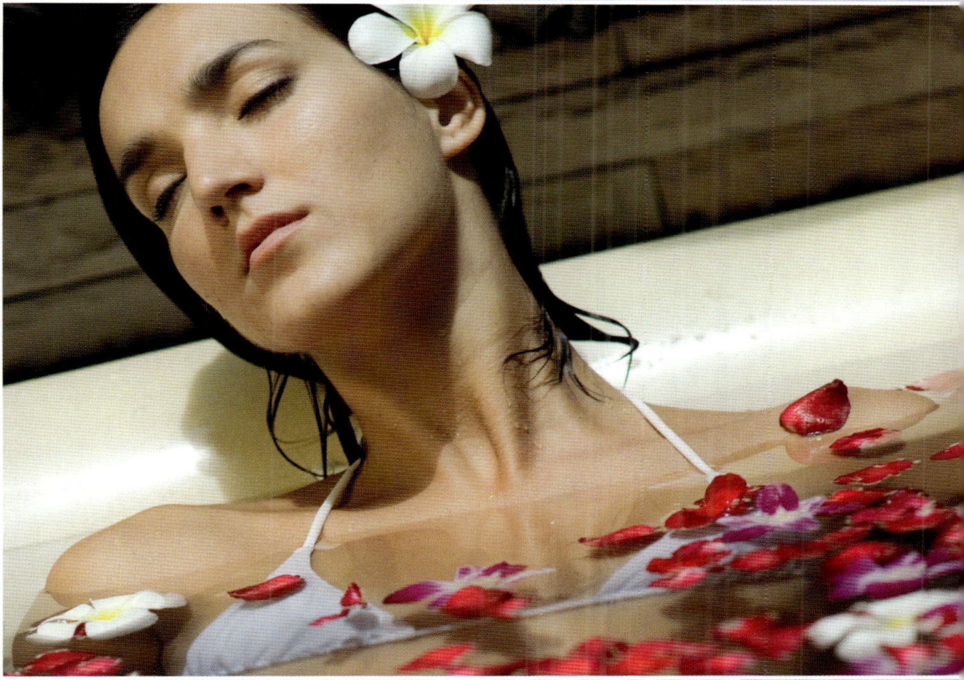

chaud et humide est particulièrement efficace. Cela permet de dilater les pores et de les nettoyer plus facilement.

Il est conseillé de tester plusieurs produits nettoyants afin de déterminer lequel est le mieux adapté à votre type de peau. Il faut également noter le temps qui vous est nécessaire pour l'utiliser et les sensations qu'il provoque. S'il brûle la peau, est difficile à appliquer ou à rincer, alors

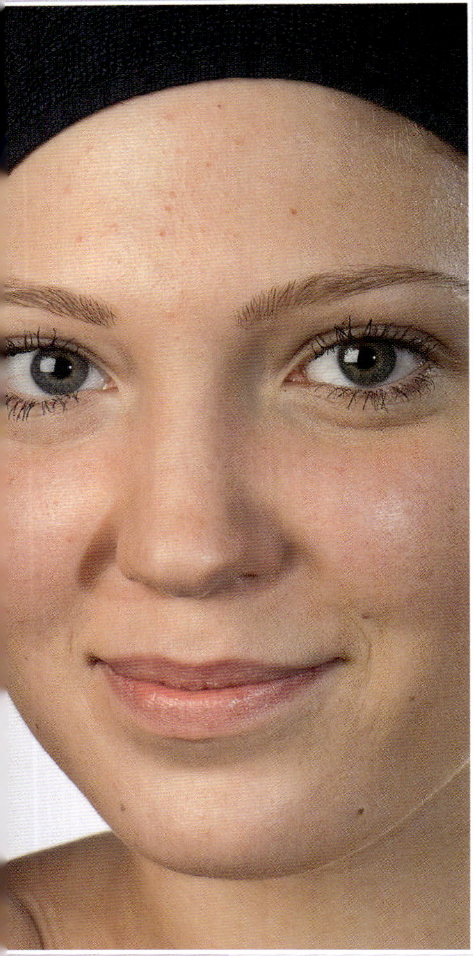

vous devez en changer. Au final, le soin de beauté doit être une expérience agréable pour la peau.

Bien prendre soin de sa peau nécessite plusieurs étapes pour obtenir le résultat désiré. Les produits suivants sont importants pour le nettoyage du visage.

Le démaquillant pour les yeux

Vous devez vous démaquiller les yeux avant de vous coucher. Il existe des produits spécifiques pour les démaquiller tout en douceur. Appliquez la lotion sur du coton et ôtez délicatement le maquillage, de l'extérieur vers l'intérieur, et toujours les yeux fermés.

Le lait démaquillant

Il existe des laits démaquillants pour tous les types de peau. Ils s'appliquent très facilement du fait de leur consistance. C'est une formule très douce pour nettoyer le visage : elle protège la peau sans la dessécher et nettoie les pores. Ses bienfaits résistent au rinçage, laissant la peau fraîche et le teint éclatant.

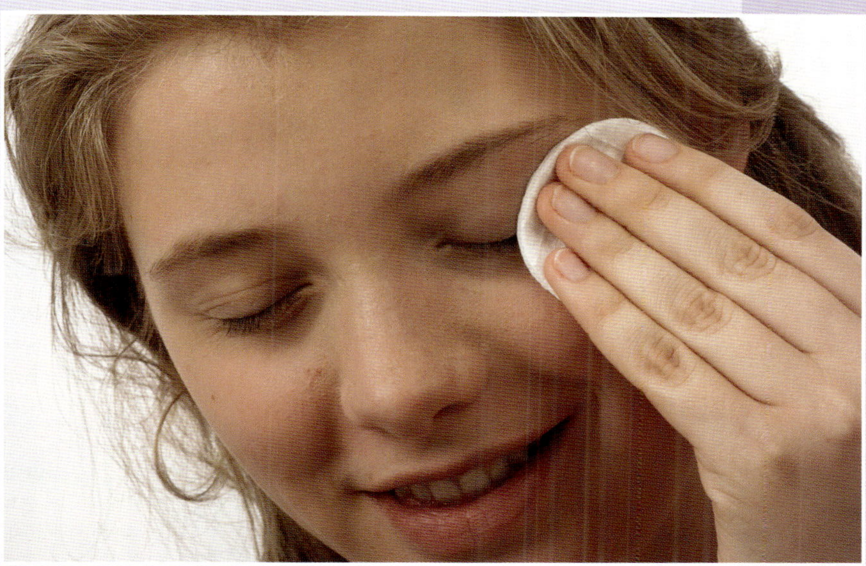

Le gel nettoyant

Le gel nettoyant convient au nettoyage quotidien des peaux normales et grasses. Il ne doit pas contenir de savon. Des gels nettoyants régulateurs de sébum et matifiants existent pour les peaux grasses. Les gels nettoyants doux sont adaptés aux peaux normales. Les peaux mixtes nécessitent un gel nettoyant qui soit à la fois doux et équilibrant.

Mélangez le gel à de l'eau chaude et massez doucement la peau. Rincez bien. Aspergez votre visage d'eau froide pour vous rafraîchir. Cela permet également de resserrer les pores.

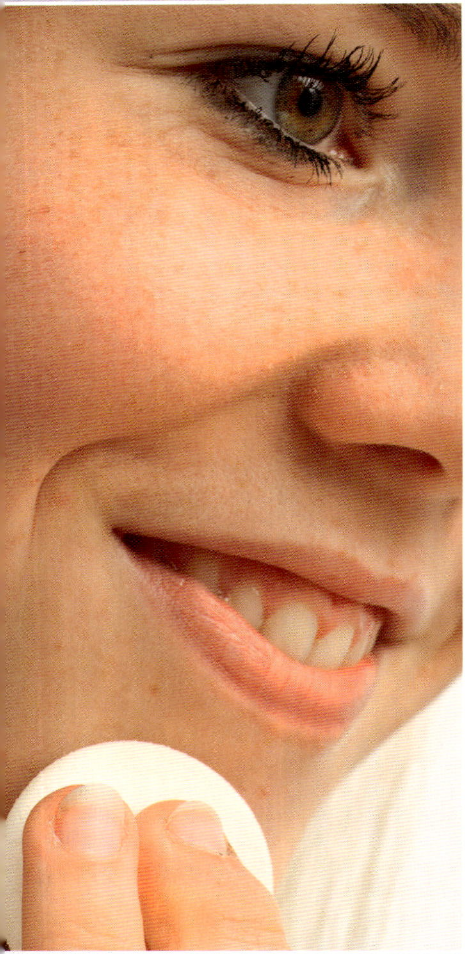

Les crèmes lavantes

Les crèmes lavantes pour le visage sont très populaires. Elles sont plus douces que le gel, et de ce fait, particulièrement adaptées aux peaux plus sèches, sensibles et matures. Les crèmes lavantes contenant des perles gommantes douces conviennent à tous les types de peau.

Appliquez la crème lavante comme vous le feriez avec un gel. Faites attention à ne pas utiliser une eau trop chaude ou trop froide si vous avez une peau sensible. Évitez de frotter votre peau, et éliminez la crème en rinçant délicatement ou en utilisant un linge.

Les lingettes nettoyantes

Les lingettes nettoyantes sont adaptées à tous les types de peau et contiennent une multitude d'ingrédients actifs. Bien qu'elles nettoient moins en profondeur que les produits précédents, elles restent néanmoins très pratiques lorsque vous êtes en déplacement ou simplement pressée. Le nettoyage avec les lingettes ne prend que quelques secondes. L'avantage supplémentaire est qu'elles nettoient et clarifient la peau en un seul geste. Assurez-vous de nettoyer en douceur, une

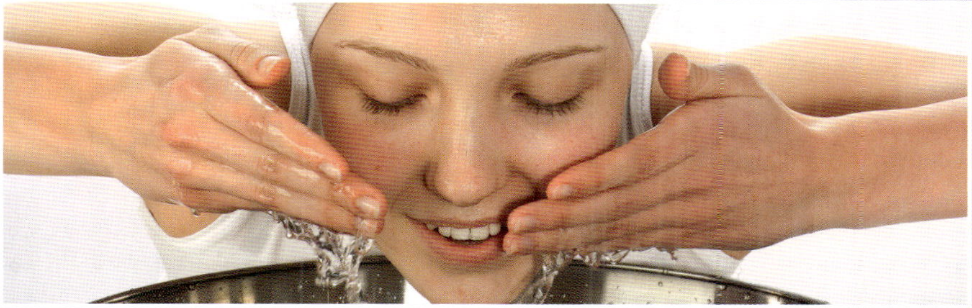

utilisation trop agressive peut causer des irritations aux peaux sensibles.

Les savons de beauté

Il est généralement déconseillé d'utiliser du savon pour nettoyer son visage, car il contient des ingrédients agressifs comme des parfums, des déodorants et de puissants détergents. Ces savons sont plus souvent utilisés pour le corps. Le visage est extrêmement délicat et nécessite un produit plus doux. Les syndets (combinaison de « synthétique » et de « détergent ») sont des nettoyants sans savon appropriés au nettoyage de la peau. Ce sont par exemple les savons de beauté ou les savons-crèmes pour peaux sensibles. Ces savons ont un pH moins élevé que les savons traditionnels, réduisant ainsi les risques d'irritation. Ils peuvent également contenir des actifs hydratants. Les syndets ne sont pas recommandés pour les peaux grasses, du fait de leur action réduite sur le surplus de sébum.

Le soin de la peau

Le meilleur soin pour les cellules de la peau

La peau doit être dorlotée après chaque nettoyage intensif afin de restaurer son hydratation et de la protéger. L'utilisation de lingettes nettoyantes, de démaquillant pour les yeux et autres nettoyants perturbe momentanément les couches superficielles de la peau.

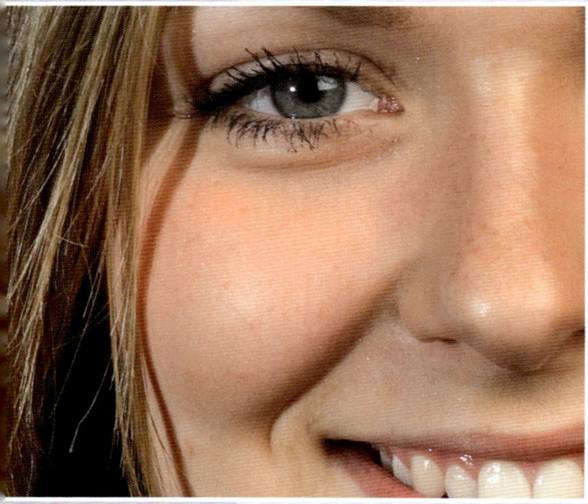

De très nombreux produits de soin pour la peau et le corps sont disponibles. Un simple soin hydratant suffit pour les peaux normales. Les produits promettant des résultats miraculeux confirmés par des tests d'utilisateurs sont souvent très onéreux.

Pour préserver le taux naturel d'hydratation et de sébum de votre peau, évitez l'utilisation excessive des gels nettoyants.

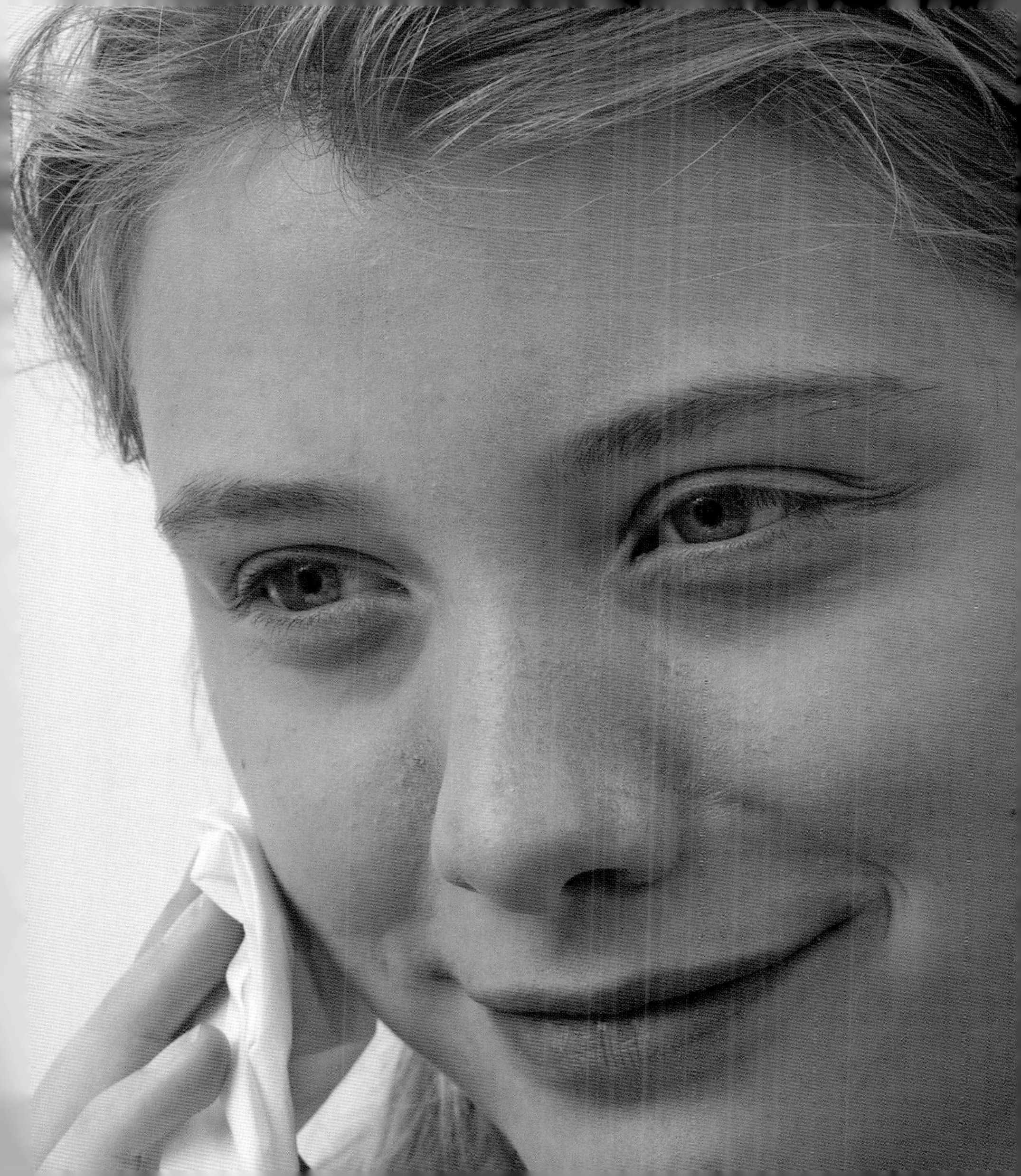

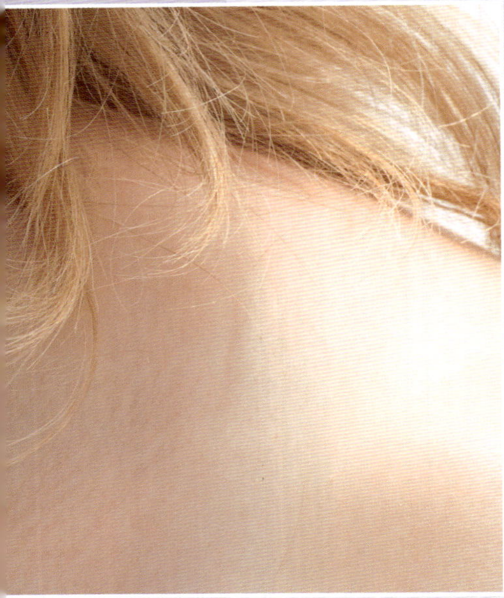

Appliquez une lotion pour le corps après chaque douche, mais n'en utilisez pas trop. Les produits cosmétiques parfumés contiennent souvent des taux élevés d'ingrédients synthétiques pouvant être à l'origine de réactions allergiques. Les laits pour le corps sont faciles à appliquer sur la peau et rapidement absorbés.

Si vous avez une peau sèche, et que vous ne vous dépensez pas au point de transpirer, vous devriez considérer la possibilité de ne pas prendre de douche quotidiennement. La toilette intime et des aisselles, en complément d'une douche tiède un jour sur deux, est amplement suffisante. N'utilisez pas trop de produit nettoyant et assurez-vous d'appliquer une lotion pour le corps après chaque douche. En outre, un rinçage à l'eau froide à la fin de votre douche améliore la circulation du sang et resserre les pores, réduisant ainsi la perte d'hydratation de votre corps. Les bains moussants peuvent dessécher la peau et sont plutôt recommandés aux personnes ayant une peau grasse. En revanche, les huiles de bain peuvent être bénéfiques pour les peaux sèches. Séchez-vous délicatement après votre bain afin de laisser une fine couche d'huile sur la peau. L'eau du bain ne doit pas être trop chaude au risque de dessécher la peau.

Les toniques pour le visage

Les toniques pour le visage contribuent à la régénération immédiate et à l'apaisement des peaux irritées. Selon les ingrédients, le tonique peut apaiser, revitaliser ou resserrer les pores. Il est indispensable aux peaux mixtes. Des ingrédients tels que la menthe, le romarin, le calendula et la sauge éliminent les bactéries et combattent les impuretés comme les points noirs et les boutons.

Les toniques peuvent être utilisés matin et soir. Il est important de s'assurer que le tonique ne contient pas d'alcool si vous avez la peau sèche, faute de quoi votre peau pourrait devenir terne et perdre son hydratation.

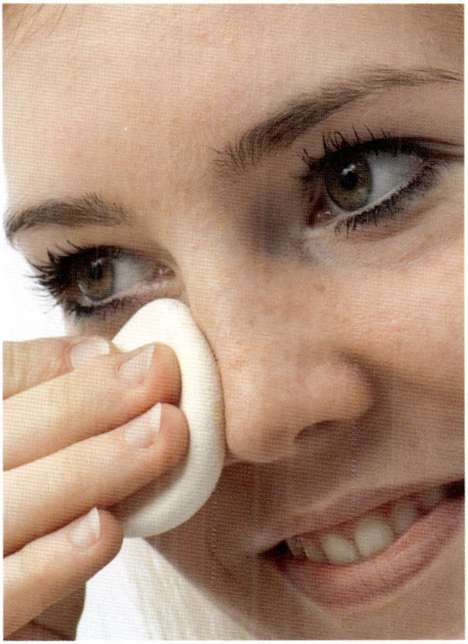

Utiliser un tonique contenant des extraits de menthe et de concombre le matin rend la peau éclatante. Des ingrédients comme la provitamine B5 tonifient et rafraîchissent la peau, la préparant à l'application d'une crème de jour. Les essences telles que le miel, l'eau de rose, le thé vert, ou l'eau de fleur de sureau apaisent la peau à la fin de la journée.

Les extraits d'orange, de citron, de feuilles d'olivier ou d'hamamélis sont très efficaces pour unifier le teint. Ils resserrent les pores et donnent à la peau un aspect plus ferme.

Matin ou soir, le tonique doit toujours être appliqué après le nettoyage. Il n'est efficace que lorsque les résidus de maquillage et de poussière ont été éliminés. Utilisez un disque de coton et appliquez le tonique en massant délicatement le visage, le cou et le haut de la poitrine.

N'utilisez pas de tonique autour des yeux. Attendez quelques instants qu'il fasse effet avant d'appliquer votre crème de jour ou de nuit. Important : ne rincez jamais le tonique. Il ne peut être efficace et hydratant que s'il est absorbé par la peau.

Un mini-lifting du visage avec du tonique

En plus de clarifier, vivifier et apaiser la peau, les toniques ont l'effet d'un mini-lifting. Plongez simplement deux disques de coton ou un linge en coton dans le tonique et appliquez sur le visage pour un effet hydratant intense. Vous pouvez rendre cette expérience encore plus rafraîchissante en plaçant le tonique au réfrigérateur pendant quelques minutes avant de l'utiliser.

Les gommages

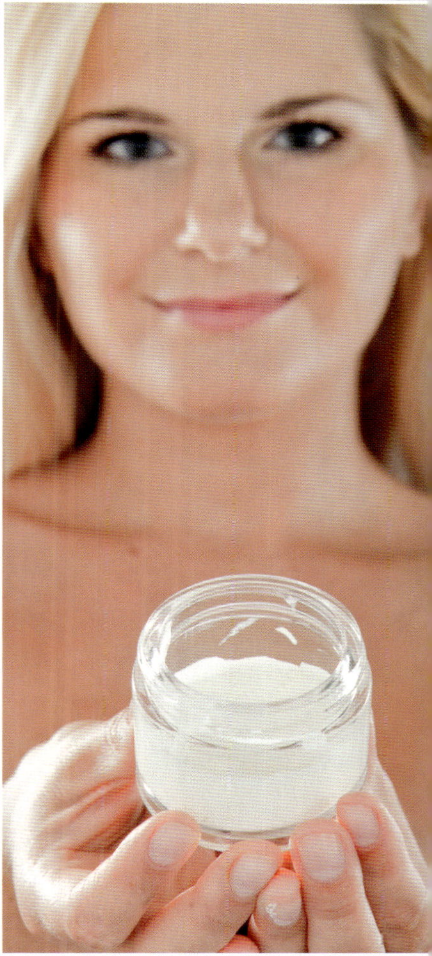

Les gommages représentent une part importante d'un traitement de beauté sérieux et doivent être utilisés avec modération. Ils éliminent les cellules mortes de la peau et la saleté en exfoliant (grâce à de fins grains de sables, par exemple) et laissent la peau fraîche et douce. Les mélanges à grains plus épais rendent la peau plus lisse et soyeuse. Les gommages favorisent le renouvellement cellulaire de la peau, donc l'utilisation d'un exfoliant, disons une fois par semaine, peut aider votre peau à paraître plus fraîche et plus jeune.

Les traitements gommants sont particulièrement bénéfiques aux peaux grasses et présentant des imperfections. Si vous avez une peau mixte, réservez le gommage au menton, au nez et au front. Il est primordial de bien choisir l'intensité du gommage. Plus le soin contient de grains, plus son action est efficace. Si vous avez une peau sensible, veillez à choisir un gommage contenant peu de grains. Il est parfois préférable de renoncer au gommage et de lui préférer un massage de la peau à l'aide d'une éponge douce. Cela permet également d'éliminer les cellules mortes sans trop irriter la peau.

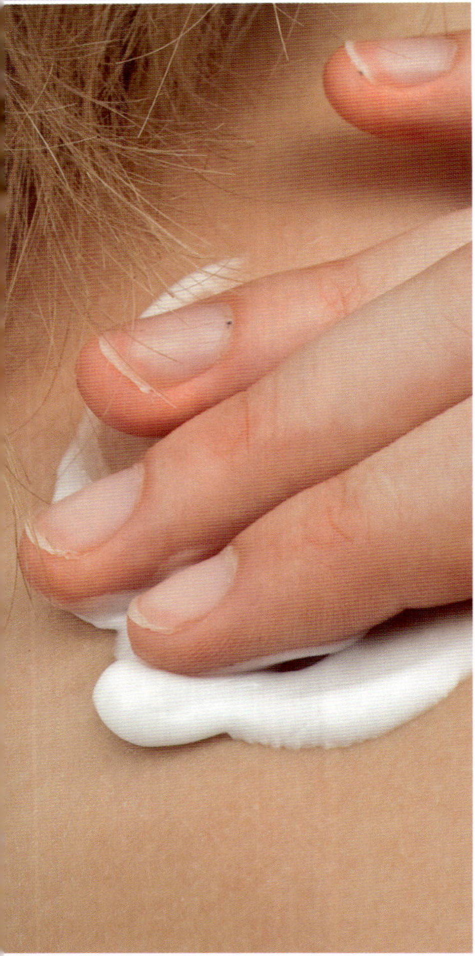

Les crèmes

Les crèmes apportent de l'eau et de l'huile à la peau. En règle générale, les peaux sèches ont besoin d'huile et les peaux grasses d'hydratation. Par conséquent, les crèmes légères contiennent plus d'eau, alors que les crèmes plus épaisses sont plus riches en huile.

Les crèmes plus fluides conviennent donc mieux aux peaux grasses, et les crèmes contenant plus d'huile aux peaux sèches. Les experts parlent d'un rapport entre la phase aqueuse et la phase huileuse. Les émulsions H/E (huile dans l'eau) contiennent plus d'eau alors que les émulsions E/H (eau dans l'huile), appelées hydrolipidiques, contiennent plus d'huile.

Une peau normale ne nécessite pas autant de soin. Mais pour bien vous en occuper, utilisez des produits qui hydratent votre peau sans la graisser. Pour le soin quotidien, les experts recommandent l'utilisation de crèmes contenant plus d'eau que d'huile, ou des émulsions huile dans l'eau. L'utilisation des crèmes plus riches et donc plus hydratantes est recommandée pour la nuit. Le reste du corps doit être hydraté grâce à des émulsions huile dans l'eau plus légères.

Les peaux sèches nécessitent davantage de soins, d'autant plus en cas de maladie chronique de la peau comme le psoriasis ou l'eczéma. En règle générale, une peau sèche doit être protégée contre la perte d'hydratation et les variables environnementales par une fine couche de crème.

Les soins pour peau grasse nécessitent plus d'agents hydratants, mais pas d'huile, car les glandes sébacées en produisent déjà trop. Il vaut mieux utiliser des crèmes hydratantes contenant peu d'huile.

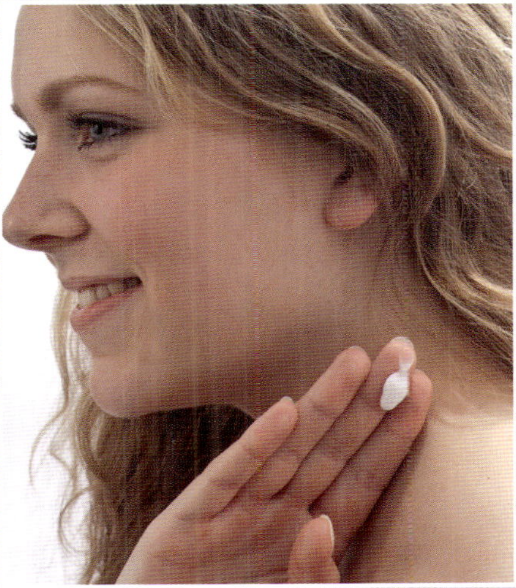

Prendre soin des peaux sensibles

Tous les types de peau peuvent souffrir d'une faiblesse des tissus conjonctifs. Parfois, la peau est rouge et des veines rouge bleuté sont visibles à travers la peau, particulièrement autour du nez et sur les joues. Cela peut être dû à des prédispositions génétiques, une pression sanguine élevée ou à l'alcool. La couperose, maladie cutanée dont les causes sont encore mal connues, et encore plus répandue que l'eczéma, peut également en être la cause. Des crèmes spéciales à base d'eau thermale apaisent et rafraîchissent les peaux sensibles, réduisent l'irritation grâce à la vitamine B3 et à la vitamine CG, une forme de vitamine C particulièrement compatible, qui renforce les parois vasculaires.

Les ingrédients importants

Lorsque l'on parle du soin de la peau, il n'est pas seulement question de beauté, mais aussi de ralentir le processus de vieillissement. Certains ingrédients sont particulièrement utiles.

La vitamine E

La vitamine E est essentielle pour la protection de la peau. C'est une vitamine soluble dans la graisse qui peut être stockée dans le corps. Ses propriétés antioxydantes luttent contre les radicaux libres. Les radicaux libres attaquent les membranes des cellules et sont responsables du vieillissement prématuré de la peau. La vitamine E protège également des rayons U.V. et diminue ainsi les dommages causés par le soleil. Elle a également des propriétés anti-inflammatoires et accélère la guérison des blessures.

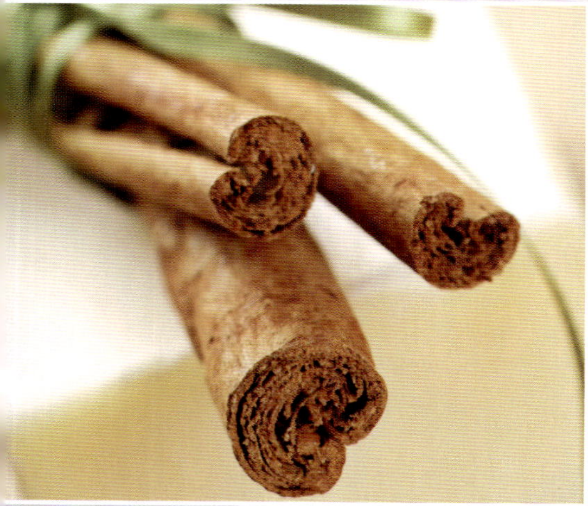

La vitamine A

Une peau extrêmement sèche dénote un manque de vitamine A qui favorise le processus de création et de renouvellement cellulaire des couches supérieures de la peau et aide ainsi à maintenir leur protection. Au cours des dernières années, la vitamine A a gagné en popularité pour son utilisation contre le vieillissement. Elle réduit les signes visibles de l'âge en stimulant le renouvellement de la peau, en restaurant les cellules endommagées par les rayons U.V. et en améliorant les fonctions naturelles de la peau. Elle est particulièrement efficace pour les peaux sèches et abîmées.

Le panthénol ou provitamine B

Le panthénol, également connu sous le nom de provitamine B, est un véritable embellisseur car il se lie parfaitement à l'eau, faisant des merveilles pour les peaux et cheveux secs. Il assure l'hydratation totale de la peau et augmente la vitesse de régénération et de guérison des cellules endommagées. Il réduit considérablement le temps de guérison des coups de soleil.

L'acide hyaluronique

L'hydratation est la clé dans le soin de la peau, et l'acide hyaluronique joue un rôle important. Il absorbe l'eau comme une éponge : un gramme peut retenir jusqu'à six litres d'eau. Les crèmes anti-âge et les combleurs de rides qui contiennent ces acides ont un effet à long terme. Contrairement à ce que son nom laisse entendre, l'acide hyaluronique (du grec *hyalos*, qui veut dire « vitreux ») est un produit naturel.

LES ALGUES

Les algues présentent une importante concentration en protéines, vitamines, minéraux et oligoéléments. Il n'est donc pas étonnant que les algues soient utilisées dans les cosmétiques depuis des milliers d'années. Elles favorisent la détoxification du corps et, sous forme de crème, peuvent stimuler le métabolisme de la peau. Les algues peuvent être combinées aux agrumes, à l'eucalyptus et au germe de blé pour stimuler la croissance cellulaire et la régénération de la peau.

L'URÉE

Le carbamide, ou *urea* en latin, est produit lorsque les protéines sont métabolisées par les humains et les mammifères. C'est un hydratant naturel qui renforce le film protecteur du corps. Appliquer des crèmes contenant de l'urée peut considérablement améliorer le taux d'hydratation de la peau.

LES CÉRAMIDES

Les cosmétiques complets maintiennent et renforcent la santé de la peau. Les céramides créent une barrière naturelle qui protège la peau du dessèchement et des corps étrangers. Les produits contenant des céramides resserrent la peau, préviennent la perte d'hydratation et augmentent sa résistance. On les trouve dans les crèmes rajeunissantes de grande qualité.

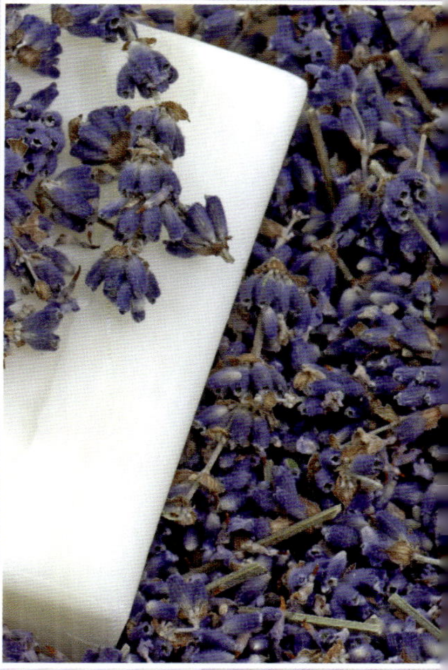

Le Q10

Le Q10 est un enzyme que l'on trouve naturellement dans le corps, qui stimule la production d'énergie de la peau et qui se lie aux radicaux libres. Les crèmes contenant du Q10 favorisent la production de nouvelles cellules épidermiques et réduisent la formation des rides.

Les ingrédients végétaux

Les extraits de plantes comme l'allantoïne (produit métabolique du marron d'Inde, du germe de blé ou du salsifis), le miel, les protéines d'amande, les huiles d'avocat, de rose musquée, et d'onagre sont des dons de la nature à la cosmétique. Ils sont souvent présents dans les produits de haute qualité pour leurs effets anti-inflammatoires et régénérants de la peau.

Les soins de nuit

La peau se régénère principalement la nuit : les ingrédients actifs des crèmes, huiles et sérums agissent donc pendant votre sommeil.

Les produits de soin pour la peau sont utilisés de façon optimale et absorbés lorsque vous nettoyez votre visage et les appliquez avant d'aller vous coucher. C'est la raison pour laquelle les crèmes de nuit contiennent un pourcentage d'ingrédients actifs plus élevé que les crèmes de jour.

La peau fine du contour de l'œil mérite une attention particulière. La zone de l'œil contient peu de glandes sébacées et manque de muscles de soutien ainsi que de tissus adipeux sous-cutanés. Appliquez une dose supplémentaire de crème spécifique pour les yeux sur cette partie de la peau particulièrement malmenée et sensible.

On trouve les crèmes pour les yeux en petits flacons. Elles sont particulièrement agréables à utiliser. Appliquez délicatement la crème ou le gel en allant vers l'intérieur de l'œil. Il est recommandé d'utiliser une crème riche pour les yeux le soir et un gel rafraîchissant le matin. Vous pouvez également trouver des compresses d'euphrasie en pharmacie pour soulager les douleurs oculaires.

Les bains de soleil, avec modération !

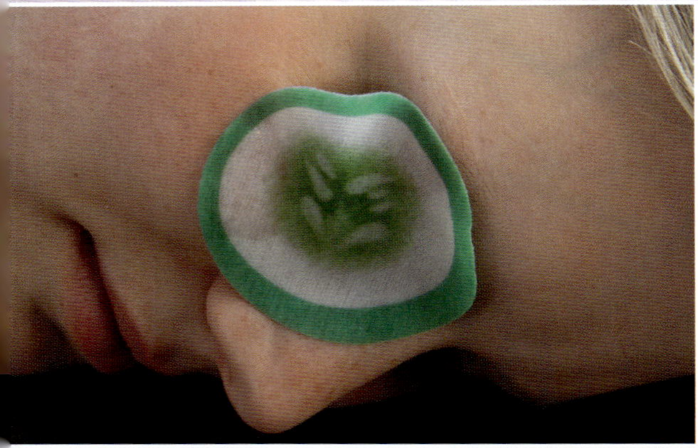

Pour de nombreuses personnes, les vacances idéales riment avec le soleil, la mer et le sable. Mais aussi plaisants que soient le soleil et la chaleur, les expositions prolongées peuvent faire des ravages sur la peau.

Les rayons UVA et UVB peuvent causer des dommages irréparables à la peau. Pire encore, des effets comme le vieillissement prématuré se

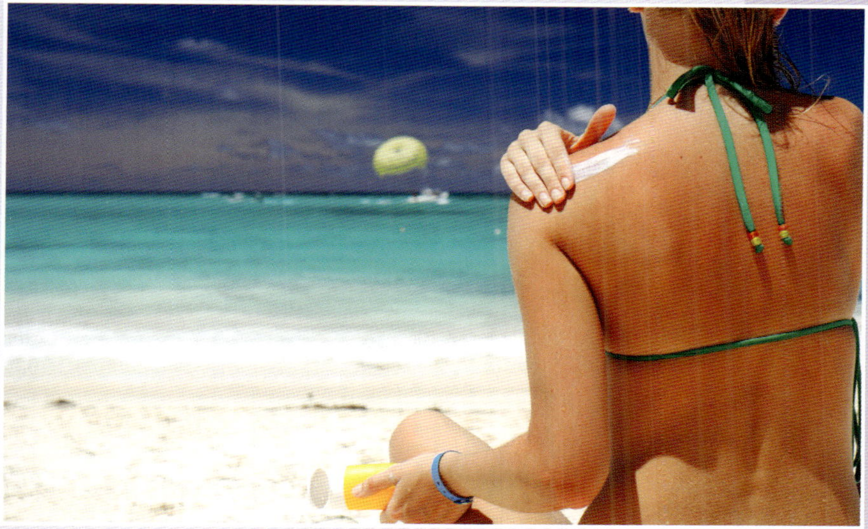

constatent après quelques années seulement. Mais vous pouvez prendre quelques mesures simples pour prévenir les dommages inutiles.

En plus de porter des vêtements adaptés et de rester à l'ombre, un écran solaire adéquat est également impératif. Il en existe un vaste choix et il est important d'opter pour un indice de protection élevé, et dans certains cas, pour un écran total.

Afin de protéger au mieux votre peau du soleil, vous devez appliquer votre protection solaire aussi tôt que possible avant de sortir. La règle primordiale, spécialement

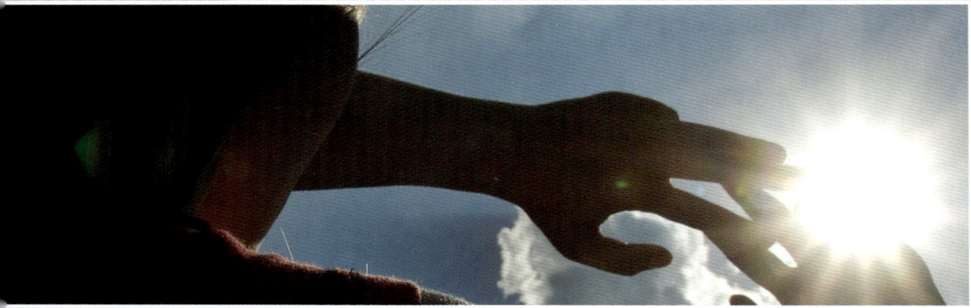

pour les enfants, est d'éviter à tout prix les coups de soleil. Utilisez une dose généreuse de produit et ne manquez pas d'en remettre après vous être baignée ou douchée.

Et si vous n'avez pas été assez attentive, il existe des produits solaires composés d'ingrédients naturels qui apaisent les coups de soleil. La peau peut perdre énormément de son hydratation si le coup de soleil est important.

C'est pourquoi il ne faut pas utiliser des crèmes grasses mais des crèmes hydratantes comme celles contenant de l'acide hyaluronique. Les produits contenant de l'aloe vera ou du ginkgo apaisent la peau. De plus, les vitamines A, C et E se lient aux radicaux libres et aident à prévenir le vieillissement causé par les dommages dus au soleil.

Les autobronzants

Les autobronzants sont le moyen le plus doux d'obtenir un joli teint doré sans agresser la peau. Le bronzage apparaît en seulement quelques heures, qu'il y ait du soleil ou non. Il est conseillé d'utiliser au préalable un soin gommant puis un soin hydratant.

Il existe de très nombreux produits autobronzants sur le marché, essayez-en plusieurs afin de décider lequel vous convient le mieux. De nombreuses marques de cosmétiques proposent également des crèmes corporelles contenant une petite quantité d'autobronzant, pouvant être appliquées à tout moment. Les lingettes autobronzantes, similaires aux lingettes rafraîchissantes, sont très simples à utiliser sur la peau.

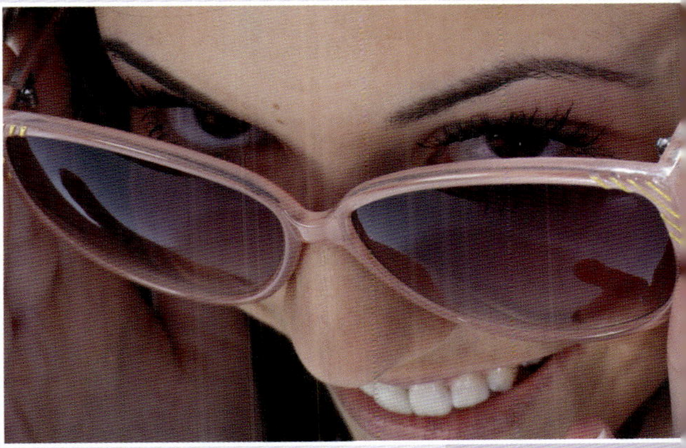

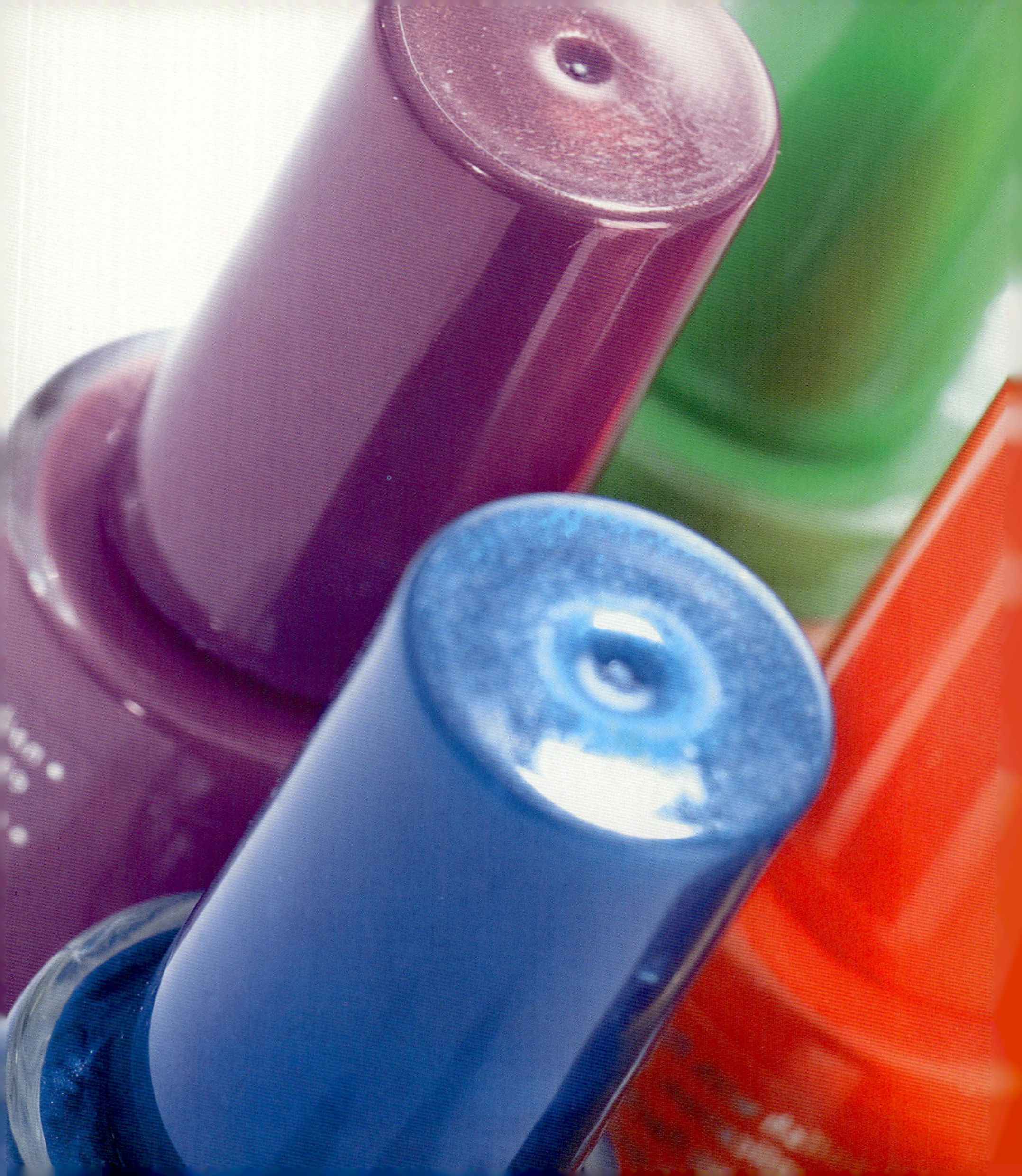

Les mains et les pieds

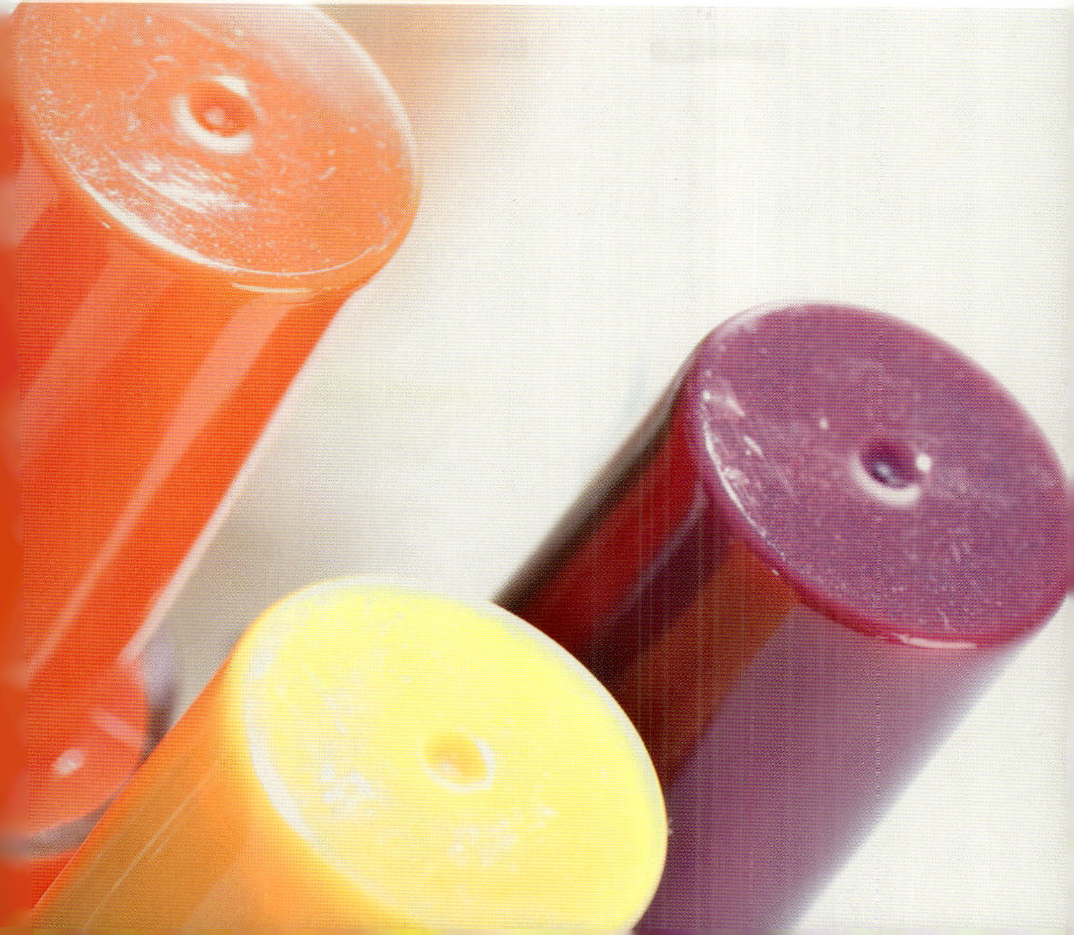

Le soin entre vos mains

DE BELLES MAINS

Nos mains méritent les meilleurs soins. Nous les utilisons constamment durant la journée, et les lavages répétés à l'eau et au savon altèrent les couches protectrices de la peau. Nos mains sont notre carte de visite, et peuvent contribuer significativement à notre apparence générale.

LE LAVAGE DES MAINS

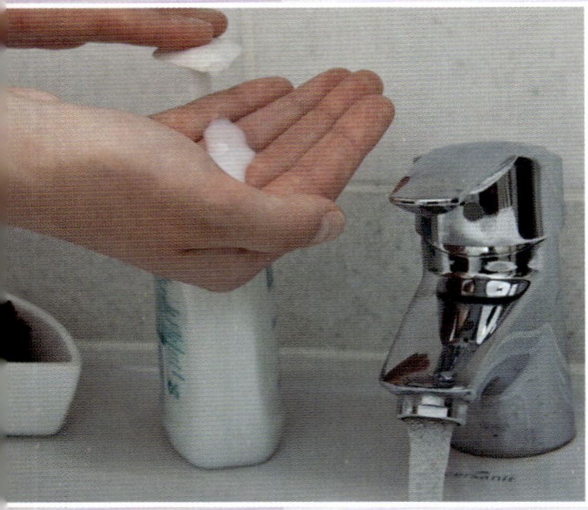

Vous laver les mains joue un rôle crucial dans la prévention des maladies infectieuses. Mais le lavage, qui devrait durer au minimum trente secondes, leur mène la vie dure. Il est donc préférable d'utiliser de l'eau tiède, l'eau chaude desséchant la peau, ainsi qu'un savon doux liquide car il permet d'utiliser la quantité juste et est plus hygiénique que les pains de savon.

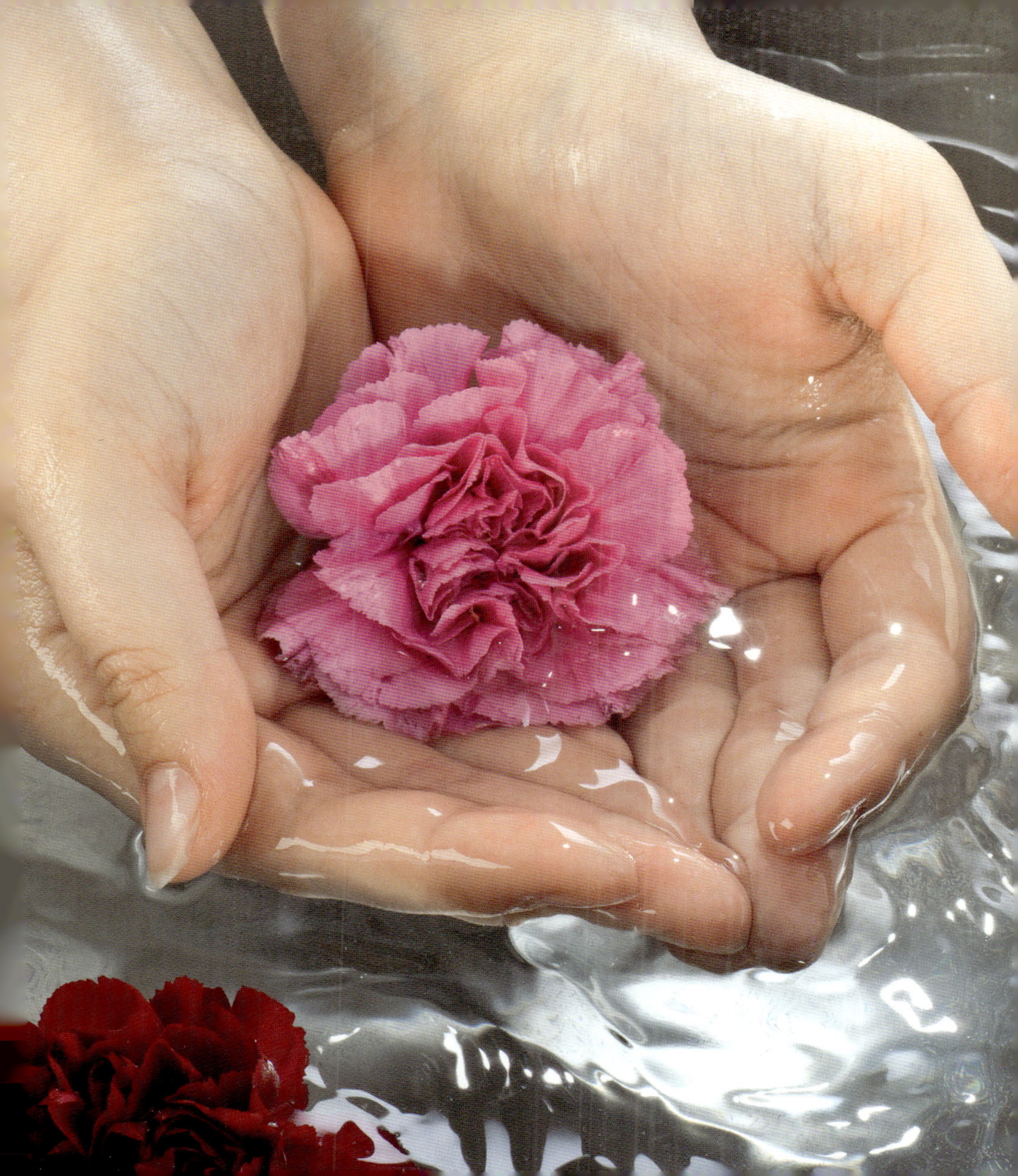

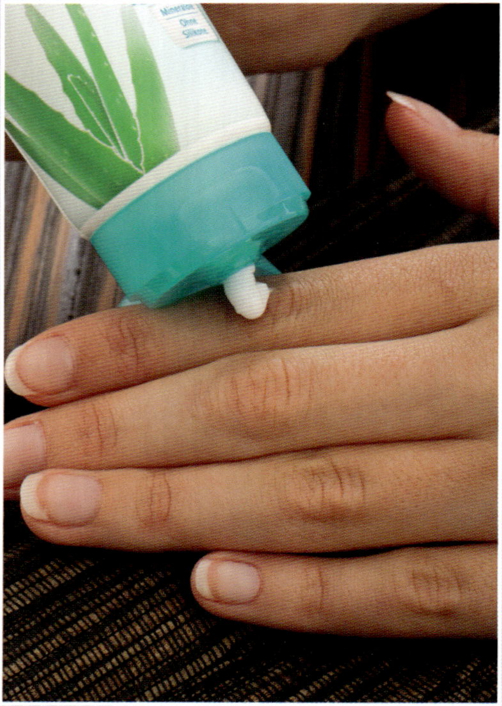

Les crèmes pour les mains

Chercher sa crème pour les mains après se les être lavées est une seconde nature pour de nombreuses personnes. Elle hydrate et rend de ce fait la peau plus douce. Les petites lésions présentes sur les mains peuvent offrir aux micro-organismes et aux germes un accès direct au corps.

Il existe d'innombrables sortes de crèmes. De très nombreux ingrédients actifs, tels que la glycérine, les huiles naturelles et l'urée, sont utilisés pour retenir et réguler l'hydratation.

Enlevez vos bagues pour vous laver les mains !

Vous devez enlever vos bagues pour vous laver les mains afin que la totalité de votre peau puisse sécher. L'humidité sous vos bagues peut causer de l'eczéma ou des mycoses de la peau.

Pensez également à hydrater vos ongles et les cuticules lorsque vous appliquez de la crème sur vos mains. Les crèmes contenant du panthénol, du calcium et des vitamines aident à renforcer les ongles.

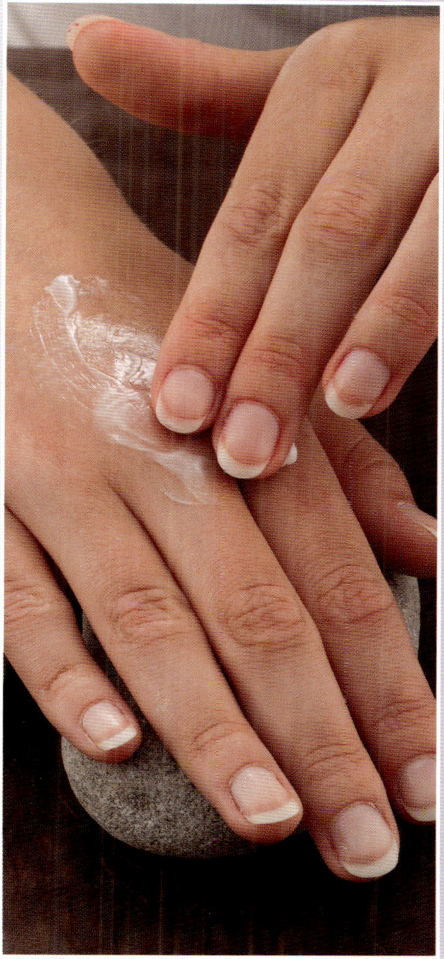

Certaines crèmes pénètrent mieux et plus rapidement dans la peau que d'autres. La glycérine peut laisser un léger film sur la peau, inconfortable pour certains. Ce genre de crèmes doit être appliqué par massage.

Les crèmes pour les mains pour peaux sensibles contiennent généralement des ingrédients comme l'aloe vera. Si vous êtes sujette aux gerçures, choisissez une crème contenant du panthénol. Les crèmes les plus récentes contiennent des extraits de plantes comme la citronnelle qui neutralise également les odeurs de cuisine. Si vous êtes fréquemment en contact avec l'eau, il est préférable d'utiliser des crèmes contenant des ingrédients qui se lient à l'eau sur la couche supérieure de votre peau.

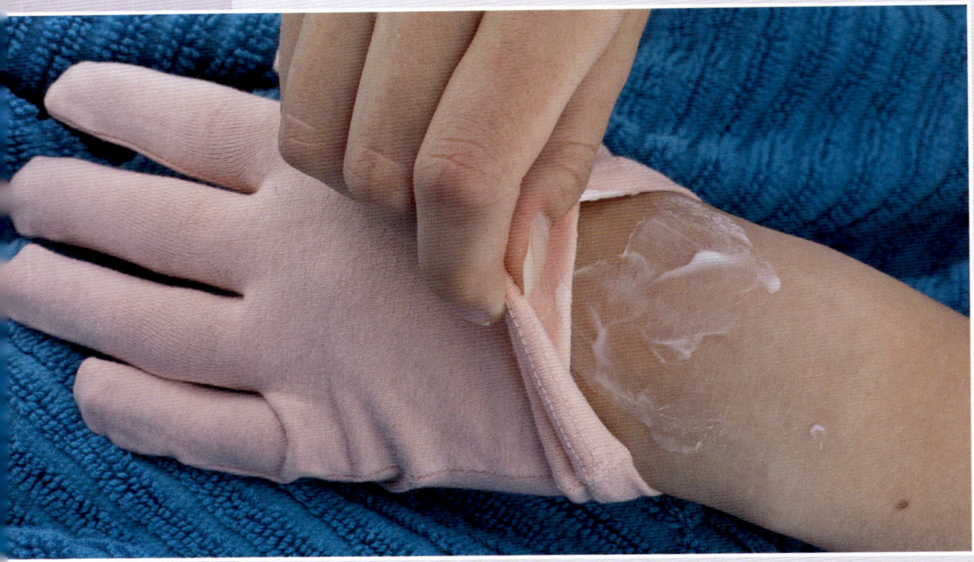

Les soins complémentaires

Certaines ne jurent que par l'application de baumes, masques et autres crèmes de nuit tout-en-un afin d'offrir à leurs mains une dose de soin supplémentaire. Peu importe votre façon de faire, les mains se dessèchent énormément et requièrent une attention toute particulière pendant l'hiver. Il est recommandé de les dorloter au cours de la nuit avec un produit contenant des extraits de plantes et des huiles comme l'arnica ou l'huile d'onagre.

La protection contre le vieillissement

Une protection solaire est essentielle pour protéger votre peau des signes du vieillissement. Même un ensoleillement normal peut causer des taches de pigmentation sur le dos de vos mains. Chaque fois que cela est possible, appliquez une crème pour les mains contenant un filtre SFP contre les UVA et UVB.

Les crèmes anti-âge spéciales contiennent de la racine de réglisse et des extraits de mûre permettant d'éclaircir légèrement la décoloration pigmentaire. De plus, de nombreuses crèmes anti-âge contiennent du thé blanc, du soja ou de l'olive, qui protègent les cellules en luttant contre les radicaux libres.

L'agressivité des détergents

Les nettoyants abrasifs et chimiques sont de véritables poisons pour la peau et les ongles. Les gants en caoutchouc sont la solution la plus judicieuse. Le moindre rinçage prive les mains de leur hydratation et les dessèche. Voici une astuce : si vous appliquez de la crème sur vos mains avant de travailler avec des gants en caoutchouc, vos mains seront plus douces et vos gants plus faciles à enlever.

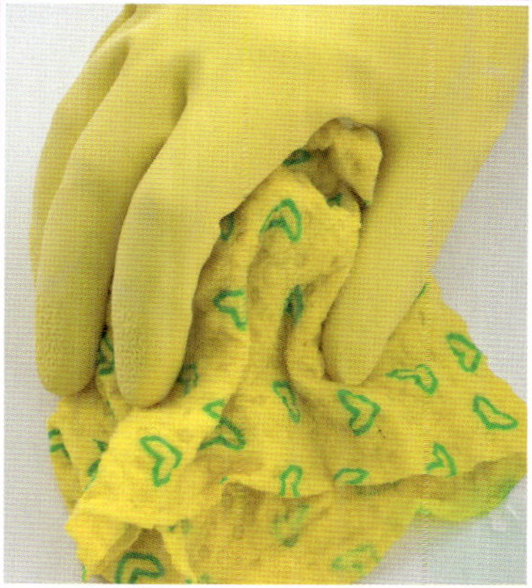

Le soin des ongles et des cuticules

UN REFLET DE NOTRE VIE

Des ongles parfaits sont de couleur rose, doux, brillants et réguliers, et ne présentent aucun sillon ni marque. Malheureusement, l'inégalité de la croissance de nos ongles y est visible, sous la forme de creux ou de sillons. Ils sont presque comme un miroir de notre vie. Les experts peuvent en tirer des conclusions sur notre santé et nos états émotionnels passés.

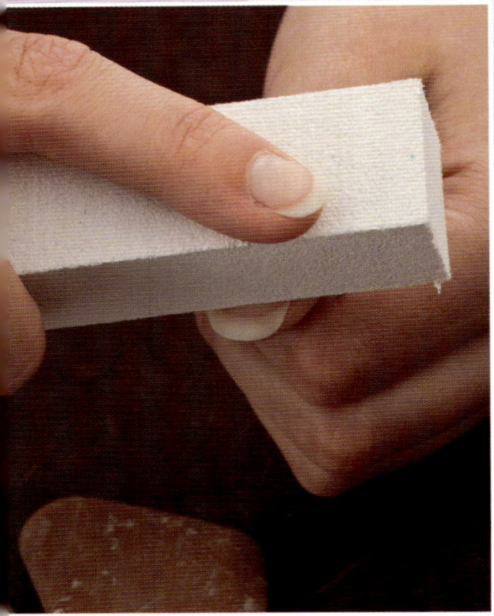

C'est sûrement la raison pour laquelle tant de femmes se donnent autant de mal pour prendre soin de leurs ongles, de la forme parfaite et de la couleur saine jusqu'au vernis appliqué de façon professionnelle. En plus des bagues, il existe d'autres moyens de rendre vos mains visuellement attirantes. Certains types de vernis peuvent contribuer à la stabilité et à la protection des ongles.

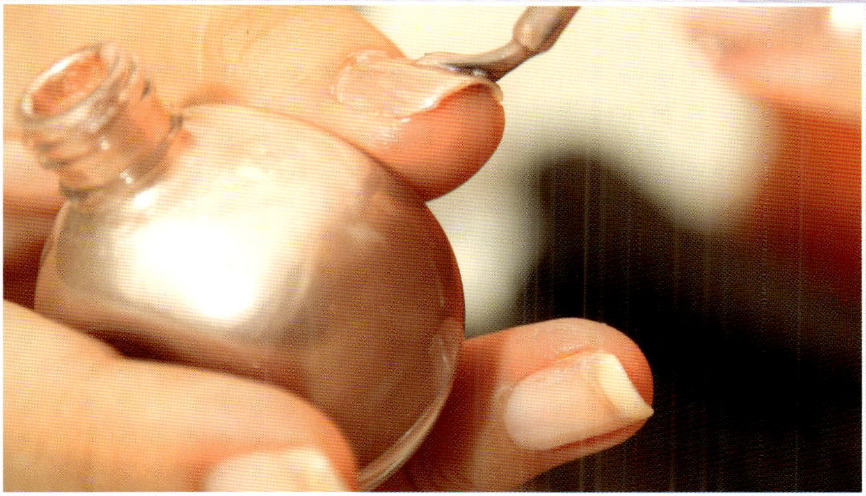

La croissance : un renouvellement constant

La croissance des ongles de chacun est différente et dépend des hormones. Les ongles poussent en moyenne de deux à trois millimètres par mois. Les ongles des personnes jeunes poussent plus vite car leur vitesse de croissance diminue avec l'âge.

Il faut régulièrement prendre soin de ses ongles et de ses cuticules en les nettoyant, en appliquant des crèmes et en leur donnant forme. Les bains pour les ongles et les massages à l'huile sont des compléments de soin parfaits pour les ongles et les cuticules.

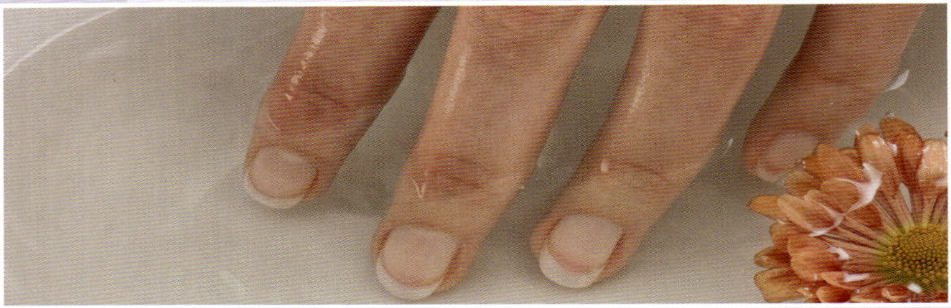

La manucure

Des manucures régulières permettent de maintenir l'apparence et la bonne santé des ongles. Une manucure comprend généralement quatre étapes :

Le bain pour les ongles

Un bain tiède est une excellente préparation à la manucure. Les doigts sont propres, et la peau douce et souple. Trois à cinq minutes dans un bain contenant du savon doux suffisent généralement. Des bains pour ongles prêts à l'emploi, contenant des huiles, sont disponibles sur le marché. Certains contiennent des ingrédients spécifiques tels que l'huile d'écorce de citron pour les ongles fragiles.

Si vous souhaitez simplement profiter d'un bain pour vos ongles, sans manucure, il est recommandé de le faire dans la soirée. Ainsi, vous pourrez compléter votre soin par une crème de nuit pour les mains.

La mise en forme des ongles

Il est recommandé de limer les ongles plutôt que de les couper. Utilisez toujours la lime dans un seul sens, du côté vers le centre de l'ongle. Un mouvement de va-et-vient avec la lime peut rendre vos ongles rugueux et cassants.

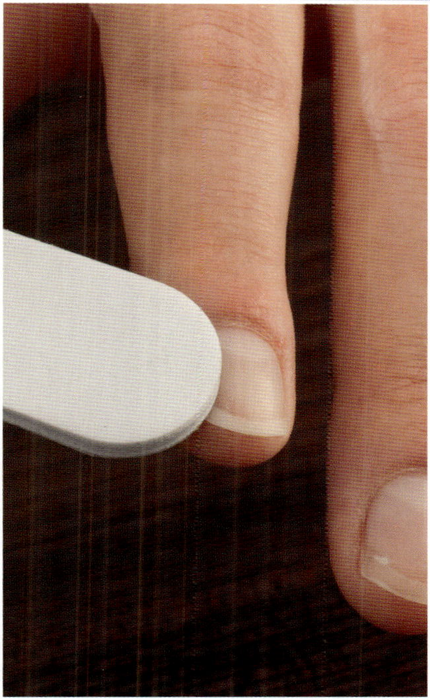

L'application du vernis à ongles

Après avoir donné leur forme aux ongles, il est temps de s'occuper des détails. À l'aide d'une lime polissante trois-en-un, limez toutes les irrégularités du bout des ongles ainsi que de leur surface. Polissez les ongles pour les rendre superbement doux et brillants.

Les ongles secs

Les ongles secs cassent facilement et sont fragilisés. Les huiles de traitement sont une bonne solution. Massez vos ongles avec une huile spécifique pour ongles ou une huile riche comme celles d'olive, d'amande ou de jojoba et laissez poser toute la nuit.

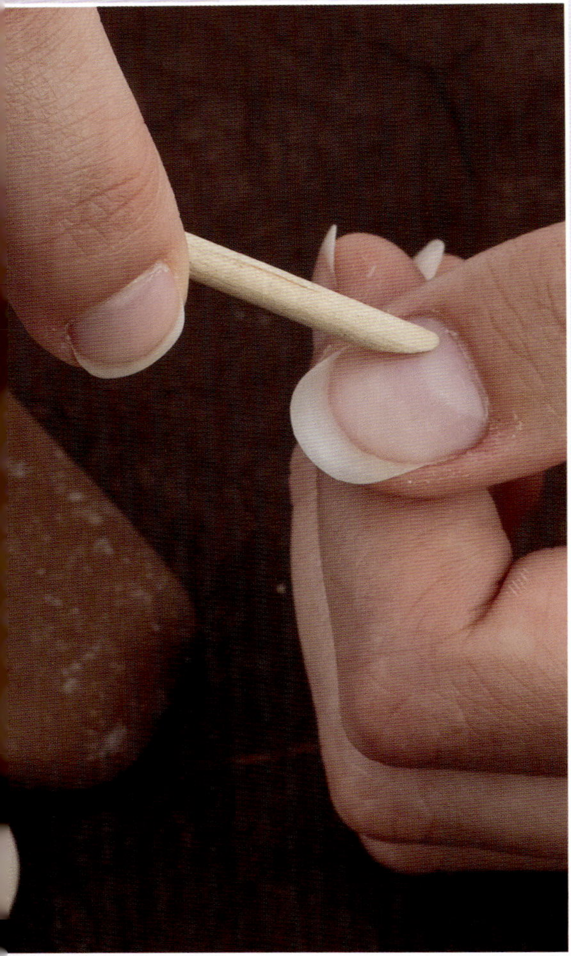

Le soin des cuticules

Les cuticules et les lits des ongles doivent être repoussés. Ne les coupez qu'en cas de nécessité car il est facile de les abîmer, et les traitements peu délicats causent une repousse plus rapide de la peau.

Repoussez délicatement les cuticules avec un coton-tige ou un bâtonnet spécifique en bois ou en caoutchouc. Si vous n'avez pas encore baigné vos ongles, vous devriez les masser avec une huile réparatrice spéciale et la laisser pénétrer dans la peau avant de repousser les cuticules.

Si vos cuticules se déchirent facilement ou si elles ont poussé sur le lit de l'ongle, il existe des produits spécifiques pour les enlever. Le produit doit être éliminé à l'aide d'un coton-tige. Si la cuticule est déjà déchirée, un pansement liquide doit être appliqué, cela servira également de protection pendant le lavage des mains.

Le limage des ongles

Il existe une grande variété de limes, de différents matériaux, et dans toute une gamme de prix, dont celles qui suivent :

- Les limes en verre sont conseillées pour les ongles qui se dédoublent ou se déchirent facilement. La surface à grains fins lime et soude simultanément le bord de l'ongle. Les limes en verre ont une grande durée de vie car leur surface ne s'effrite pas.

- Les limes artificielles possèdent des grains fins et plus épais. La quantité de grains est indiquée sur l'emballage. Des quantités plus basses indiquent une composition plus grossière et peuvent être utilisées sur la plupart des ongles. Plus le nombre de grains est important, plus ils sont fins. Les ongles devraient être limés avec des limes d'au moins 180 grains.

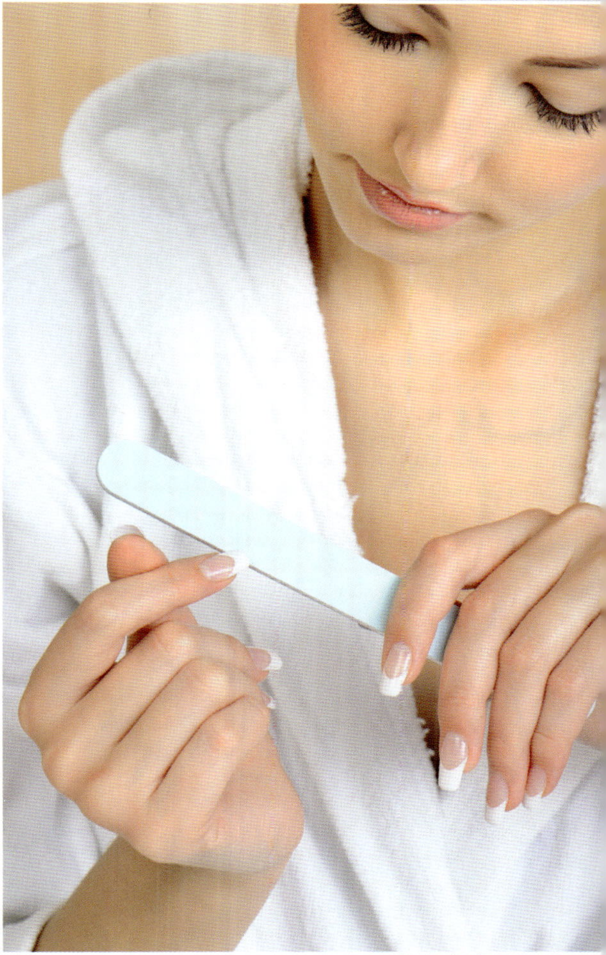

Les limes en saphir doivent être d'excellente qualité. Des particules extrêmement abrasives sont apposées sur la surface. Un des côtés est généralement épais et l'autre fin. La qualité se caractérise par l'aspect lisse de la lime. Les produits de qualité inférieure peuvent abîmer et déchirer le bord des ongles.

Les limes en carton sont la variante la plus courante et ressemblent à du papier de verre. Le côté le plus abrasif peut laisser des marques sur les ongles. Ces limes sont bon marché mais n'ont pas une durée de vie très longue.

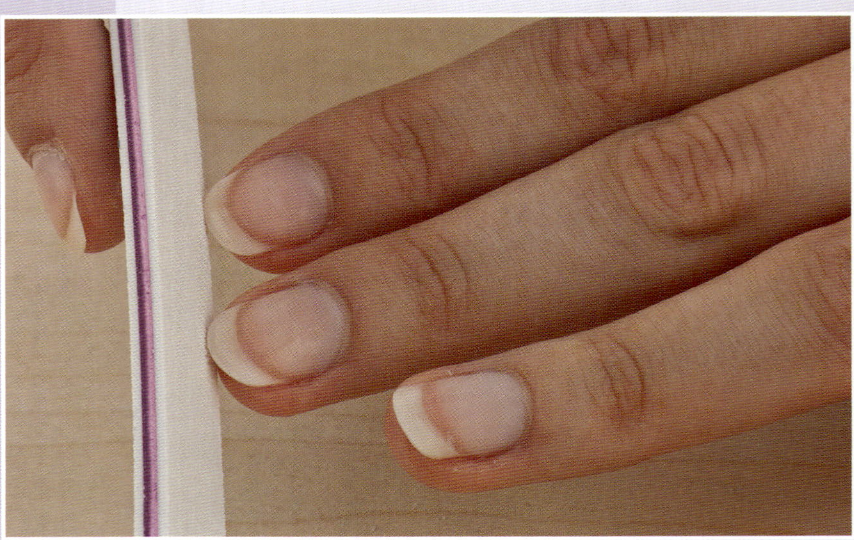

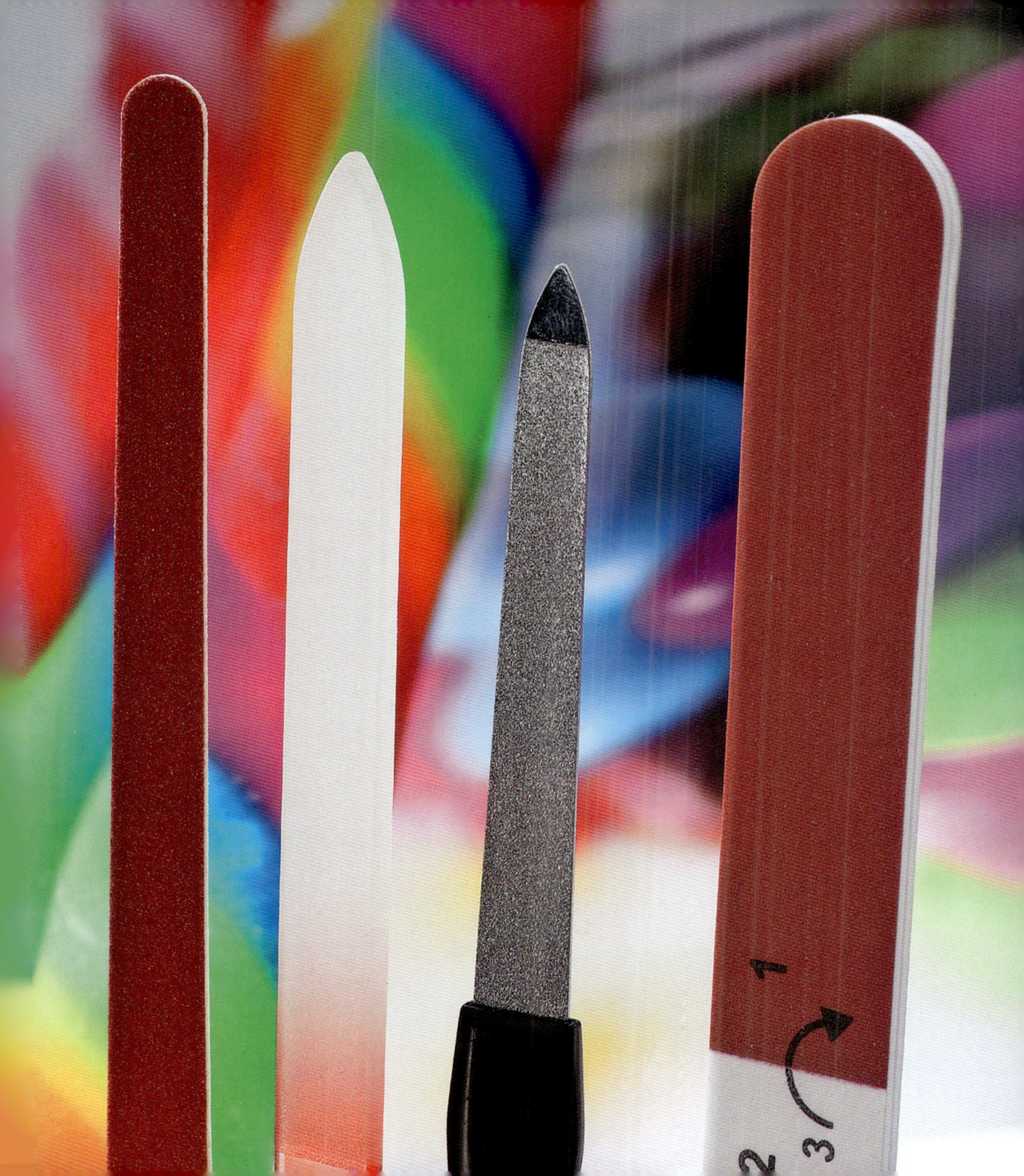
1
2
3

Le polissage des ongles

DIX ÉTAPES IMPORTANTES

Des ongles parfaitement vernis expriment la personnalité et sont un signe de goût et d'une apparence entretenue. Pour comprendre à quel point le soin des ongles est important, pensez à l'image négative que renvoient des ongles inégaux, rongés, ou dont le vernis s'écaille. Prendre soin de ses ongles est primordial.

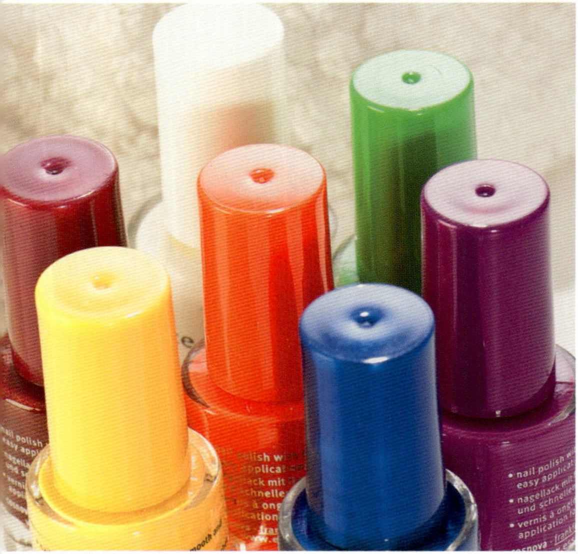

Gardez à l'esprit le fait que des ongles joliment vernis n'auront d'allure que sur des ongles et des mains bien entretenus. Pour porter du vernis, il n'est pas nécessaire d'avoir les ongles longs, mais ils doivent avoir une belle forme.

Le polissage de vos ongles

Réservez environ quinze à vingt minutes pour vernir vos ongles. Assurez-vous d'avoir du temps supplémentaire si vous envisagez des soins plus intensifs.

Le nettoyage des ongles et leur préparation

Utilisez du dissolvant, même sur les ongles qui ne sont pas vernis, afin d'éliminer toutes les traces grasses pour que le vernis tienne mieux. Utilisez si possible du dissolvant sans acétone. Pensez à avoir préparé vos cuticules au préalable. Limez vos ongles à la forme désirée avant de les vernir.

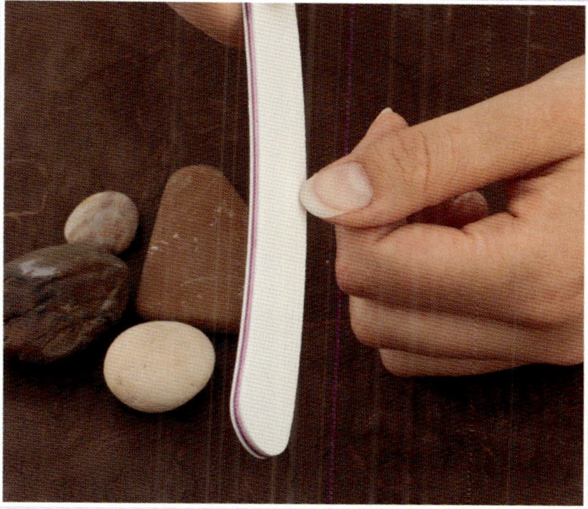

La manipulation du flacon de vernis

Afin d'éviter la formation de bulles, ne remuez pas votre flacon de vernis avant de l'utiliser. Il vaut mieux faire rouler le flacon entre vos paumes. Ôtez l'excédent de vernis du pinceau contre le goulot du flacon avant de vernir vos ongles.

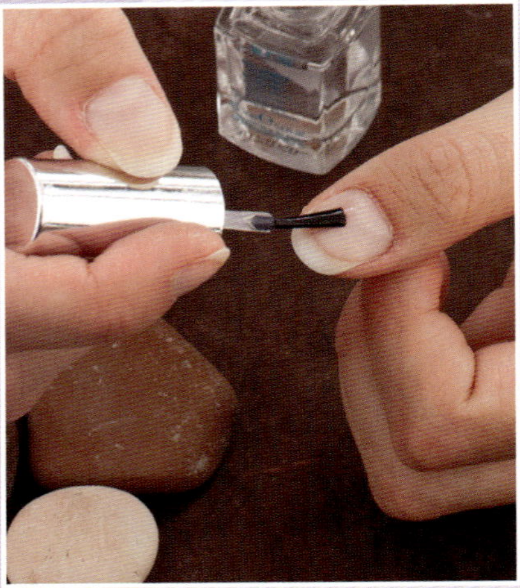

L'application de la base protectrice

Appliquez tout d'abord une base transparente afin d'éviter toute décoloration : les ongles peuvent en effet jaunir s'ils sont vernis trop souvent. Laissez sécher environ cinq minutes.

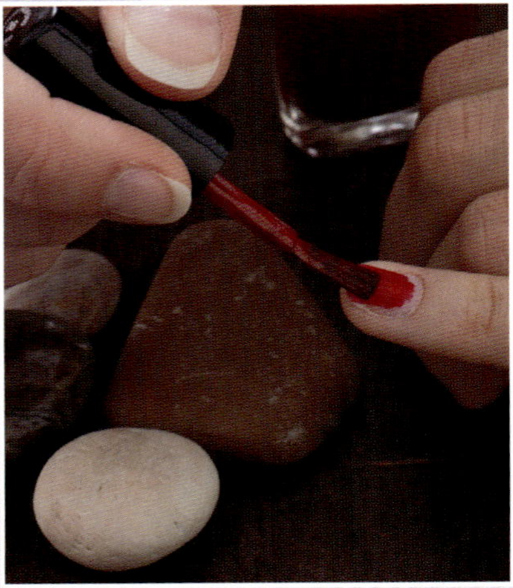

L'application de la couleur

Appliquez le vernis sur vos ongles. Une seule couche est généralement suffisante pour les couleurs claires, alors que les couleurs plus foncées peuvent nécessiter deux couches. Commencez par le centre de l'ongle, vers l'extérieur. Laissez une bande d'environ un millimètre entre le vernis et la cuticule. Laissez la première couche sécher environ cinq minutes.

L'application du top coat

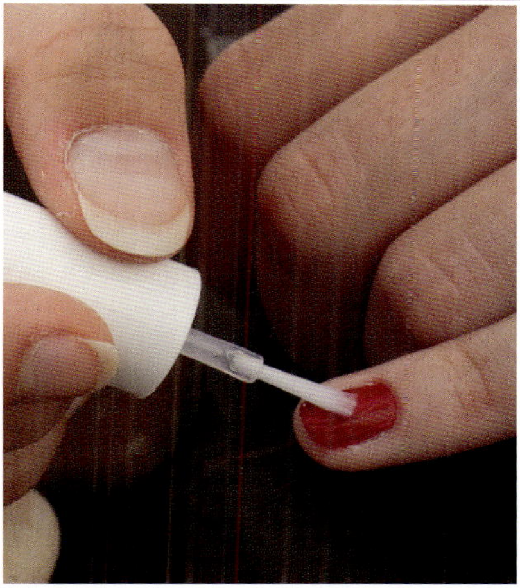

Attendez une dizaine de minutes après l'application du top coat. Il permet de protéger votre vernis et de rendre vos ongles brillants.

Le séchage

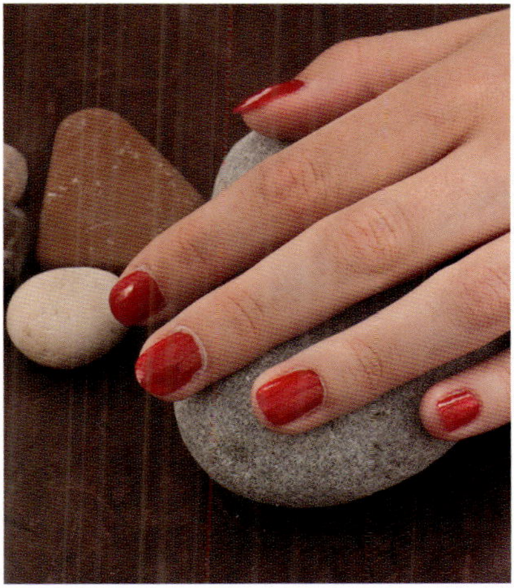

Gardez à l'esprit le fait que le vernis s'abîme facilement pendant les premières minutes suivant l'application. Évitez de toucher quoi que ce soit et restez tranquille.

Une trêve pour vos ongles

Le vernis à ongles et le dissolvant éliminent les huiles permettant de garder des ongles résistants et souples. Pour cette raison, vous devriez arrêter de porter du vernis de temps en temps. Il est aussi conseillé de limiter l'utilisation des soins durcisseurs car ils contiennent du formaldéhyde. Ce composant permet en effet de renforcer les ongles, mais peut également les rendre secs, poreux et cassants.

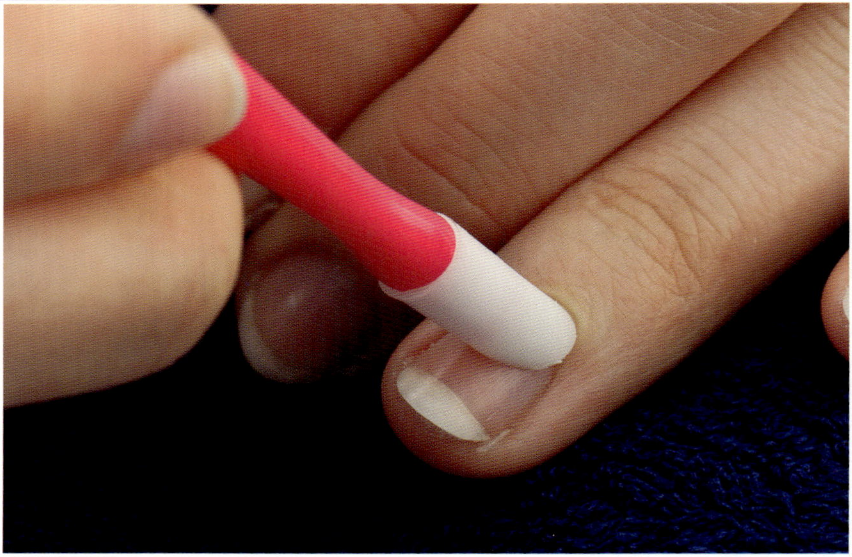

Les irrégularités

Les ongles sont sujets au processus de vieillissement. Les irrégularités s'intensifient avec l'âge, mais il est possible de les adoucir ou les polir. Les accessoires suivants ne doivent pas être utilisés toutes les semaines car ils peuvent abîmer les ongles. Certains vernis à ongles contiennent des combleurs de stries qui atténuent les irrégularités.

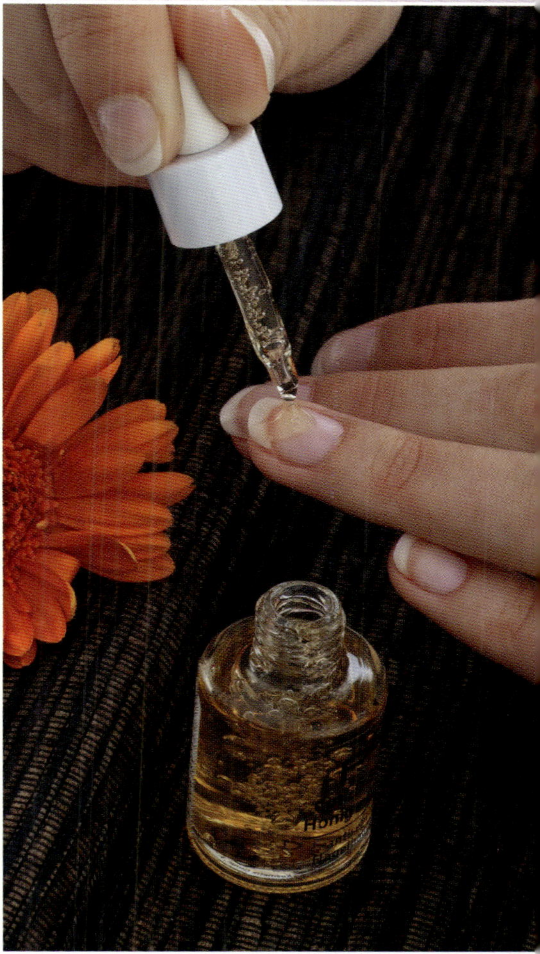

Les ongles deviennent visiblement plus secs, plus poreux et commencent à devenir cassants après trente ans. La silice peut y remédier. Les ongles cassants peuvent aussi être le signe d'une carence en fer, de variations hormonales ou de problèmes de thyroïde. Les stries profondes, les cassures ou les marques blanches peuvent révéler un manque de nutriments. Cela peut être corrigé grâce à une alimentation équilibrée. Si les anomalies persistent, il est conseillé de consulter un médecin.

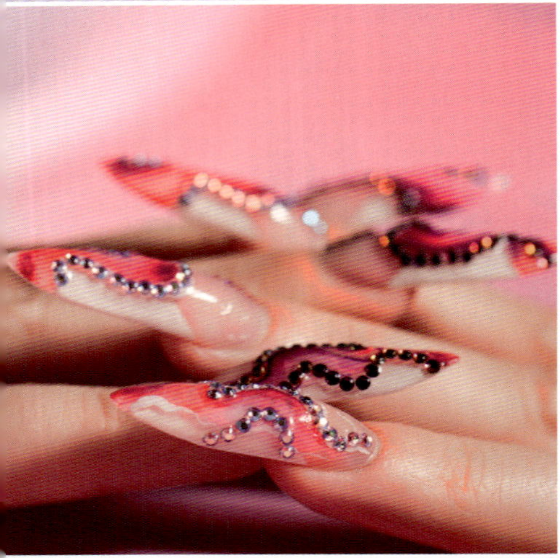

Les ongles artificiels

À l'origine, les ongles artificiels étaient simplement collés sur les ongles, mais ils sont devenus une science à part entière et sont dorénavant appliqués par des professionnels. Les ongles artificiels sont faits de gel, d'acrylique et de fibre de verre, et sont fixés sur l'ongle naturel. Ils doivent être entretenus ou remplacés toutes les trois à quatre semaines.

Seul un spécialiste qualifié devrait poser les ongles artificiels. Si vous pensez prendre rendez-vous régulièrement, n'oubliez pas que cela prend du temps et peut être très coûteux. Si vous avez des problèmes de décoloration ou une maladie des ongles, consultez en premier lieu un dermatologue qui déterminera si l'application d'ongles artificiels est possible. Il est également conseillé de ne traiter qu'un seul ongle et d'attendre dix jours afin d'observer comment votre peau réagit et si d'éventuelles réactions allergiques subviennent.

En préparation, les ongles sont tout d'abord taillés, puis leur surface est légèrement polie.

Lors de l'application, une technicienne fixe les capsules puis les ongles sont modelés dans du gel, de la résine acrylique ou de la fibre de verre. Un pochoir peut être utilisé pour la création d'un motif.

Les ongles réalisés en gel sont durcis sous une lampe à U.V. Bien que la radiation soit sans danger, la température peut atteindre 60 °C. Les ongles en gel sont plus souples et plus épais que les autres. Pour les enlever, il suffit de les décoller. Il faut environ six mois pour les laisser pousser complètement.

Pour les ongles en fibre de verre, une très fine couche adhésive est appliquée puis un activateur est vaporisé afin de la faire durcir. Ces ongles sont fins et durs. Ils se retirent en utilisant de l'acétone, ce qui peut être irritant pour les peaux sensibles.

Les ongles en acrylique sont un mélange d'acrylique en poudre et d'activateur liquide, devant être appliqué immédiatement car ce mélange durcit très rapidement. Ce processus dégage des émanations qui ne doivent pas être inhalées. Ces ongles artificiels sont particulièrement fins et durs. Pour les enlever, il faut les décoller ou attendre qu'ils aient repoussé.

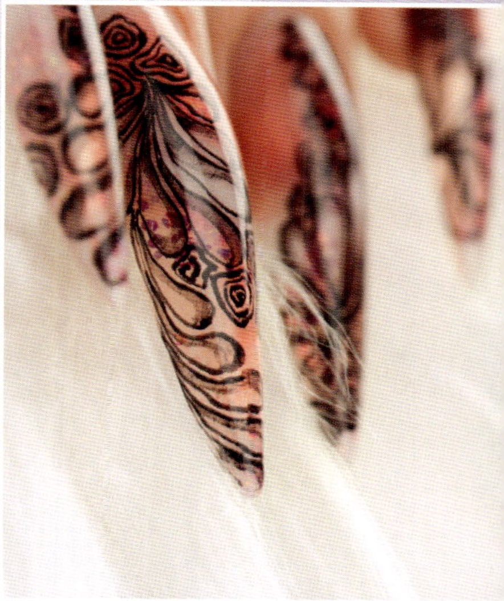

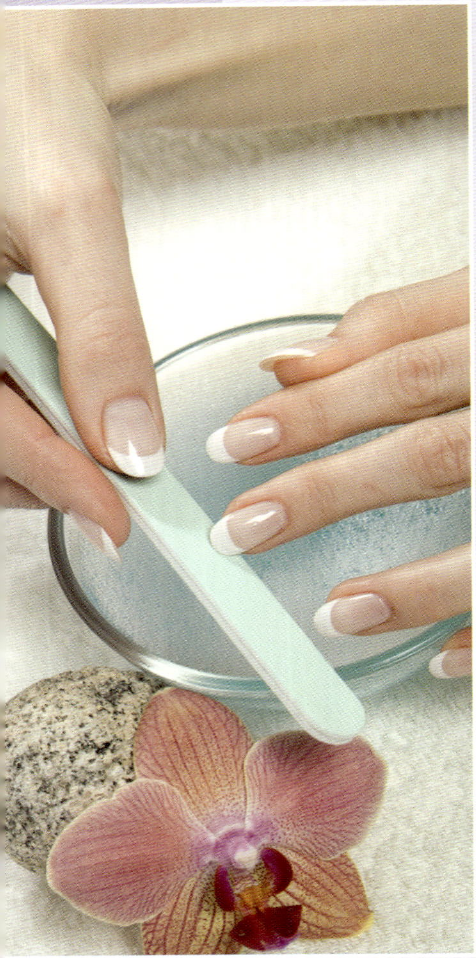

La french manucure

Des bouts d'ongles blancs sont le signe révélateur d'une french manucure. Ils sont censés reproduire la couleur naturelle de l'ongle, ils ne sont donc pas colorés. Ce type de manucure trouve ses origines en France au XVIIIe siècle, les femmes ne décoraient alors que le bout de leurs ongles de cette façon. On soupçonne qu'elles ont procédé à cette technique dans le seul but de cacher la saleté qui se trouvait sous leurs ongles.

Bien que les origines de la french manucure ne soient pas très claires, il est certain qu'aujourd'hui encore elle est à la mode. Il existe plusieurs méthodes pour arriver à ce résultat :

- La méthode la plus simple consiste à appliquer du crayon blanc spécial au bout des ongles.
- Un peu plus complexe : peindre le bord des ongles avec du vernis blanc.
- Il est possible d'appliquer des ongles artificiels résistants dont le bout est blanc.

Le bout des ongles peut être verni en couleur plutôt qu'en blanc. Il existe sur le marché différents produits pour les french manucures, comme les kits prêts à l'emploi. Ils comprennent généralement les ongles artificiels, les autocollants adéquats, le vernis et le top coat. Toute une gamme d'autocollants décoratifs existe, allant des petites fleurs aux strass.

La french manucure : étape par étape

- Donnez la forme désirée à vos ongles. Souvenez-vous que vos ongles paraîtront plus longs s'ils sont limés de façon ovale plutôt que carrée.

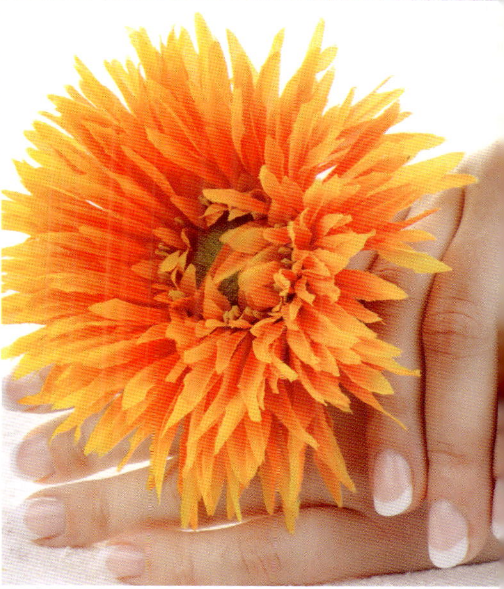

- Faites un bain d'ongles afin de ramollir les cuticules, puis enlevez-les.

- Appliquez la base et laissez sécher.

- Appliquez maintenant le vernis blanc. Vous pouvez utiliser un autocollant.

- Utilisez un pinceau biseauté pour faciliter son application.

- Retirez ensuite l'autocollant avec précaution une fois le vernis sec, et appliquez ensuite le vernis rosé ou beige sur toute la surface de l'ongle. Cela donne un rendu plus naturel.

- Finissez par une couche de top coat.

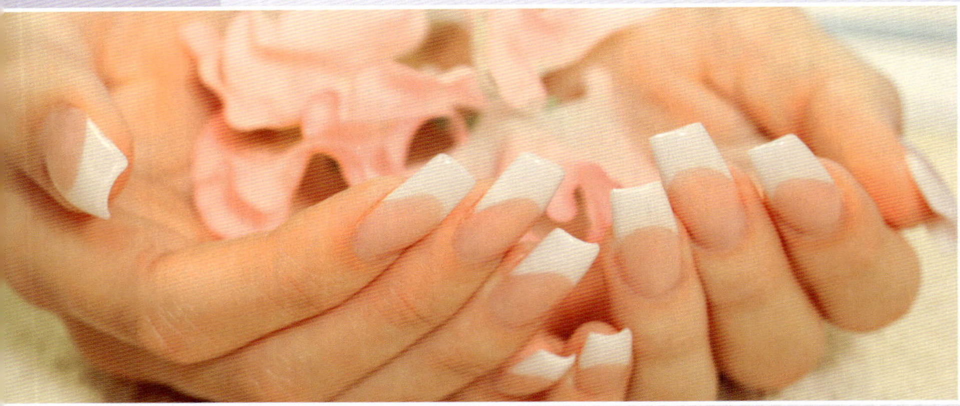

Quelques variations courantes

Les feutres blancs pour ongles sont très rapides à appliquer. Avec un peu de pratique, ils offrent un très beau résultat. L'inconvénient de cette méthode est que le bout des ongles peut être plus épais qu'avec une application au pinceau. Du fait que certains produits n'accrochent pas particulièrement bien, il est conseillé d'appliquer au moins une couche de top coat.

L'avantage est que ces produits sont généralement moins agressifs que les vernis et qu'ils ne dissolvent pas la base protectrice. Ainsi, si vous faites une erreur, vous n'enlèverez pas la base protectrice en corrigeant le tracé.

Les ongles permanents

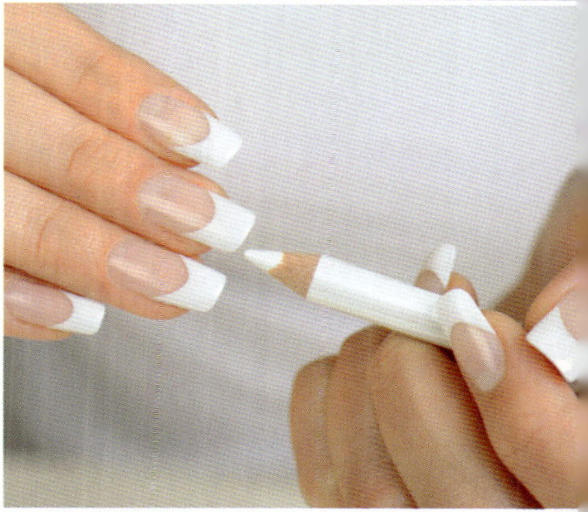

Les ongleries proposent un type de faux ongles utilisant un gel durci par lampe U.V. Ce type de french manucure est plus résistant que lorsque vous la réalisez vous-même. Mais ces french manucures « permanentes » nécessitent un entretien régulier du fait de la croissance des ongles naturels.

La dilution du vernis à ongles

L'application d'un vernis blanc est généralement plus simple lorsque ce dernier est le plus fluide possible. Si le vernis est trop épais, vous pouvez le fluidifier précautionneusement avec du dissolvant. Il est recommandé d'en appliquer plusieurs couches.

Des pieds chouchoutés

Le soin de la plante des pieds

Nos pieds sont menés à rude épreuve. Le poids tout entier de notre corps repose sur une surface réduite, jour après jour, le long de routes goudronneuses et caillouteuses.

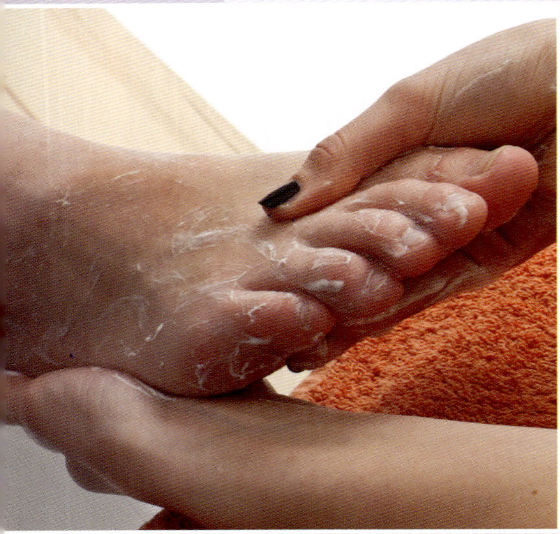

Ils sont souvent enfermés dans des chaussures qui sont trop étroites ou trop hautes, où ils peuvent difficilement respirer. Ce n'est pas surprenant qu'ils soient fatigués, emprisonnés dans la sueur, suppliant d'être soulagés.

Le soin des pieds n'est pas qu'une question de beauté, mais il contribue grandement à maintenir tout le corps en bonne santé. C'est la raison pour laquelle le soin des pieds est avant tout une question de santé, l'aspect esthétique étant un bénéfice supplémentaire.

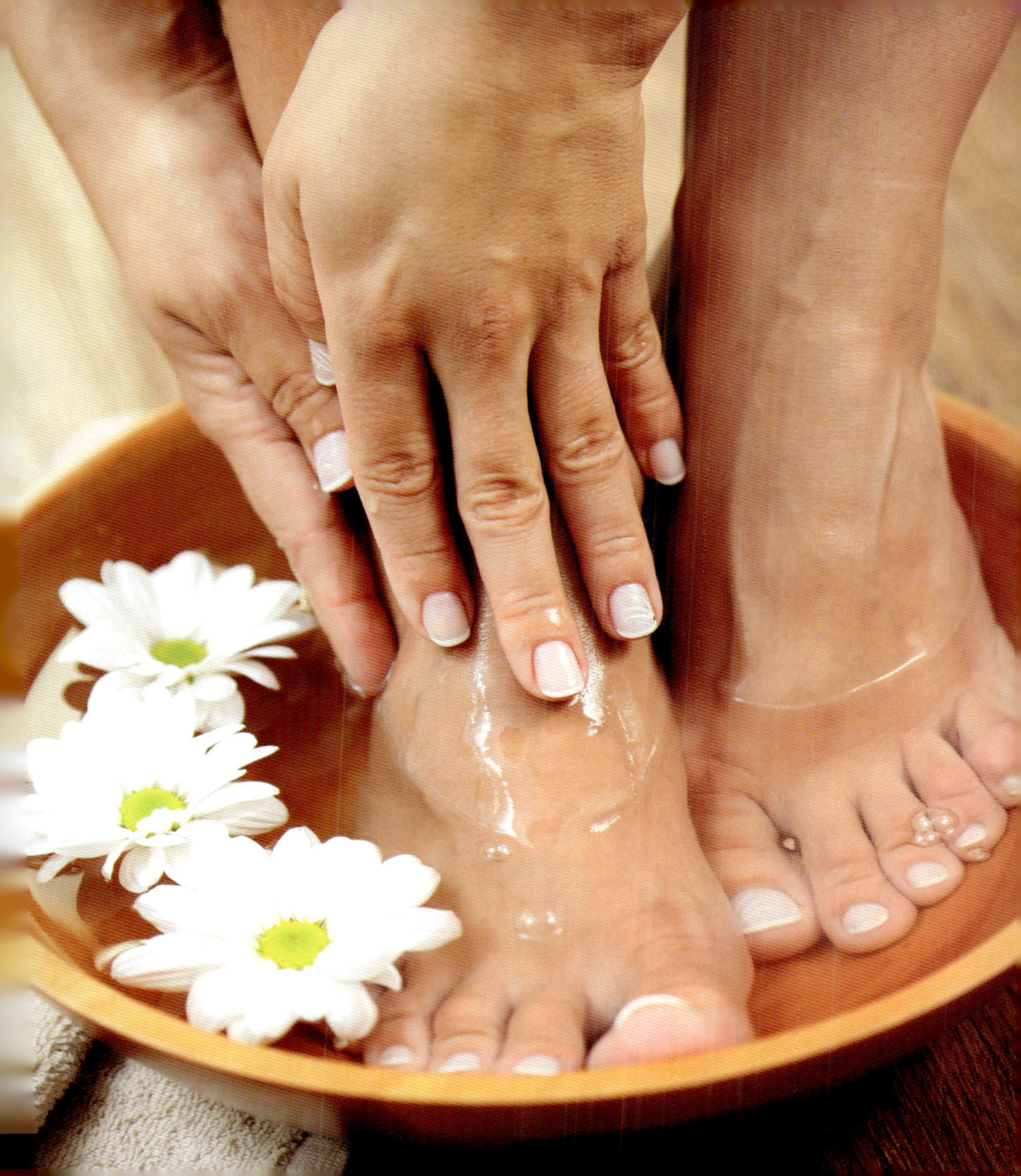

Le soin du pied : le B.A.-BA

Vous devriez quotidiennement appliquer un soin sur vos pieds. Durant l'hiver, les chaussures et les chaussettes causent leur dessèchement. Pendant l'été, ils sont sujets aux craquelures et aux ampoules. Plus la peau de vos pieds est souple, plus elle est résistante. Les bains relaxants, les massages et les masques pour les pieds sont de véritables cadeaux pour les pieds malmenés par les talons hauts.

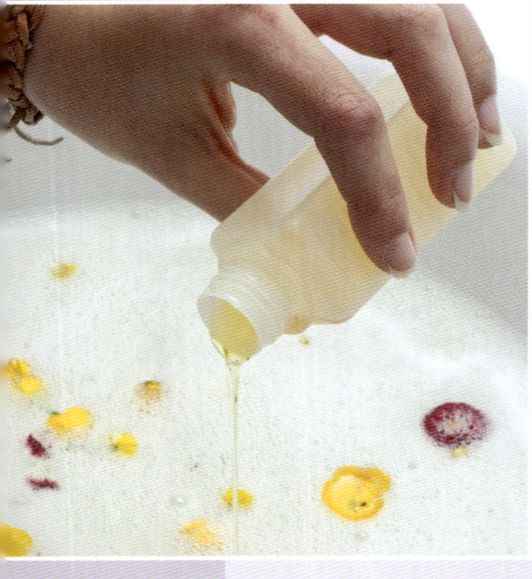

Les bains de pieds

Un bain de pieds relaxant est la première étape dans le traitement de soin des pieds. L'eau chaude (mais pas trop) adoucit la peau et rend l'élimination des callosités plus facile.

Selon les ingrédients, le bain peut être fortifiant, et même réparateur. Les huiles hydratantes et les compléments à base de plantes comme le camphre ou le romarin ont un effet revigorant. La camomille calme et apaise les inflammations, et la prêle des champs est efficace sur les pieds douloureux et les engelures. L'écorce de chêne aide à lutter contre la transpiration des pieds (voir encadré page 105).

Séchez toujours parfaitement vos pieds et orteils après un bain afin d'éviter le pied d'athlète. Les bains de pieds à base de plantes ou de fleurs séchées se préparent exactement de la même façon que le thé. Ajoutez les ingrédients dans l'eau, laissez infuser plusieurs minutes, retirez-les de l'eau, et ajoutez-la à l'eau de votre bain. Les roses parfumées et les feuilles de rose peuvent être placées directement dans l'eau du bain. Les ingrédients solides tels que l'écorce de chêne doivent être chauffés à température douce pendant environ vingt minutes. Retirez l'écorce de l'eau avant d'y baigner vos pieds.

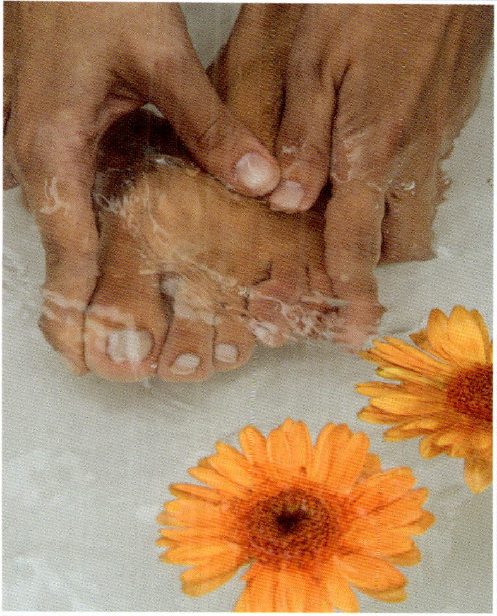

Luttez contre les pieds moites

Les bains à base d'écorce de chêne s'avèrent efficaces pour les pieds moites. L'écorce de chêne contient du tanin, qui réduit la transpiration. Grâce à des applications régulières, et de préférence la nuit, ce traitement devrait venir à bout des cas de pieds moites les plus récalcitrants. Faites chauffer 500 grammes d'écorce de chêne dans quatre à cinq litres d'eau pendant vingt minutes. Retirez-les, et trempez vos pieds dès que la température devient supportable. Sachez que l'écorce de chêne que l'on trouve en pharmacie peut décolorer la peau, préférez donc les produits prêts à l'emploi.

LES GOMMAGES

Des gommages réguliers laissent la peau douce et soignée, en éliminant les cellules mortes, les petites callosités et les cuticules trop importantes. Les produits prêts à l'emploi peuvent contenir des particules de ponce, de sels marins et d'acides de fruits, ainsi que des substances nourrissantes sources de minéraux pour la peau. Vous pouvez vous gommer les pieds toutes les semaines, en profitant de votre bain par exemple.

Généralement, la pâte à gommage s'applique par massage puis se rince. Vous pouvez également fabriquer vous-même votre propre gommage chez vous (voir page 248).

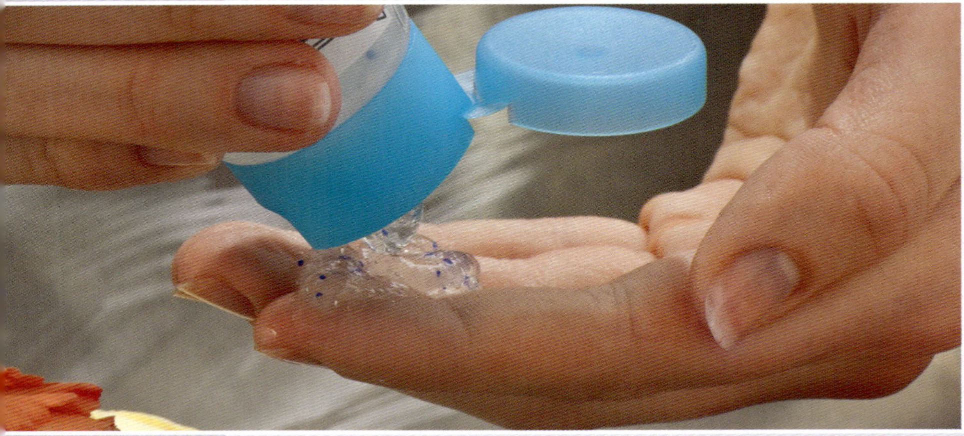

Se débarrasser des callosités

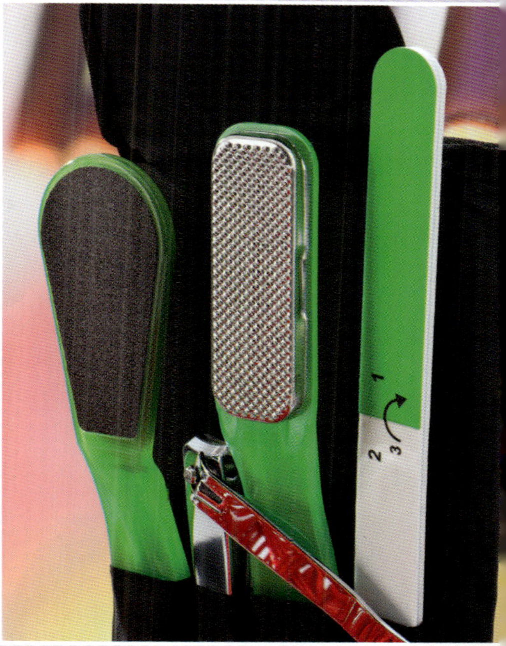

Les gommages permettent d'éliminer les petites callosités, mais vous pouvez avoir besoin d'une pierre ponce ou d'une râpe lorsqu'elles sont plus importantes. Faites attention de ne pas enlever trop de peau dure ni de vous blesser. Mieux vaut agir de façon modérée et régulière. Les crèmes visant à éliminer les callosités rendent le ponçage plus aisé, et les masques pour les pieds peuvent aider à les dissoudre.

Le fait d'éliminer vous-même vos callosités peut causer des blessures : il est donc conseillé de laisser faire un professionnel pour les peaux les plus tenaces. Les cuticules des pieds nécessitent la même attention que celles des mains (voir page 86).

L'entretien des ongles de pieds

Les coupe-ongles sont idéals pour tailler vos ongles de pieds car ils permettent de couper de façon droite et précise. Si vous arrondissez les coins de vos ongles de pieds, vous risquez de souffrir d'ongles incarnés. Les limes minérales sont les plus conseillées pour les ongles de pieds. Elles s'ajustent en douceur et sont particulièrement efficaces pour les ongles cassés.

La crème de soin

N'oubliez pas vos pieds lorsque vous êtes sous la douche ou dans votre bain, et en en sortant, n'oubliez pas d'y appliquer un soin, y compris sur la plante. Il existe également des crèmes spéciales pour les pieds ainsi que des gels, des baumes et des masques. La vitamine E, l'avocat, le germe de blé, l'amande et l'huile de jojoba rendent vos pieds soyeux. L'aloe vera est utilisé pour adoucir, hydrater et protéger les peaux stressées. Le beurre de karité et l'huile de coco sont également très efficaces dans ce cas. Il existe aussi des ingrédients antibactériens et régénérateurs cellulaires.

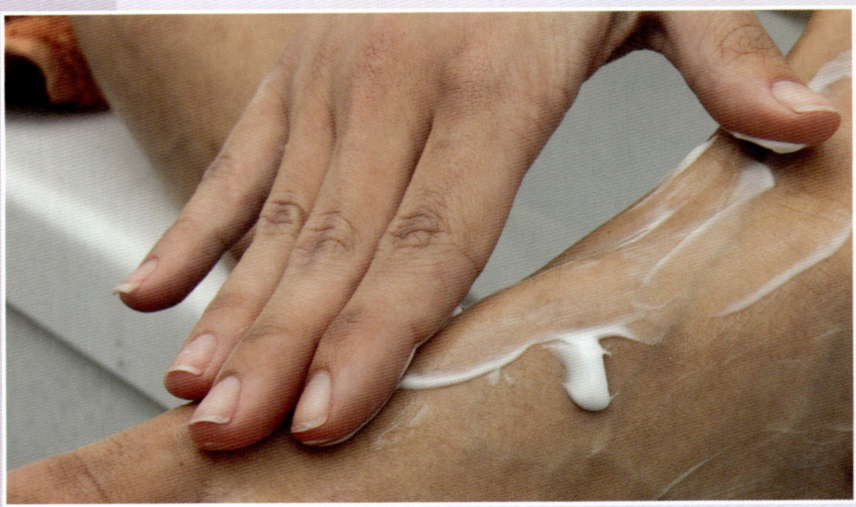

LES MASQUES

Un masque pour les pieds est le complément parfait au gommage, mais il peut également être utilisé seul pour une hydratation intense. Les masques rendent les pieds doux et souples. Il en existe toute une gamme (voir les recettes page 239).

Les masques sont particulièrement efficaces lorsque vous enveloppez vos pieds dans du film plastique par-dessus lequel vous enfilez des chaussettes de laine. La chaleur intensifie l'action des ingrédients. Vous pouvez également ne porter que les chaussettes ou les remplacer par une serviette éponge. Laissez le masque agir pendant vingt à trente minutes, puis rincez à l'eau tiède.

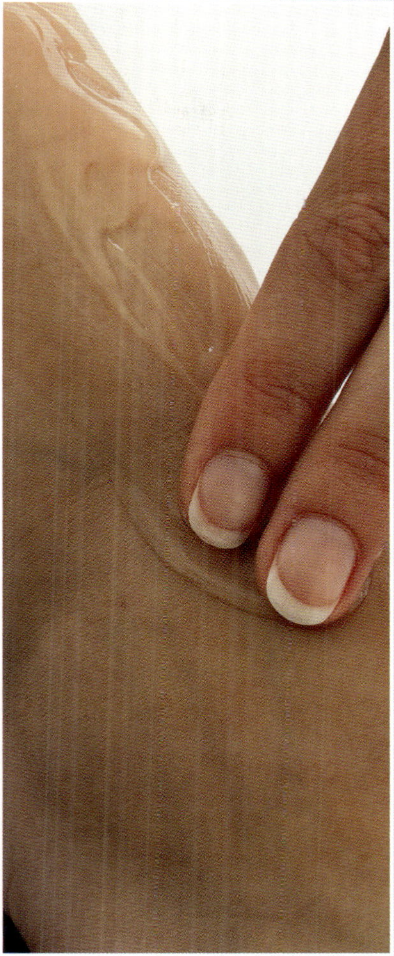

LES GELS

Les gels sont très efficaces pour les pieds fatigués. Ils ont généralement un effet rafraîchissant et sont très agréables après un bain de pieds.

Appliquez les gels en partant du bas de la jambe. Ils sont formidables par temps chaud et après être resté longtemps debout.

Le baume

Il rafraîchit, nourrit, stimule et protège. Appliquez-le généreusement sur les pieds fatigués ou utilisez-le pour protéger vos pieds avant de partir en randonnée. Le baume est constitué en grande partie de vaseline et d'extraits de plantes comme le menthol, les agrumes et le foin. Certaines variétés protègent également du pied d'athlète.

Les déodorants pour les pieds

Les températures estivales élevées et les chaussures qui ne respirent pas peuvent faire transpirer vos pieds. Et l'odeur peut être désagréable. Les crèmes pour les pieds qui préviennent les odeurs, les sprays désodorisants et les poudres pour les pieds peuvent être utiles. Dans la soirée, un bain de pieds contenant des extraits de plantes comme la sauge, l'écorce de chêne (voir page 246), ou des sels spécifiques peuvent également aider à limiter la transpiration excessive.

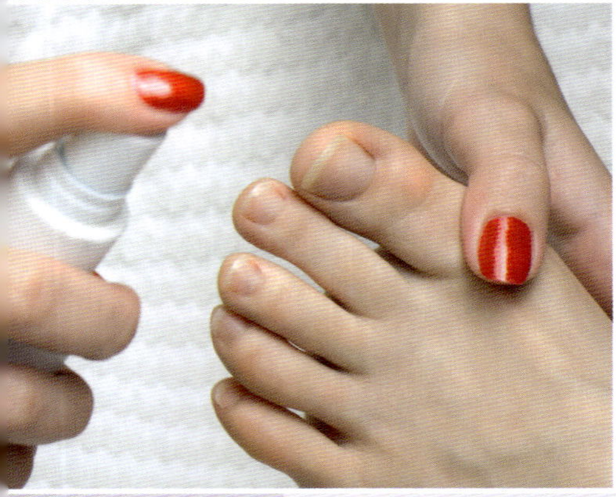

La santé et le bien-être

Prendre soin de vos pieds vous permet de vous sentir bien car vous leur offrez un peu de luxe, mais pas seulement. Prendre soin de vos pieds contribue activement à rester en bonne santé.

Le massage des pieds

La médecine traditionnelle chinoise accorde une attention toute particulière au rôle que jouent les pieds dans le bien-être physique et la santé. Le pied est considéré comme une extension du corps tout entier. La réflexologie consiste à masser différentes parties des pieds qui correspondent à différentes parties du corps.

Mais même sans grandes connaissances en réflexologie, un massage des pieds peut faire énormément de bien au corps. Vous pouvez même faire un massage basique de vos propres pieds. Tout ce dont vous avez besoin, c'est d'un peu de temps et de calme. Demandez de l'aide à une autre personne si vous pouvez. Allongez-vous sur le dos, fermez les yeux et appréciez le massage.

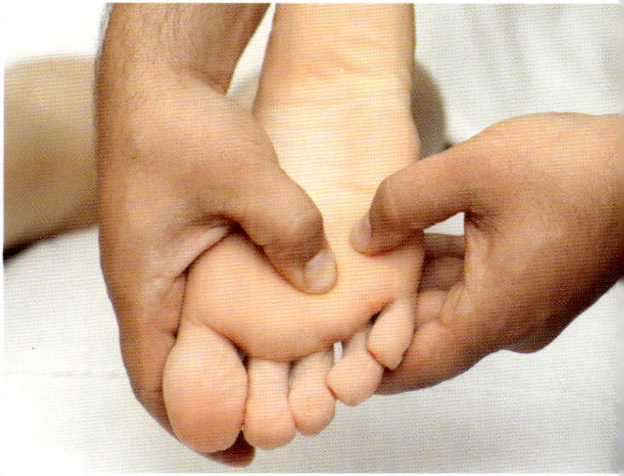

Pour vous préparer au massage, faites-vous un bain de pieds à base de lavande relaxante. Après avoir séché vos pieds, installez-vous confortablement et appréciez le massage. Ce doit être un mélange de pressions douces et de légères frictions à partir du talon jusqu'au bout de chaque orteil. Le massage sera d'autant plus agréable si vous utilisez des huiles parfumées.

Les coussinets en gel

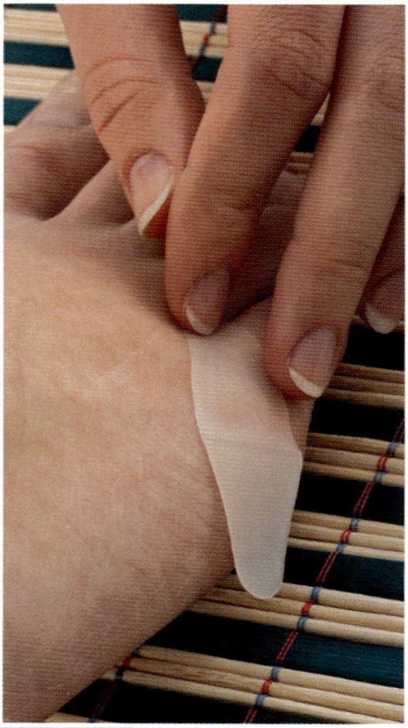

Les coussinets en gel transparents servent à soulager les pieds. Ils adhèrent à la peau et se portent dans la chaussure, aux endroits de pression et de frottement. Ils diminuent la pression et protègent contre la formation des callosités et de la corne. Des coussinets pour les avant-pieds sont également disponibles pour le port de talons hauts. Ils sont très discrets, même dans des sandales.

Les ampoules : la protection de la nature

La peau crée des ampoules aux endroits qui sont constamment sous pression. Elles apparaissent souvent quand nous portons des chaussures neuves ou des chaussures qui frottent sur notre peau.

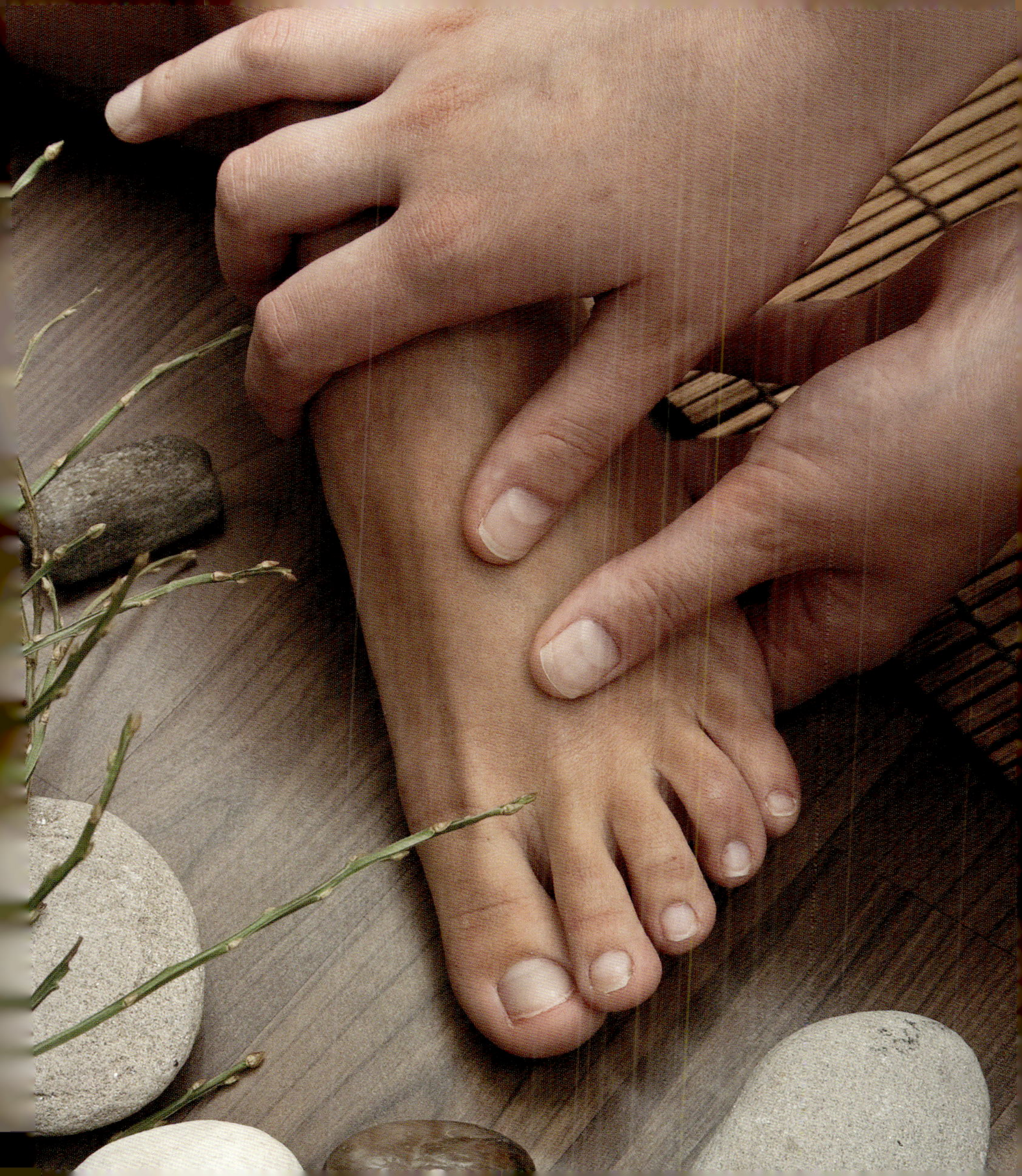

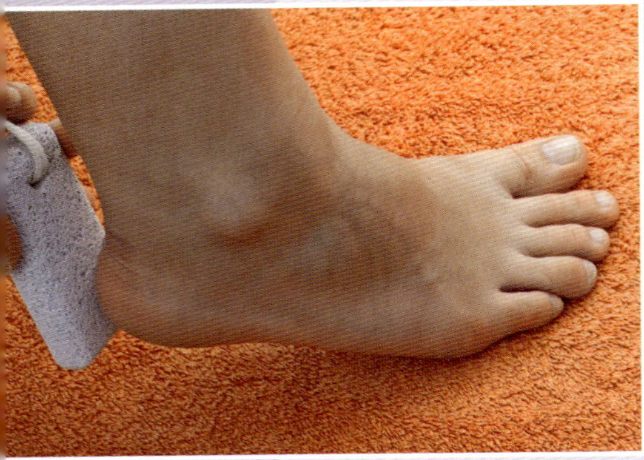

Les ampoules sur les pieds sont généralement douloureuses, mais des patchs spéciaux existent. Ils soulagent en réduisant la pression tout en absorbant l'humidité de l'ampoule. On trouve également des patchs préventifs qui recouvrent la peau d'un léger film. Vous pouvez aussi utiliser ces patchs en prévention.

LES MYCOSES DES ONGLES ET DES PIEDS

Les agents pathogènes des mycoses des ongles, des pieds et de la peau se cachent dans les piscines, les saunas, les tapis d'hôtels, etc. Les personnes dont le système immunitaire est diminué y sont particulièrement sensibles. La mycose pénètre facilement dans le corps par des petites fissures dans la peau ou dans les ongles. C'est pourquoi vous devez toujours bien vous sécher les pieds, porter des sandales dans les endroits humides et mettre des chaussettes ou des bas lorsque vous essayez des chaussures.

Si la peau de vos pieds commence à vous démanger ou si elle devient sèche et pèle, réagissez immédiatement. Un dermatologue déterminera si vous avez une mycose et vous donnera le traitement approprié pour la combattre (crèmes, gels, sprays et vernis à ongles contenants des fongicides).

VERNIR SES ONGLES DE PIEDS

Vos orteils sont très proches les uns des autres, contrairement à vos doigts. Il est donc recommandé d'utiliser des séparateurs d'orteils en mousse. Vous pouvez aussi utiliser de boules de coton, mais prenez garde à ce qu'elles ne touchent pas le vernis. En dehors de cela, les règles sont les mêmes que pour vernir les ongles de vos mains.

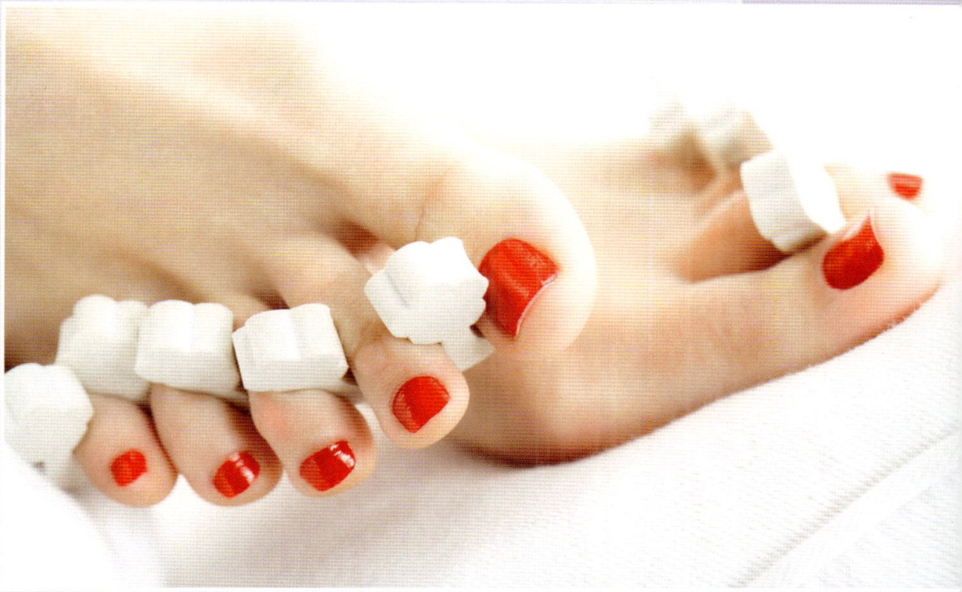

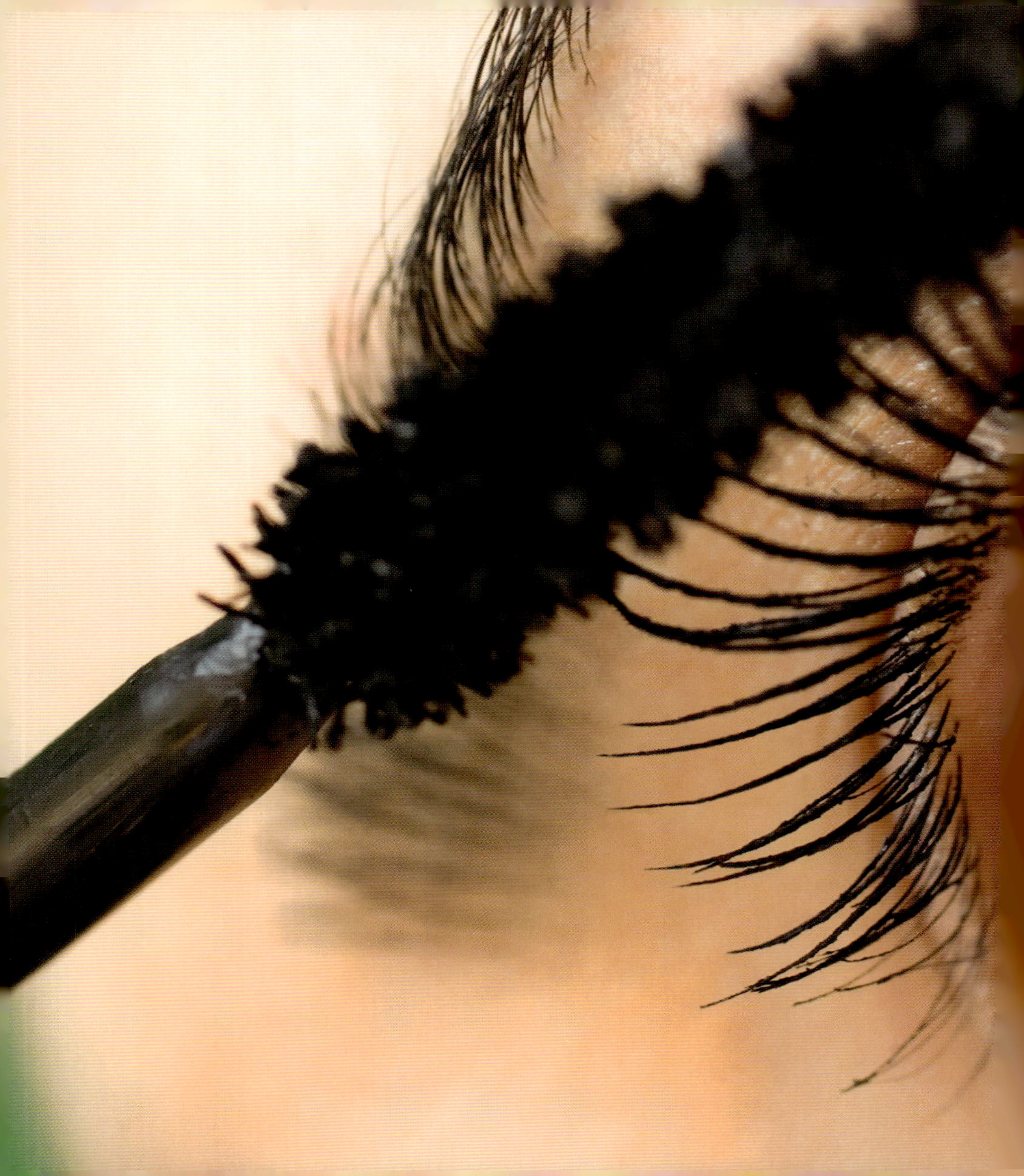

Le maquillage

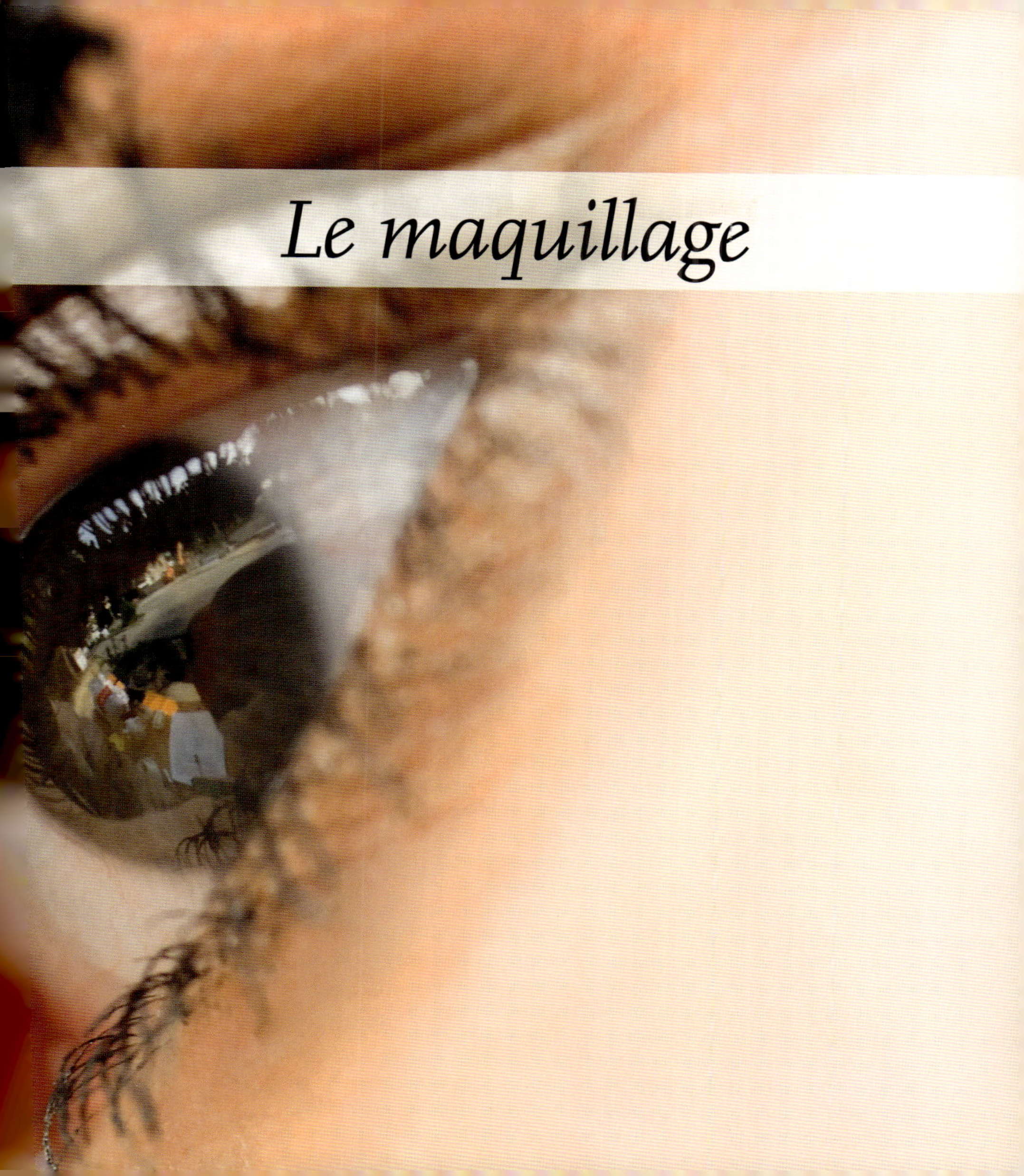

Le maquillage parfait

RESPLENDISSEZ DE BEAUTÉ

Bien que la vraie beauté vienne de l'intérieur, un bon maquillage contribue sans aucun doute à la beauté extérieure. Il peut vous aider à mettre en valeur votre peau, faire briller vos yeux et avantager vos lèvres. Il peut aussi cacher les imperfections de votre peau ou remodeler l'apparence de votre nez.

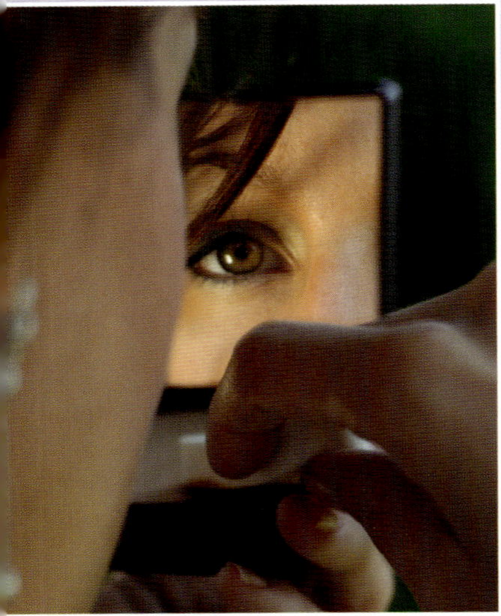

Toutefois, un bon maquillage est un art à lui seul. Un maquillage insuffisant ne remplira pas sa mission, et s'il est trop important, le résultat sera de mauvaise qualité. Le maquillage parfait est celui qui est adapté à votre peau, mais aussi aux circonstances. C'est un équilibre entre la mode et votre touche personnelle. Vous pouvez aussi bien utiliser des couleurs (pas trop prononcées) que des nuances de noir et blanc pour vraiment vous démarquer. Le maquillage peut révéler votre personnalité car le style de chaque personne lui est propre. Un style en particulier ne conviendra pas à toutes les femmes, chacune doit trouver ce qui lui convient le mieux. Ce qui est plus facile à dire qu'à faire.

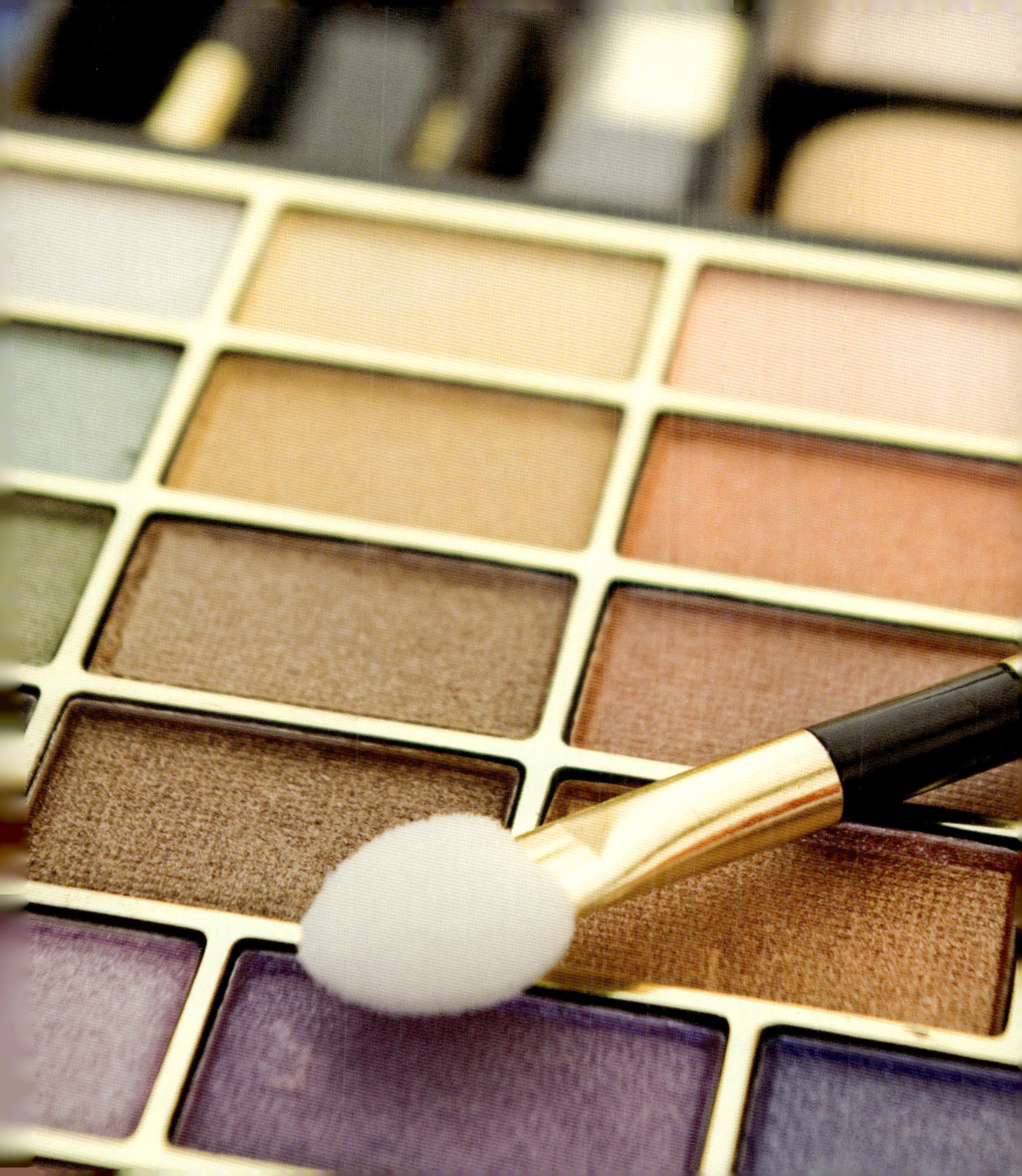

La forme du visage

La forme de votre visage est décisive pour déterminer les zones à mettre en valeur. Il en existe quatre : ovale, triangulaire, carré et rond.

Pour déterminer la forme de votre visage, tirez vos cheveux en arrière pour qu'il soit bien dégagé et regardez-vous dans un miroir. Soyez particulièrement attentive à la largeur de votre front et à son rapport vis-à-vis de la ligne de votre menton. Pour juger de la largeur de votre front, vous pouvez vous aider de la ligne de la racine de vos cheveux. La distance entre vos yeux, ainsi que l'espace entre le coin de vos yeux et la ligne de vos cheveux ont également leur importance.

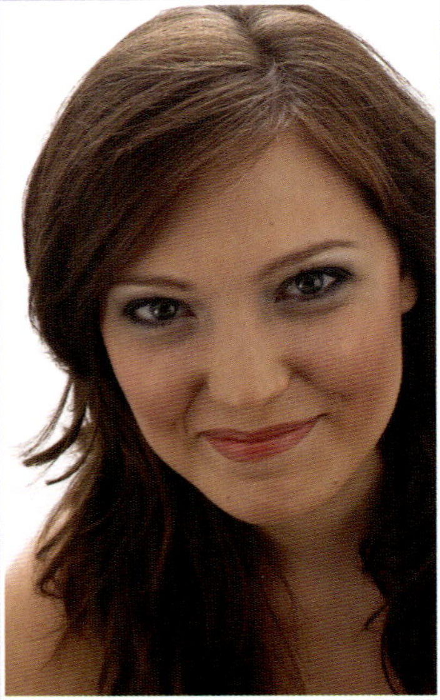

Le visage ovale

Un visage parfaitement ovale possède un front étroit, des pommettes plus larges et un petit menton. Il semble équilibré. La distance entre les yeux n'est ni trop petite, ni trop grande. Le nez semble proportionné et la bouche est généralement bien dessinée. Les visages ovales nécessitent généralement peu de maquillage.

Le visage triangulaire

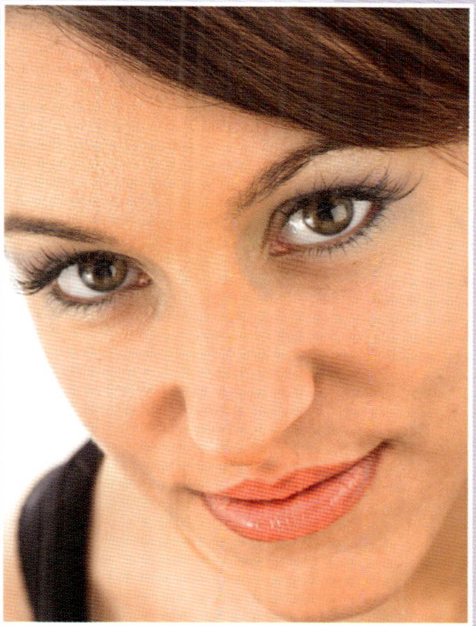

Un visage triangulaire, ou en forme de cœur, se distingue par un front large et petit, et parfois par un menton pointu. Ce genre de visage ressemble à un triangle qui pointe vers le bas.

Il peut paraître déséquilibré à cause du menton pointu. Les pommettes sont la partie la plus large de ce genre de visage et sont assez hautes. Les visages triangulaires présentent souvent des petits yeux et des lèvres fines.

L'utilisation du maquillage est optimale lorsqu'elle rééquilibre et arrondit les visages triangulaires.

Le visage carré

Les visages carrés sont souvent distinctifs. La ligne des cheveux est droite et rejoint le menton, rendant le front et le menton anguleux.

Les visages carrés sont très courants et se caractérisent par de grands yeux et une bouche charnue. Le maquillage peut les mettre en valeur sans être trop voyant. Essayez d'appliquer un blush soutenu sur vos joues. Des yeux

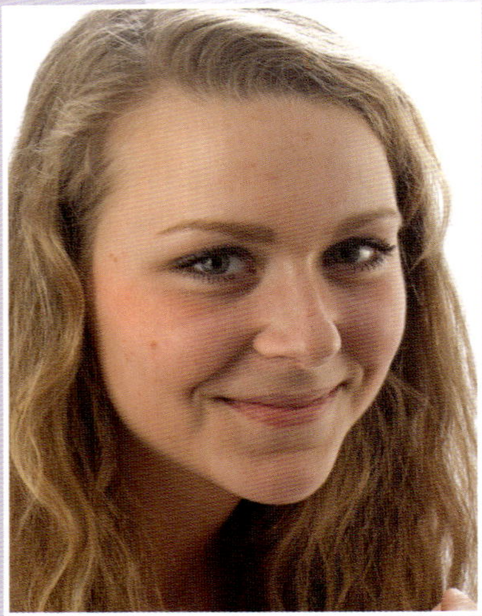

accentués et des lèvres colorées sont généralement jolis sur les visages carrés.

Le visage rond

Les personnes au visage rond ont généralement des joues rebondies, un petit menton et le contour du front arrondi. Les joues sont plus larges que celles des visages carrés ou ovales.

Les possibilités de maquillage sont nombreuses, et les traits occultés par la rondeur du visage peuvent être accentués en utilisant le bon type de maquillage. Il est préférable d'utiliser de l'eye-liner plutôt que de l'ombre à paupières. N'ayez pas peur d'accentuer vos lèvres.

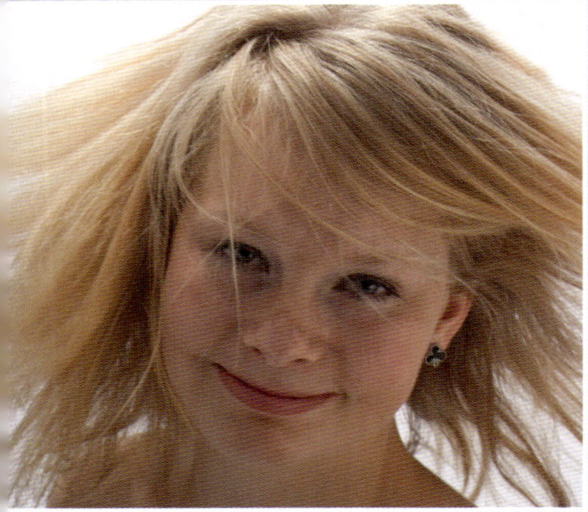

La couleur de la peau

Il n'y a pas que les formes de visages qui diffèrent : chaque visage a sa propre couleur de peau. Il est important d'être consciente de sa couleur de peau afin de choisir le bon fond de teint.

Les peaux jaunes et rosées sont les plus courantes en Europe Centrale. La plupart des femmes ont une peau jaune beige, et seulement 15 % environ ont une peau rosée.

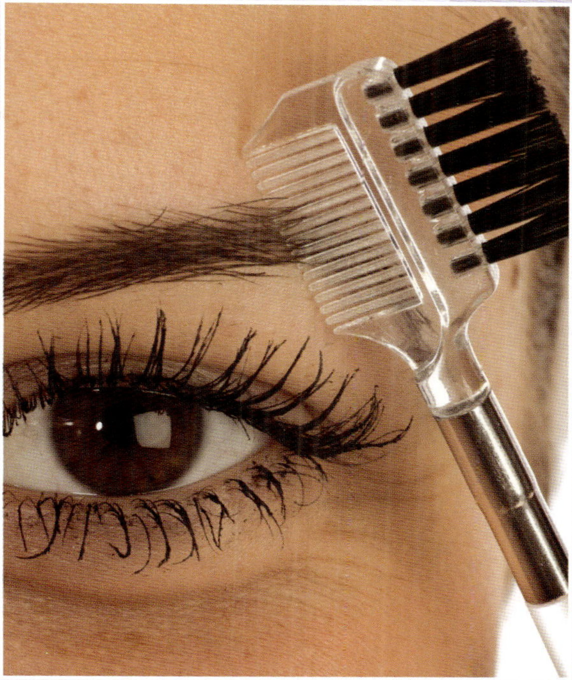

Caractéristiques des peaux jaunes

Cette peau a généralement une teinte jaune, on la décrit donc comme telle. Si elle est radieuse, elle peut présenter un teint ivoire et être sans défauts. Quand elle est foncée, elle peut sembler plus olive ou marron. Il existe des nuances innombrables entre ces deux couleurs.

De nombreux fonds de teint pour les peaux jaunes ont pour noms beige léger, sable ou doré.

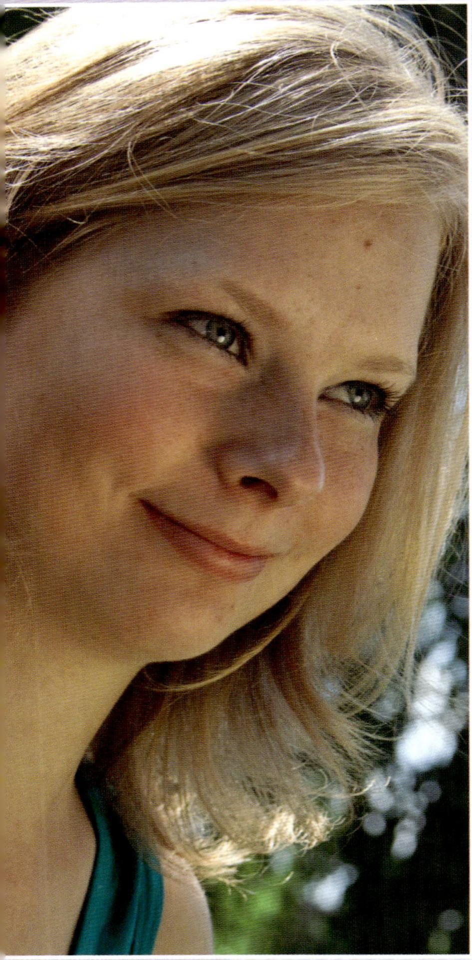

Les caractéristiques des peaux rosées

Bien qu'apparemment résistant, ce type de peau est généralement sensible. Lorsque la peau est en bonne santé, le teint peut être de porcelaine, pâle ou brillant. Les peaux plus foncées ou bronzées ont des reflets cuivrés. Ce type de peau peut présenter des taches de rousseur. Les fonds de teint pour peaux rosées ont des noms comme abricot, cuivré ou beige rosé.

Il existe également des peaux mixtes, mais il est souvent difficile de les classer. Il est très important de connaître votre ton de peau exact afin de pouvoir choisir le bon maquillage.

Il se peut que vous ayez des difficultés à déterminer la couleur de votre teint si votre peau est irritée. C'est aussi le cas pour les teints très pâles présentant des veines bleues. Observez la couleur de votre cou ou de l'intérieur de votre bras pour déterminer la véritable couleur de votre teint.

Les ingrédients du maquillage

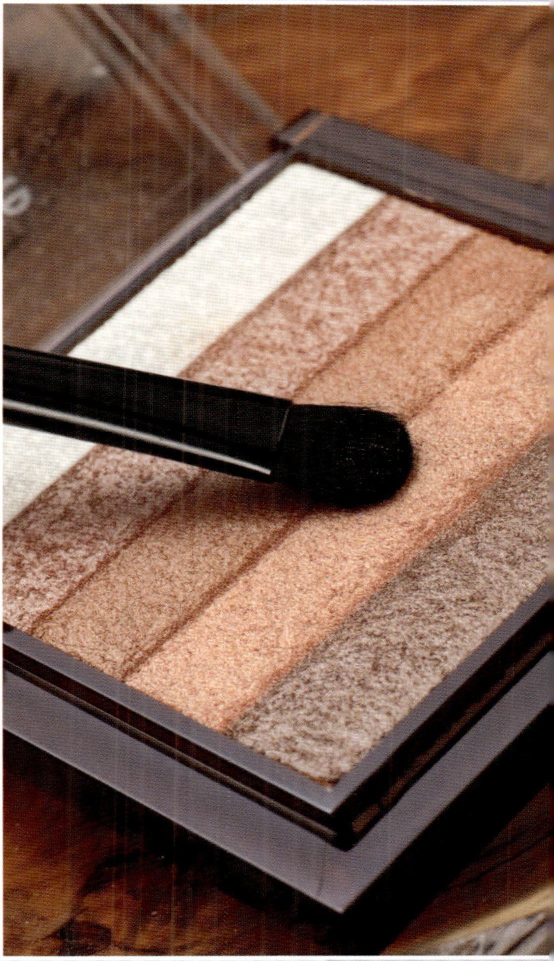

Une once de fond de teint, un pinceau riche en ombre à paupières, et une touche de blush… Pour le maquillage, comme pour la cuisine, il y a une multitude de contenants, d'accessoires et d'ingrédients.

Le maquillage ressemble beaucoup au petit déjeuner : des toasts nature et un café peuvent suffire pendant la semaine, mais le dimanche, vous préférez un somptueux brunch accompagné de toutes les garnitures. Le maquillage quotidien peut inclure un peu de mascara et une touche de rouge à lèvres, mais pour une sortie au théâtre, en club ou pour un dîner, il en faudra un peu plus.

Ce que les femmes considèrent comme approprié et idéal dans le royaume du maquillage est aussi varié qu'il existe de styles de vie et de goûts.

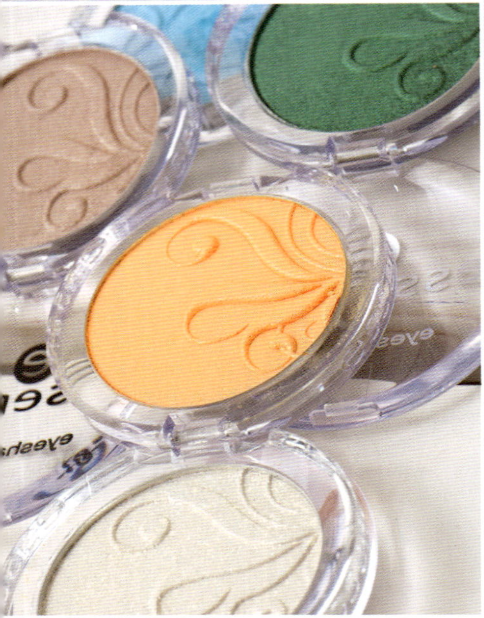

Les produits de l'industrie cosmétique contiennent une multitude d'ingrédients. Vous trouverez les plus importants aussi bien en pharmacie ou au supermarché que dans les boutiques de cosmétiques de luxe ; la seule différence sera le prix. Peu importe les autres produits, seuls quelques basiques sont essentiels à un bon maquillage : un fond de teint à la teinte appropriée, de l'ombre à paupières et du mascara pour les yeux, de la poudre et du blush pour les joues et du rouge à lèvres.

Les produits de maquillage pour votre visage

Le fond de teint

Le terme « maquillage » a deux significations : il peut qualifier le fait de porter des cosmétiques ou faire référence à des produits tels que le fond de teint. Le fond de teint est la base pour une application idéale des cosmétiques.

Il masque les rougeurs et les irrégularités de la peau, tout en l'unifiant. De très nombreux fonds de teint et bases de maquillage sont disponibles : ils doivent simplement être adaptés à la couleur de la peau (la carnation) de chacune et être appliqués en couche fine pour couvrir la peau mais aussi la protéger.

On trouve les fonds de teint dans différentes textures : fluides, compacts ou en sticks. Certains s'adressent plus spécifiquement aux différents types de peaux, grasses ou sèches par exemple. Il est conseillé d'en essayer plusieurs afin de décider lequel vous convient le mieux.

La crème de jour teintée est un mélange de crème hydratante et de maquillage. Le fond de teint liquide est hautement pigmenté et couvre bien la peau. Le fond de teint compact est pratique à transporter et contient généralement de la poudre pressée et une éponge pour les retouches.

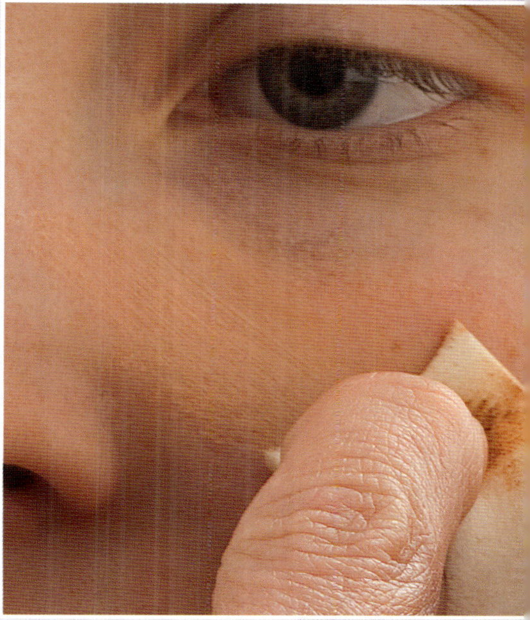

Trouver la bonne teinte

Il est essentiel d'avoir à l'esprit votre carnation naturelle lorsque vous choisissez un fond de teint. Si le ton de votre peau tend vers le jaune, le fond de teint doit avoir une couleur de base identique. Il en va de même pour les teints rosés ou les teints méditerranéens plus foncés. Le résultat sera beau et naturel si votre peau et votre maquillage sont en harmonie.

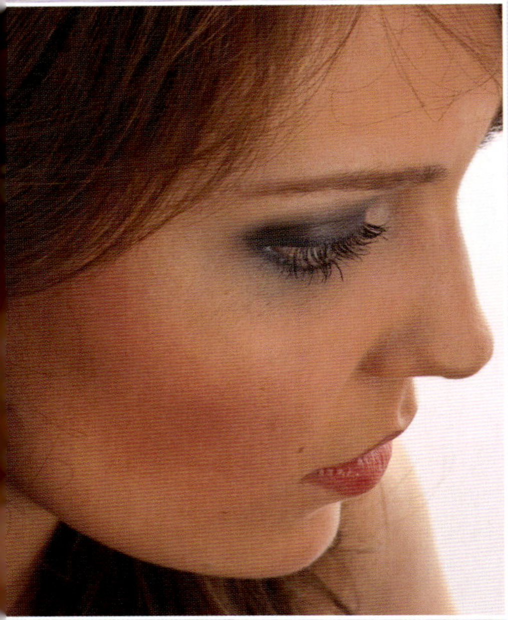

Le maquillage doit également être choisi en fonction de la période de l'année. Votre peau est plus bronzée après des vacances et plus pâle l'hiver ? Choisir la bonne teinte est la seule façon de garantir un aspect naturel à votre peau tout au long de l'année. Il est conseillé de choisir un ton un peu plus clair que celui de votre cou, et on ne doit jamais voir de démarcations.

Assurez-vous de choisir votre teinte à la lumière naturelle du jour, les lumières artificielles pouvant donner une fausse idée de la couleur réelle du produit. Testez la couleur sur le dos de votre main : c'est la zone idéale pour vérifier si le fond de teint est adapté à votre carnation.

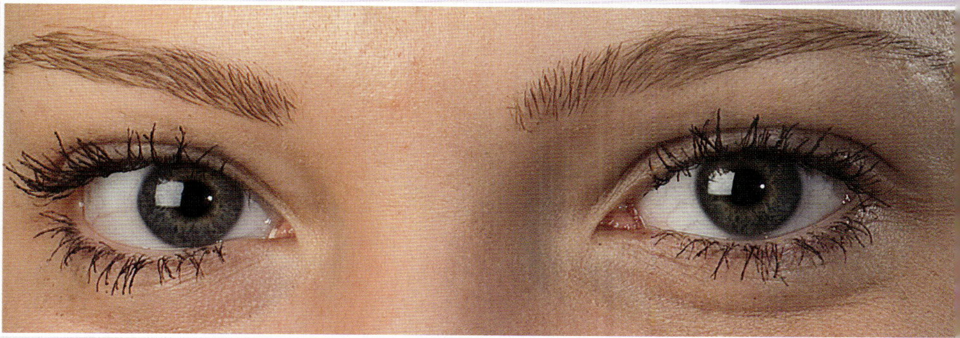

Les correcteurs et enlumineurs de teint

L'enlumineur, également appelé correcteur, permet d'obtenir différents effets. Il peut masquer certaines imperfections spécifiques, comme les taches de pigmentation, les ombres et les cernes sous les yeux.

Utiliser du maquillage implique des règles similaires à celles qu'utilisent les peintres avec leurs couleurs sur une toile. Les couleurs claires semblent plus proches alors que les couleurs sombres semblent être en arrière-plan. Ainsi vous pouvez éclaircir les zones sombres pour les faire paraître plus proches.

Le correcteur est habituellement appliqué sous l'œil, là où les zones d'ombre ont tendance à apparaître. Les yeux enfoncés sembleront plus grands et les yeux fatigués plus vifs.

Ce genre d'éclaircissement flatte en réalité tous les types de visages. Par exemple, vous pouvez accentuer votre nez ou votre menton avec des touches de lumière. Le correcteur permet également de masquer les rides fines et aide à dessiner les traits.

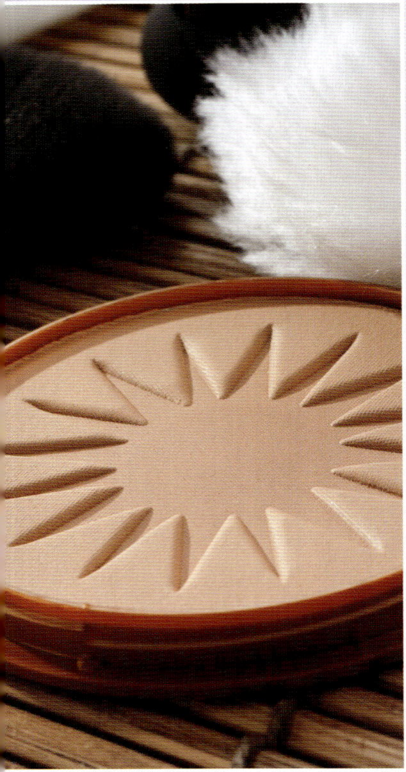

Toute une variété de correcteurs est disponible sur le marché. Les bases unifiantes et les anticernes se trouvent en petits flacons et les correcteurs, sous forme de sticks. Certains produits sont crémeux et s'appliquent à l'aide d'un pinceau ou d'un applicateur. Les sticks sont, quant à eux, plus fermes et peuvent s'appliquer directement sur la peau.

Les correcteurs liquides appliqués à l'aide d'un pinceau couvrent les imperfections de façon naturelle car ils contiennent des agents traitants. Un correcteur solide est le meilleur choix pour les rides profondes des peaux sèches. Un correcteur dans les tons chair ou un fluide vert pâle appliqués sous le fond de teint sont plus adaptés aux peaux souffrant de rougeurs. Il est conseillé d'utiliser un correcteur un ou deux tons plus clair que le fond de teint, et surtout de vérifier que ces derniers soient assortis.

Les correcteurs sont idéals pour couvrir les zones sombres de la peau car ils contiennent beaucoup de pigments. Choisissez-en un adapté à votre peau.

La poudre

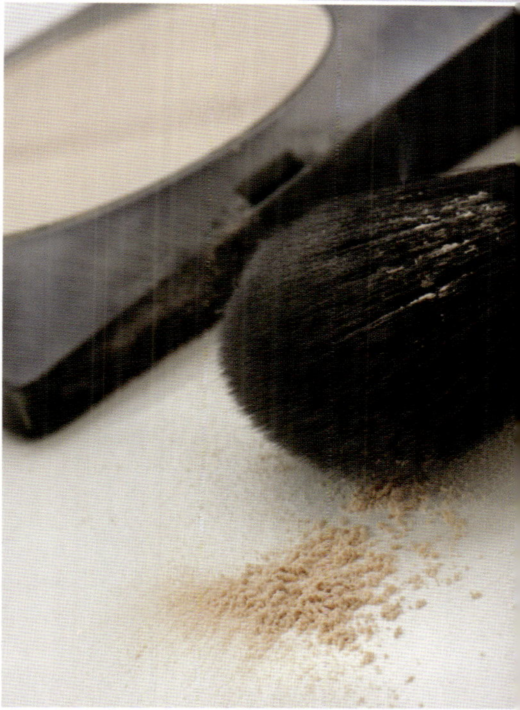

Appliquez de la poudre sur votre fond de teint pour la touche finale. La poudre aide à fixer le fond de teint et offre également un fini mat. La poudre se trouve sous de nombreuses formes : libre, compacte, et même sous formes de perles.

Une poudre transparente et mate est plus recommandée, mais transparente ne signifie pas incolore. Même la poudre doit parfaitement correspondre au teint de votre peau. Vous pouvez déterminer si la poudre vous convient en l'appliquant sur votre main.

D'une manière générale, le beige clair convient à toutes les peaux. Les poudres jaunes sont particulièrement avantageuses sous une lumière tamisée car elles adoucissent les contours du visage. Les poudres couleur bronze ou irisées sont plus adaptées aux peaux lisses et aux pores fins, mais peuvent accentuer les rides.

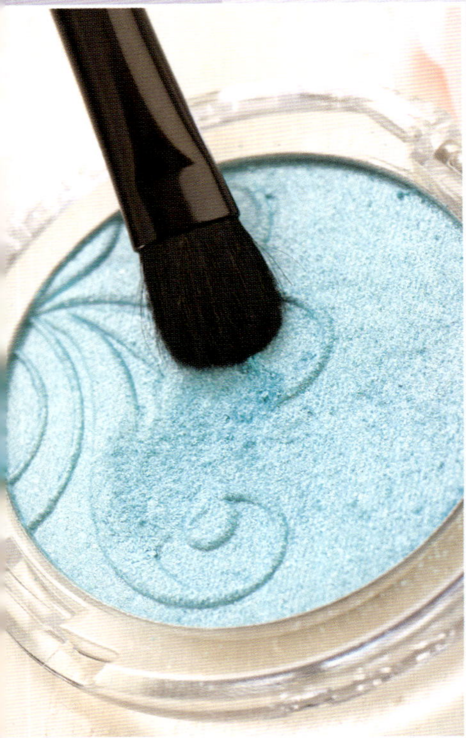

LES OMBRES À PAUPIÈRES

Le style du maquillage de vos yeux dépend essentiellement des tons que vous choisissez et de son application. Les tendances influent énormément sur notre façon de porter le maquillage. Par exemple, l'eye-liner noir soutenu était très à la mode dans les années soixante, alors que le style *nude* et les yeux charbonneux sont aujourd'hui tendance.

Si vous voulez être à la mode, adaptez la couleur du maquillage de vos yeux et la façon de le porter à la saison. Rappelez-vous simplement que les couleurs qui sont à la mode peuvent ne pas vous convenir. C'est particulièrement important lorsque vous choisissez votre fond de teint et le maquillage pour vos yeux.

Les ombres à paupières existent dans une gamme de couleurs infinie et dans une grande variété de textures. On les trouve sous forme liquide, de crème, de poudre et en sticks. Les ombres à paupières s'achètent dans une couleur unique ou en sets pouvant être composés de deux teintes complémentaires ou encore en palettes de couleurs assorties. Une ombre à paupières de qualité tiendra jusqu'à douze heures sur votre peau si elle est bien appliquée.

Pour une tenue parfaite, appliquez une base sur la paupière. Cette recommandation vaut particulièrement si vous utilisez un fard en poudre. Les paupières doivent être parfaitement matifiées. Appliquez deux fines couches d'ombre à paupières avec un applicateur, un pinceau ou avec les doigts. Les professionnels recommandent de se servir de l'annulaire, ce dernier exerçant moins de pression que l'index et étant plus étroit que le majeur. L'ombre à paupières sous forme de mousse liquide doit être appliquée à l'aide de l'éponge ou du pinceau fourni. La poudre est plus facile à appliquer avec un pinceau à poils courts et durs, légèrement arrondi, qui est généralement fourni avec le fard.

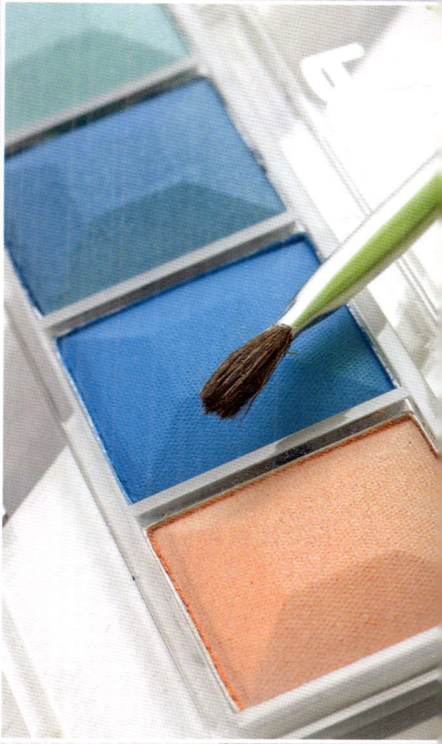

Une touche de couleur sur les paupières est suffisante pendant la journée. Une crème à paupières gris-brun peut être utilisée à tout moment. Elle doit être appliquée au pinceau sur le dessus de la paupière et estompée avec le doigt au-delà des petites rides de la paupière.

LE KHÔL ET L'EYE-LINER

Le khôl et l'eye-liner servent à souligner le contour des yeux : quelques touches suffisent pour mettre les yeux en valeur. Un eye-liner sombre est parfait lorsque vous sortez, et pour la journée, les khôls colorés peuvent remplacer l'ombre à paupières.

L'eye-liner liquide intensifie votre regard, et doit être appliqué à l'aide d'un pinceau fin, en suivant la racine des cils. Son tracé est difficile à modifier une fois appliqué.

Les khôls souples en crayon sont plus faciles à appliquer sous l'œil : en cas d'erreur, il est plus facile d'en rectifier le tracé.

L'applicateur d'un bon eye-liner n'est ni trop dur ni trop souple et s'utilise facilement. Testez-le sur votre main avant de l'acheter. L'applicateur de certains eye-liners est

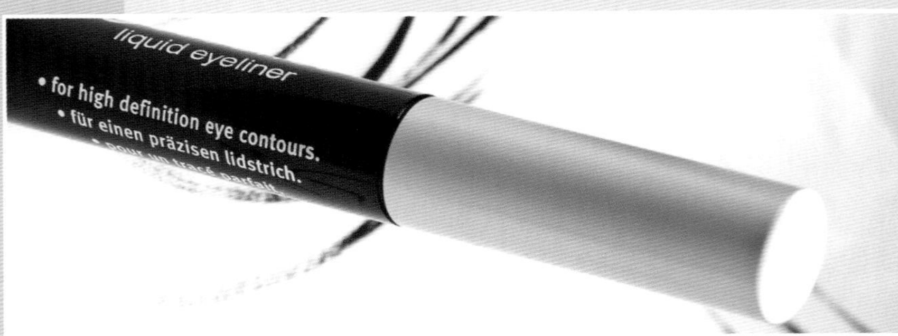

rétractable, d'autres doivent être taillés. Pour ce faire, il est conseillé d'utiliser un taille-crayon conçu pour les cosmétiques, car ils évitent la formation d'éclats qui risqueraient d'abîmer vos yeux.

Les produits de bonne qualité permettent de tracer une ligne régulière, mais cela demande un peu de pratique. Un tracé irrégulier ou qui ne suit pas exactement la ligne des cils sera disgracieux. Un eye-liner sombre offre un contraste très soutenu entre les yeux et le reste du visage, surtout pour les yeux clairs.

Durcir la pointe de l'eye-liner

Si la pointe de votre eye-liner est trop souple, placez-le au réfrigérateur pendant une heure. Si jamais elle est trop dure, réchauffez-la un peu avec votre souffle pour l'assouplir et l'utiliser plus facilement.

Le mascara

Des cils assombris viennent parfaire le processus de mise en valeur de vos yeux par le maquillage. Des cils denses et longs, parfaitement recourbés, avantagent vos yeux de façon spectaculaire.

Le mascara doit avoir la consistance adéquate pour être efficace. Il ne doit être ni trop épais ni trop fluide, ne doit ni couler ni faire de paquets, il doit avoir une tenue longue durée, et enfin, être facile à démaquiller. Peu de produits correspondent à tous ces critères. Vous devez trouver celui qui répond le plus à vos besoins.

Les femmes dont la peau est sensible devraient être particulièrement vigilantes lors du choix de leur mascara car il peut causer des irritations. Vous pouvez le tester en en appliquant une petite quantité sur l'intérieur de votre avant-bras et en observant les éventuelles réactions sur 48 heures. Il existe des mascaras contenant du panthénol, de la cire d'abeille ou de l'aloe vera pour les cils fragiles.

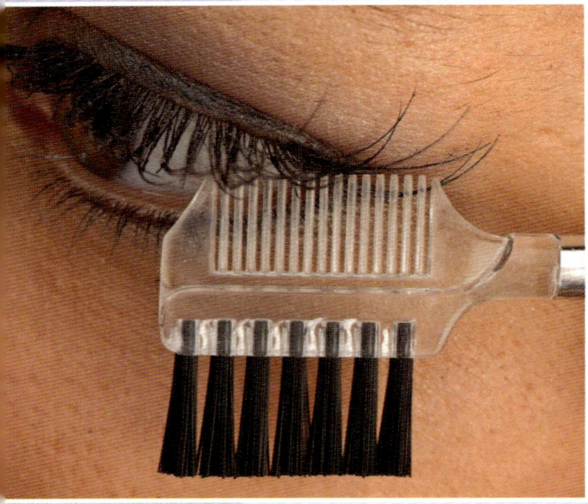

On trouve également des mascaras waterproof, idéals pour les femmes qui pratiquent la natation ou font du sport, pour celles qui fréquentent les clubs ou celles qui transpirent facile-

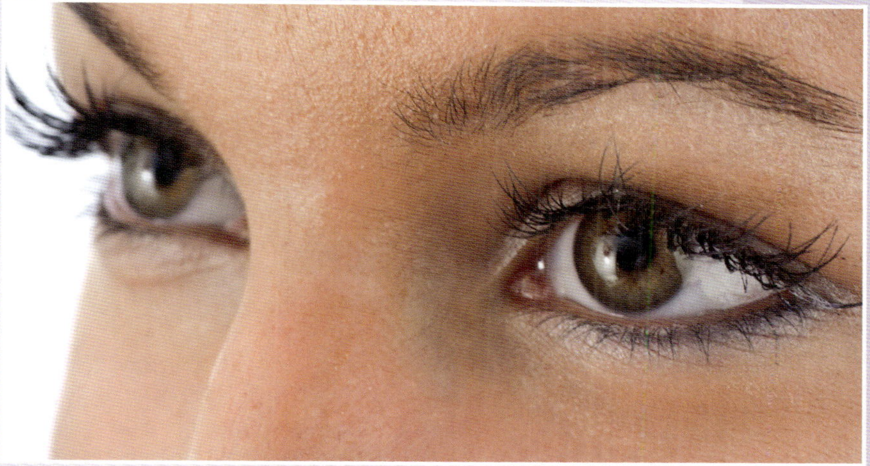

ment. Ils sont parfaits pour les vacances, lorsque vous voulez avoir l'air maquillé sans devoir y passer trop de temps. Cependant, il est primordial d'utiliser un démaquillant adapté.

On trouve désormais le mascara dans de nombreux coloris, des tons discrets aux plus voyants, comme le noir, le gris, le brun ou le bleu marine. Ces couleurs sont parfaites au quotidien et se choisissent généralement en fonction de la couleur des yeux et des cheveux. Une fois encore : le noir fait plus sévère que les couleurs plus douces.

Des couleurs à la mode, comme le turquoise, le bleu clair et même le doré ou le rose, peuvent apporter de l'éclat au maquillage pour une sortie ou une soirée. Mais ne forcez pas sur l'ombre à paupières, parfois le moins vaut le plus.

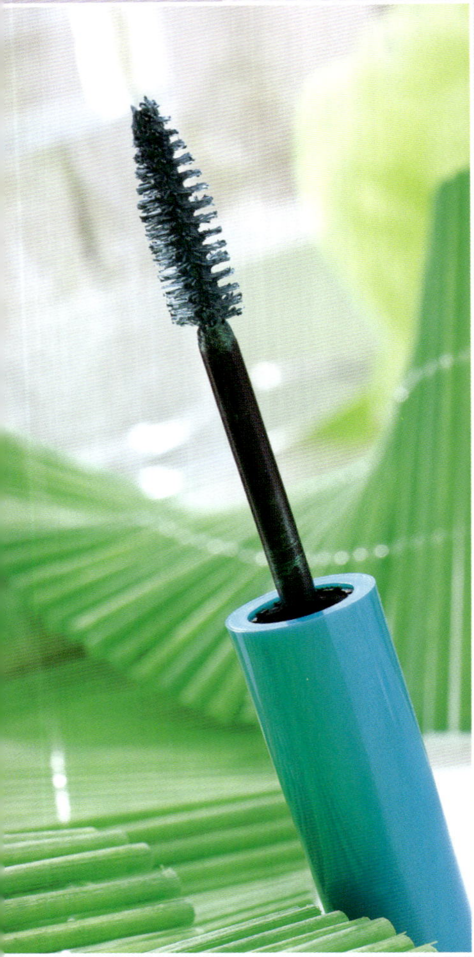

Il est conseillé d'utiliser une brosse à cils. Appliquez ensuite deux couches de mascara, puis utilisez un recourbe-cils après l'application de la première couche. Pour un effet plus naturel, n'appliquez de mascara que sur la partie supérieure des cils. La taille de la brosse doit être choisie en fonction de la longueur de vos cils : une brosse à poils courts convient mieux aux cils les plus courts, et inversement.

Certains produits comprennent une couche de base à appliquer avant la couleur pour donner plus de volume. Les fibres nylon et de rayonne permettent d'allonger vos cils.

Il est également possible d'opter pour les faux-cils, qui sont collés aux cils naturels. Ces extensions existent dans de nombreuses couleurs et même décorées de strass pour les occasions spéciales. Les extensions de cils peuvent être posées en salon mais vous pouvez aussi choisir de les appliquer chez vous. Vous devez utiliser une colle spéciale pour les fixer à vos paupières pour un effet extraordinaire. Cela demande un peu d'entraînement, et vous aurez besoin d'une pince à épiler. Appliquez votre mascara comme à l'accoutumée.

Stimuler la croissance des cils

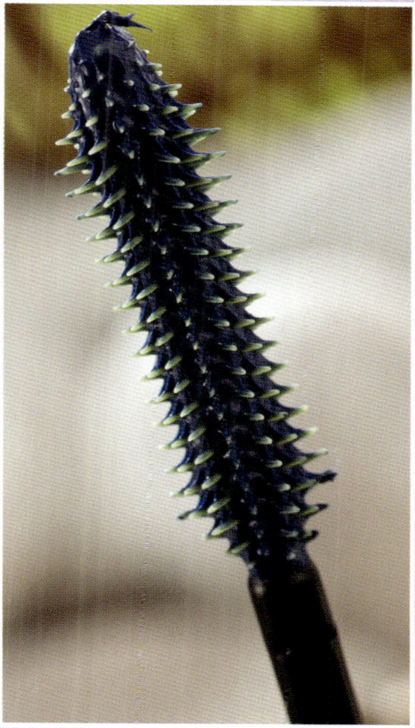

La longueur de vos cils est principalement génétique. Comme tous les poils de votre corps, ils ont un cycle de croissance spécifique qui leur permet de pousser régulièrement. Bien que vous n'en soyez pas consciente, tous les poils de votre corps se régénèrent au bout de quelques années. Les mythes suggérant que couper la pointe des cils stimulerait leur croissance ne sont pas fondés. En cas de perte de cils importante, il faudra probablement jusqu'à quatre semaines pour qu'ils repoussent. Ces dernières années, des produits stimulants la croissance des cils ont été introduits sur le marché. Bien que leur efficacité n'ait jamais été scientifiquement prouvée, de nombreuses consommatrices prétendent qu'ils renforcent effectivement les cils.

Les cils colorés

Si vous n'avez pas le temps d'appliquer du mascara tous les jours, vous pouvez vous faire teindre les cils par un professionnel. Mais même s'ils seront plus foncés plus longtemps, ils n'auront pas l'effet volumineux et recourbé qu'offre le mascara. Les cils teints sont une bonne alternative pour celles qui portent des lunettes, surtout celles qui ont des cils si longs qu'ils touchent les verres. Comptez environ quinze minutes pour la teinture. La couleur dure environ un mois.

Sculpter vos sourcils

Les sourcils offrent un cadre naturel aux yeux. Leur forme et leur courbe ont un rôle important. Des sourcils qui se rejoignent en leur milieu rendent le regard triste et l'alourdissent lorsqu'ils sont trop épais. Le point de départ idéal des sourcils se trouve directement au-dessus du coin de l'œil. Le sourcil doit se finir un peu plus loin que le coin externe de l'œil. Si vos sourcils ne poussent pas jusque-là, vous pouvez les allonger avec un crayon à sourcils.

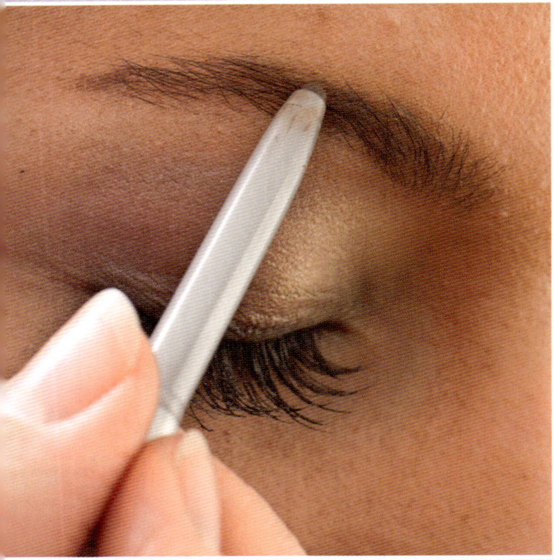

Les sourcils trop étroits peuvent être étoffés avec un crayon brun. S'ils sont trop épais, vous pouvez les alléger en épilant environ un poil sur trois. Quoi qu'il en soit, la couleur naturelle du sourcil doit être préservée.

La ligne inférieure du sourcil doit être épilée et nette. Ne touchez pas à leur partie supérieure, une brosse suffit pour les ordonner.

Les sourcils épais doivent être colorés avec un crayon dur, ceux plus fins avec une poudre. Vous pouvez utiliser aussi bien des poudres spécifiques que de l'ombre à paupières dans des tons bruns. Il existe également des crayons, similaires à de l'eye-liner, rétractables ou à tailler.

Utilisez une brosse ou un peigne à sourcils pour ordonner tous les poils dans le même sens.

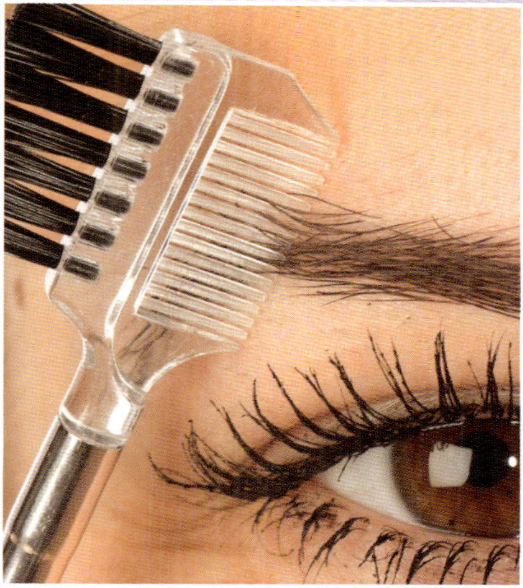

Le maquillage permanent

De nombreuses femmes sont attirées par le maquillage permanent car il leur évite d'avoir à se maquiller tous les jours pour avoir de jolis sourcils ou cils, ou une belle bouche. Les cils et les sourcils sont densifiés, le trait d'eye-liner et le contour des lèvres sont dessinés. Cela s'apparente à un tatouage dans la mesure où des pigments sont introduits dans la peau à travers une série de petits trous. Contrairement au tatouage, le pigment se limite à la partie supérieure de la peau. S'il n'est pas réalisé de façon professionnelle, des dommages irréparables peuvent s'ensuivre. Le maquillage permanent doit être réalisé uniquement par un professionnel qualifié et doit être précédé d'une séance informative préalable et gratuite.

LE BLUSH

Le blush rend le visage expressif et frais. Il en existe de nombreuses sortes sur le marché : en crème, appliquez-le avec les doigts ou une éponge, en poudre, utilisez une houppette ou un pinceau. Afin de faciliter l'application, les pinceaux à blush ont une forme particulière. De manière générale, mieux vaut avoir la main légère. Les joues doivent sembler fraîches et non peintes.

LE ROUGE À LÈVRES ET LE GLOSS

Le rouge à lèvres protège et ajoute de la couleur au visage. Très peu de produits existent en autant de variétés. Une quantité incroyable de couleurs existe variant selon les saisons. Elles diffèrent par leur intensité et par leur durée de tenue sur les lèvres.

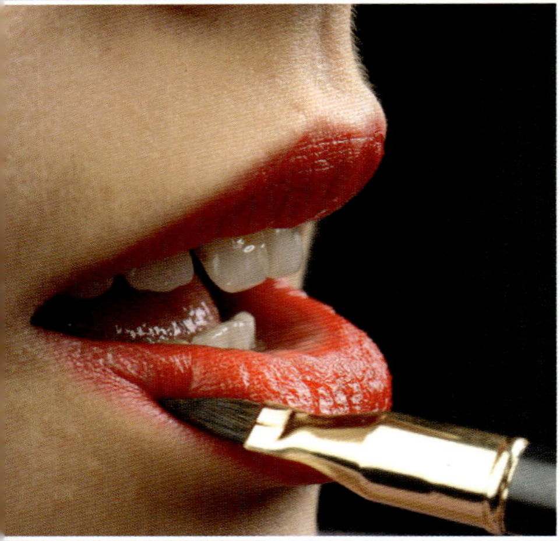

Un bon rouge à lèvres doit être facile à appliquer, couvrir de façon uniforme et ne doit pas filer. La couleur doit être aussi durable que possible et nourrir les lèvres.

Trouver un rouge à lèvres regroupant toutes ces caractéristiques n'est pas chose facile, car plus la formule est nourrissante, plus elle contient d'huile, et moins elle adhère aux lèvres. En général, plus la tenue du rouge à lèvres est longue durée, moins il contient d'ingrédients nourrissants.

Il faut se méfier des appellations telles que « kiss-proof » ou « extra longue durée ». Le temps est relatif. Aucun rouge à lèvres ne résiste aux repas, aux boissons, aux discussions, ou aux baisers de la vie quotidienne, pendant plus de six heures.

Si vous voulez des lèvres brillantes et irrésistibles, utilisez un gloss qui en plus leur offrira de l'hydratation. Le gloss rend les lèvres brillantes mais la couleur joue un rôle moins important. Comme il ne file pas dans les rides des lèvres, il augmente l'impression de volume. Enfin, dernier point mais non des moindres, le gloss est très facile à retoucher.

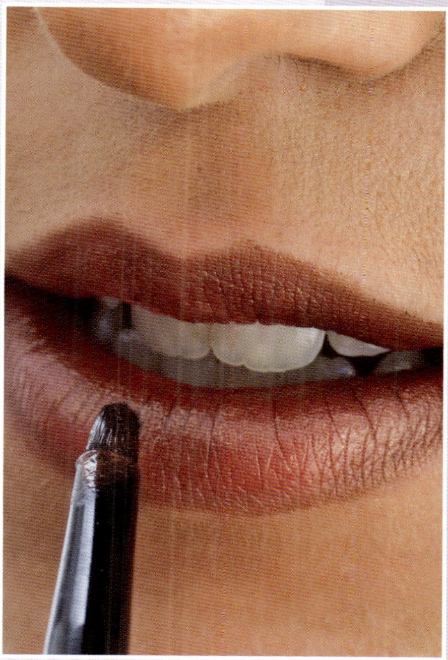

Équilibrer les contours

Si vous voulez égaliser les contours de vos lèvres, commencez par appliquer du crayon le long du bord de vos lèvres dans un brun rosé clair (bois de rose) et utilisez votre doigt pour estomper la couleur vers l'intérieur.

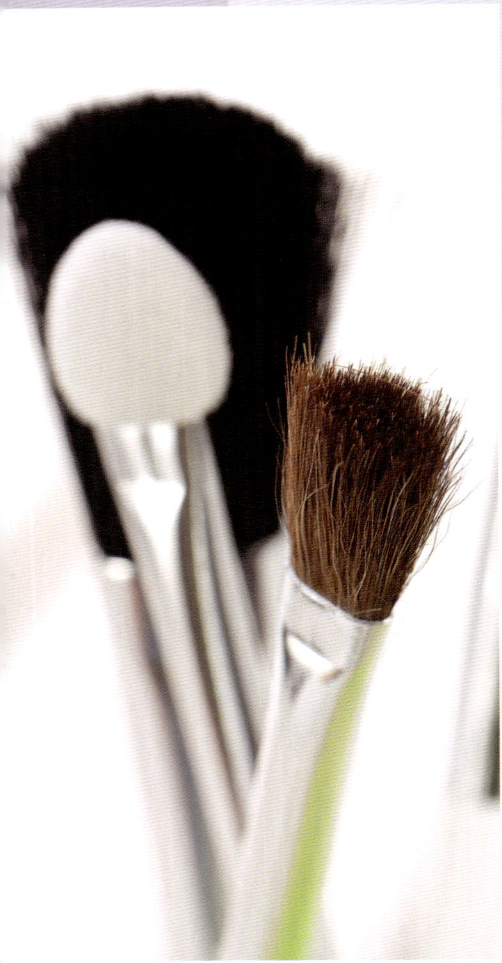

Les pinceaux

Ombre à paupières, gloss, fond de teint, chaque embellisseur doit être appliqué correctement. Il existe de très nombreuses sortes de pinceaux, vous offrant ainsi les outils idéals pour perfectionner votre technique de maquillage.

LES PINCEAUX À BLUSH sont arrondis et larges pour couvrir la joue tout entière.

LES PINCEAUX À POUDRE sont comme les pinceaux à blush. Ils sont fabriqués en poils naturels et doux, et sont généralement fuselés pour une utilisation précise.

LES PINCEAUX POUR L'OMBRE À PAUPIÈRES sont en poils naturels. Des pinceaux synthétiques existent également pour l'application des textures crémeuses. Selon que vous souhaitiez un résultat plus ou moins discret, utilisez un pinceau plat et droit ou un pinceau rond et légèrement pointu.

LES PINCEAUX POUR LE FOND DE TEINT ET LE CORRECTEUR sont en poils synthétiques et ont une forme plate et ronde. Les poils plus épais sont mieux adaptés aux textures crémeuses.

LES PINCEAUX À SOURCILS sont plats et ont des poils courts et biseautés. La poudre s'applique mieux avec des pinceaux fabriqués avec un mélange de poils synthétiques et naturels.

LES PINCEAUX À EYE-LINER peuvent avoir des poils plats et biseautés ou extrêmement fins et arrondis. Ils sont pointus pour plus de précision.

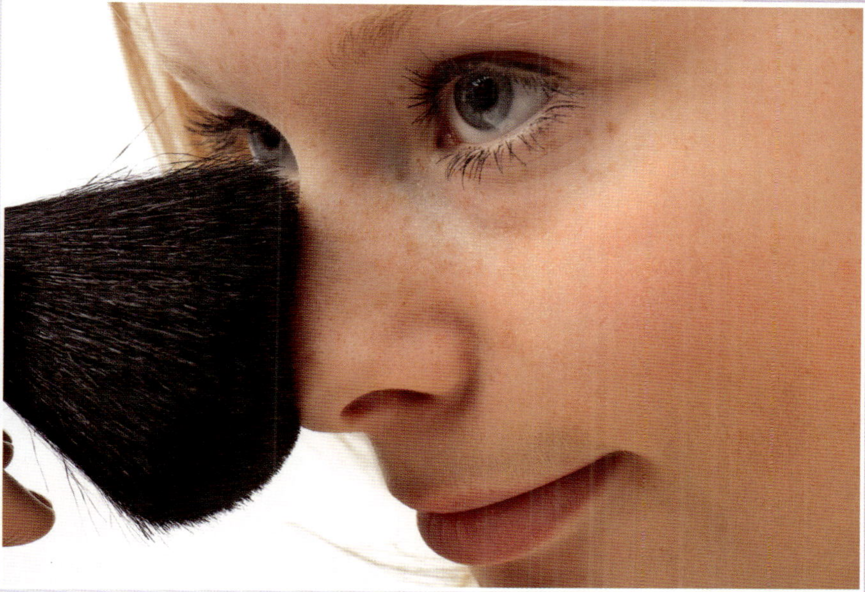

Les étapes du maquillage

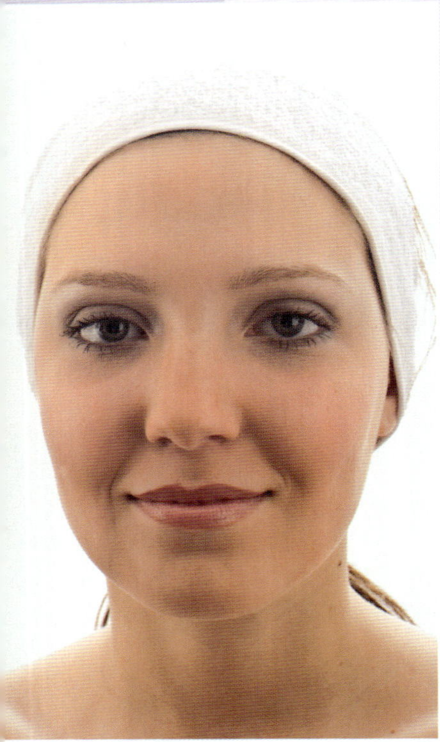

LE MAQUILLAGE DE JOUR ET DE SOIRÉE

Le maquillage a deux faces : le jour et la nuit. Comme les techniques sont les mêmes dans les deux cas, les étapes sont donc sensiblement identiques. La différence est l'intensité du maquillage ainsi que le choix de la couleur. Le maquillage de la journée est généralement discret, alors qu'il est plus soutenu pour le soir.

Nettoyez consciencieusement votre visage avant de commencer à vous maquiller. Une crème de jour doit être appliquée par massage pour que la couleur de votre peau soit aussi naturelle que possible. Si vous mettez une crème pour les yeux, c'est le moment. N'appliquez votre fond de teint qu'une fois les crèmes parfaitement absorbées par votre peau.

Gardez ceci à l'esprit : plus le maquillage est léger, plus vous paraissez naturelle.

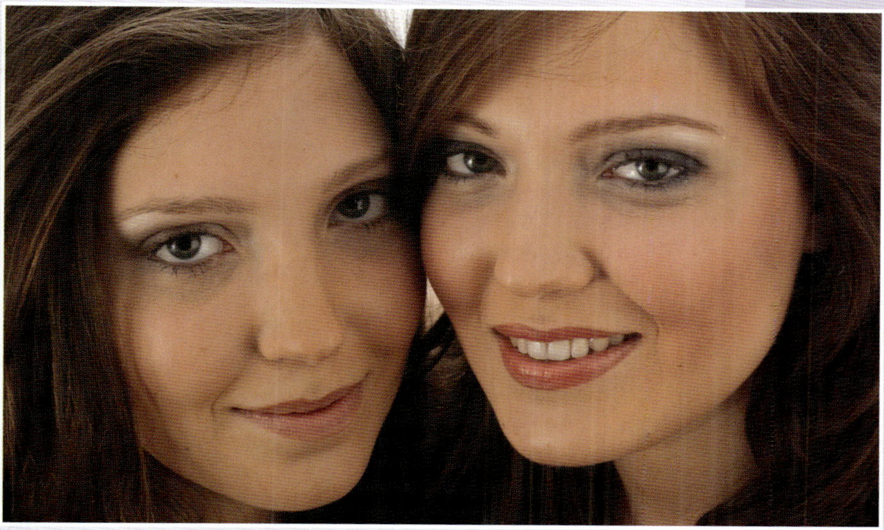

Peu importe le fond de teint que vous utilisez, en mettre une couche trop épaisse peut donner l'impression que vous portez un masque et vous donner une apparence artificielle. Le maquillage de jour doit être appliqué aussi légèrement que nécessaire.

En revanche, les soirées sont l'occasion d'en utiliser plus. Si vous devez vous trouver près de lumières artificielles, tamisées ou de bougies, tenez-en compte pour l'application de votre maquillage. Ce genre de lumières peut atténuer votre maquillage, vous pouvez donc en utiliser davantage.

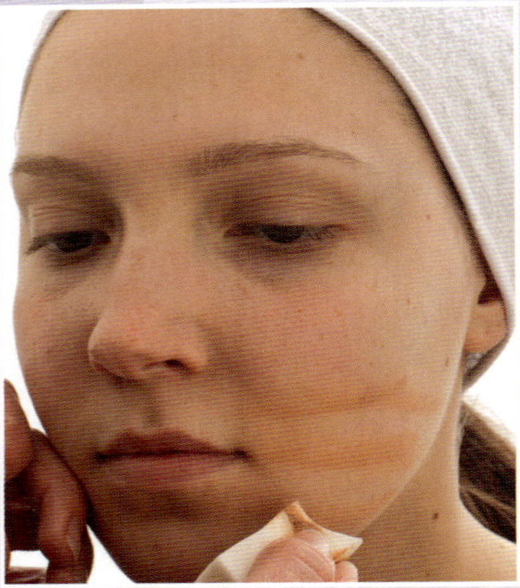

Le fond de teint

Le fond de teint doit être aussi proche que possible du ton naturel de votre peau. Les professionnels étalent trois ou quatre teintes différentes côte à côte sur le visage et les comparent ensuite au ton naturel de votre peau pour choisir la couleur optimale.

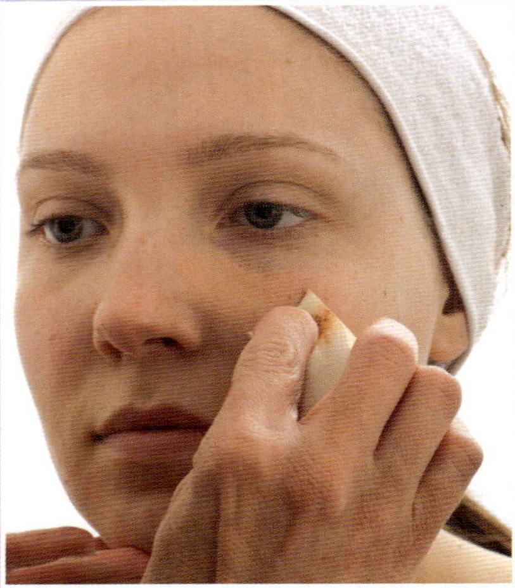

Une fois que vous avez le fond de teint parfait, nettoyez votre visage minutieusement avec une crème ou un gel nettoyant.

Le fond de teint s'applique sur une peau propre et sert de base pour le reste du maquillage. Utilisez une éponge ou un pinceau spécifique pour appliquer le fond de teint de façon homogène, toujours du centre du visage vers l'extérieur. Vous pouvez également le faire avec vos doigts propres, mais les professionnels le déconseillent.

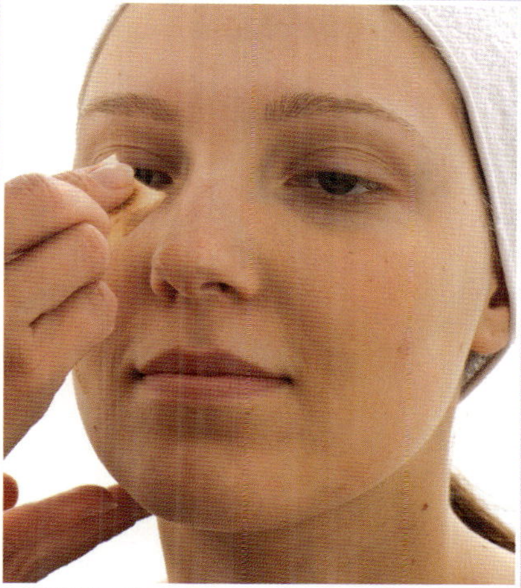

Les pinceaux à fond de teint sont spéciaux, larges, avec des poils de différentes longueurs, plus épais que ceux des autres pinceaux. Astuce : un fond de teint appliqué à l'éponge ou au pinceau tient généralement plus longtemps que lorsqu'il est étalé avec les mains.

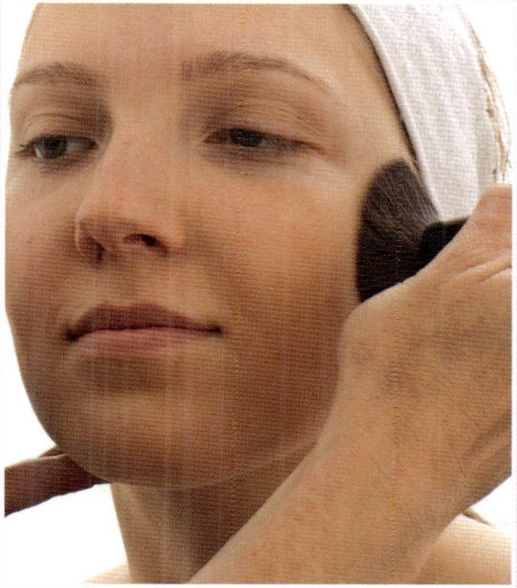

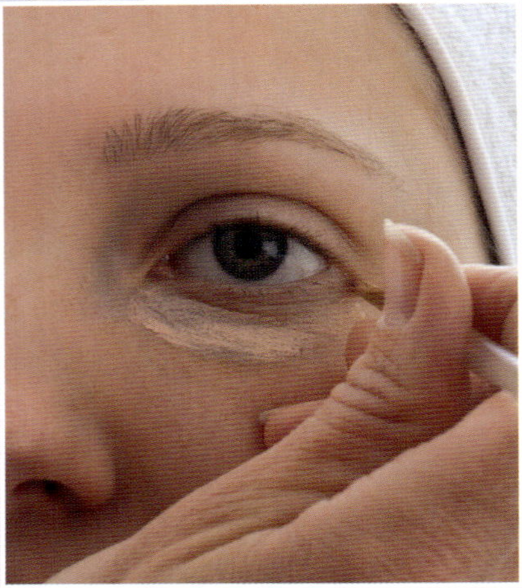

Minimiser les cernes

Il est important d'utiliser un anti-cernes : il doit être un ou deux tons en dessous de celui du fond de teint et mieux vaut l'appliquer à l'aide d'un petit pinceau ou d'un applicateur en éponge.

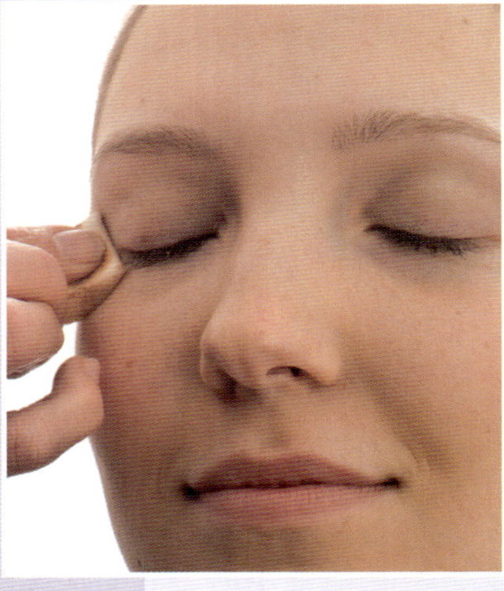

La couche de correcteur doit être fine, faute de quoi les rides d'expression seront plus visibles. Appliquez l'enlumineur directement sous l'œil pour atténuer la zone sombre. Tamponnez, vers le haut et vers le bas, de l'intérieur de l'œil vers l'extérieur. Si la zone sombre s'étend jusqu'en haut des joues et leur donne l'air tombant, appliquez-y du correcteur également.

Éclaircir les ombres autour du nez

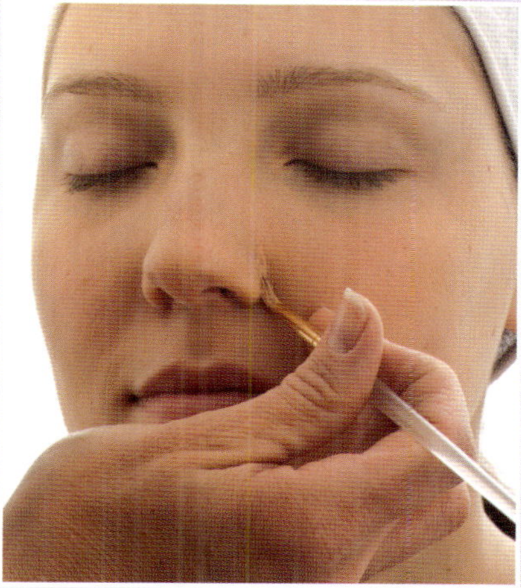

De légères ombres peuvent se former des deux côtés du nez, comme cela arrive sous les yeux. Elles peuvent également être éclaircies grâce à du correcteur, mais utilisez-le avec parcimonie. En général, éclaircir les zones d'ombre de votre visage lui donne l'air plus sympathique.

Les rides profondes du menton

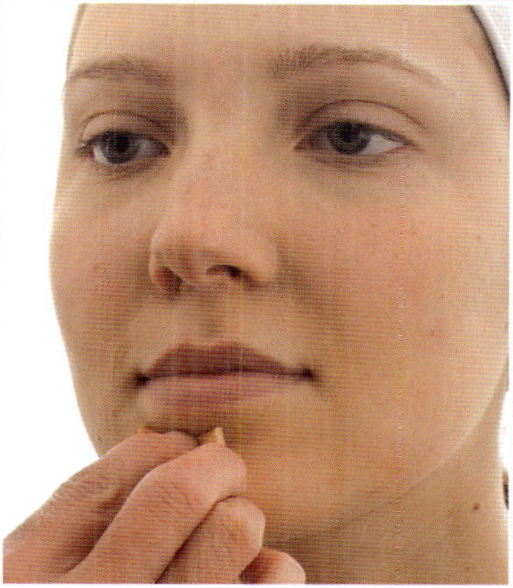

Les rides sombres sous vos lèvres devraient être éclaircies de la même façon que les yeux ou le nez. Utilisez une éponge ou un pinceau pour appliquer le correcteur à cet endroit.

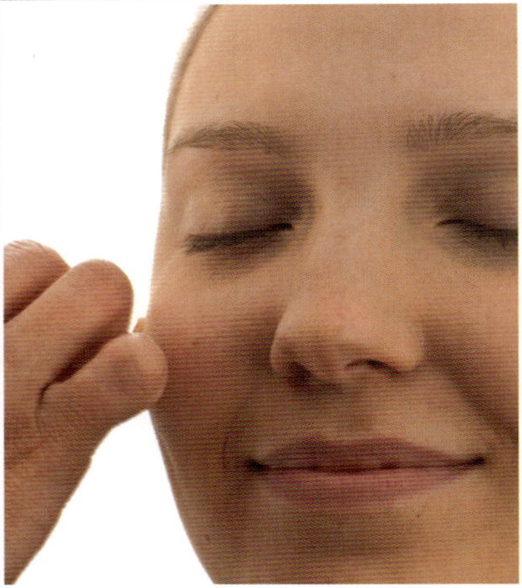

Atténuer les démarcations

Lors de l'application du fond de teint, il peut être difficile de faire la transition avec les zones où on n'en applique pas, comme la ligne des cheveux ou le cou.

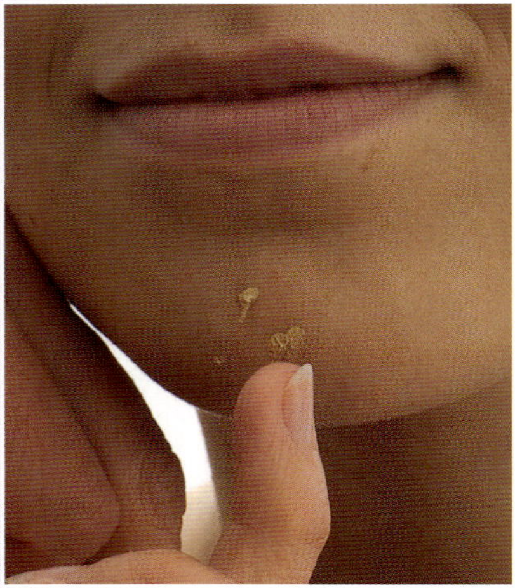

Camoufler les boutons et les irrégularités

Il faut appliquer le correcteur sur chaque bouton ou irrégularité. Utilisez un produit un ton plus clair que celui de votre fond de teint.

Utilisez votre doigt et appliquez par petites touches le produit sur les zones désirées.

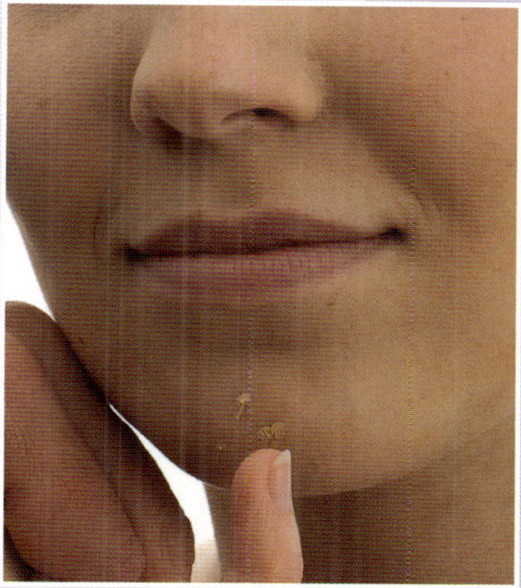

Pour éviter d'irriter la peau davantage, ne frottez pas la crème mais tapotez légèrement. Vous pouvez estomper les cicatrices en suivant le même procédé.

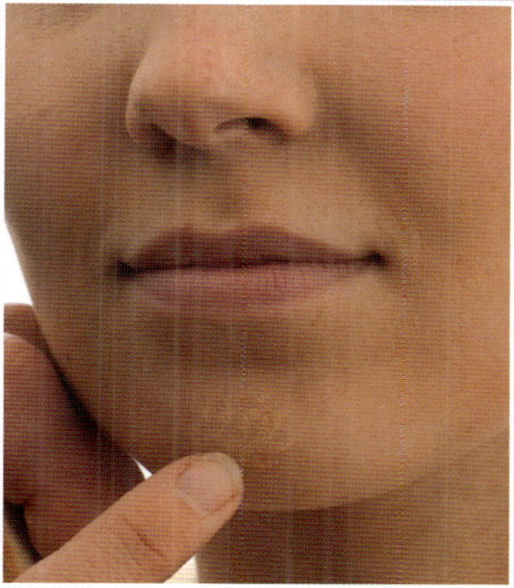

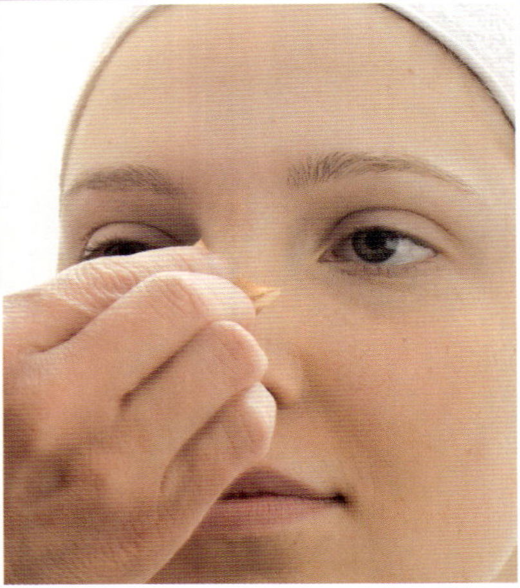

Optimiser l'apparence du nez

Savoir utiliser de façon optimale la couleur vous aide à faire paraître votre nez plus étroit, plus court ou même plus large. En règle générale, les zones de la peau les plus sombres paraissent plus en arrière et les zones claires plus en avant.

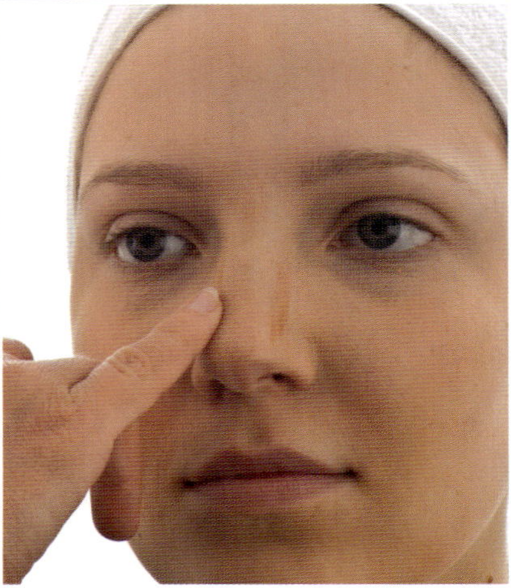

Pour faire paraître votre nez plus étroit, appliquez une ligne de couleur plus sombre de chaque côté de l'arête.

Estompez ces lignes avec précaution, en utilisant un pinceau à correcteur ou une boule de coton. Assurez-vous qu'aucune démarcation ne soit visible.

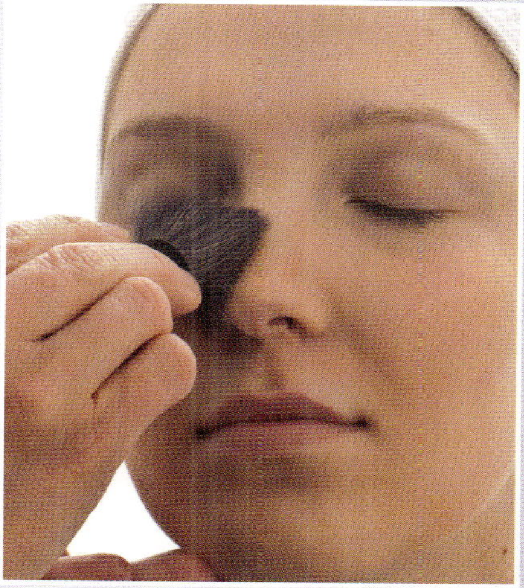

Mettre les pommettes en valeur

Appliquez un ton bronze léger pour faire ressortir vos pommettes. La couleur doit être légèrement plus intense que celle du fond de teint. Il vaut mieux appliquer la poudre bronzante avec un pinceau à poudre, par mouvements semi-circulaires, depuis l'oreille jusqu'au menton.

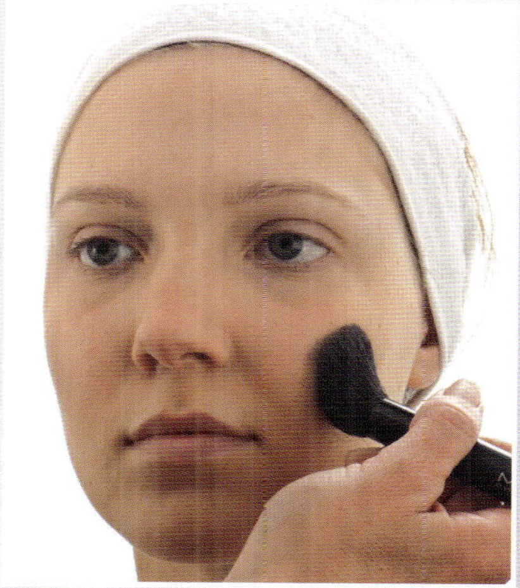

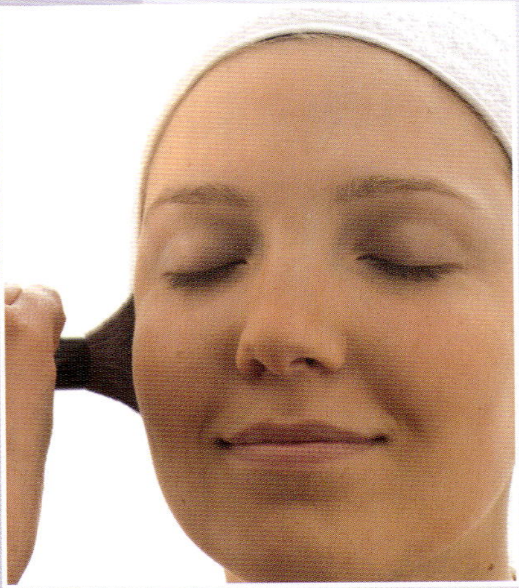

Appliquer la poudre

L'application d'une couche protectrice de poudre permet de mieux faire tenir le maquillage. Il est conseillé d'utiliser un pinceau à poudre. Tapotez le pinceau afin d'ôter l'excédent de poudre, balayez ensuite le menton, le nez et le front.

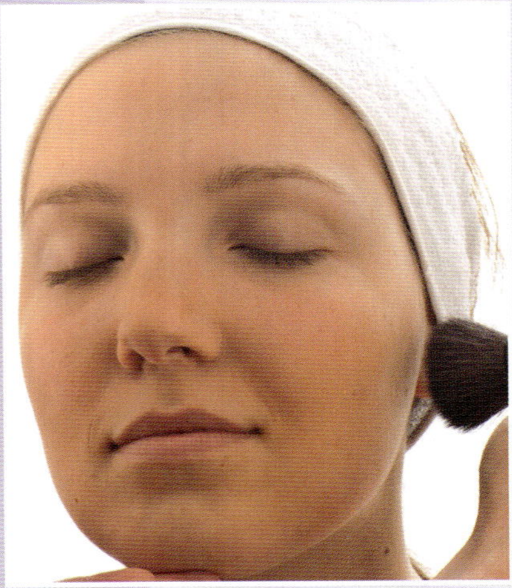

La poudre ne fait pas que protéger et matifier le fond de teint, elle harmonise les couleurs du maquillage et aide à atténuer les démarcations. Une fois encore, il est important de s'assurer de la subtilité des démarcations entre les zones maquillées et non maquillées, comme le menton ou la ligne des cheveux.

Créer une base pour l'ombre à paupières

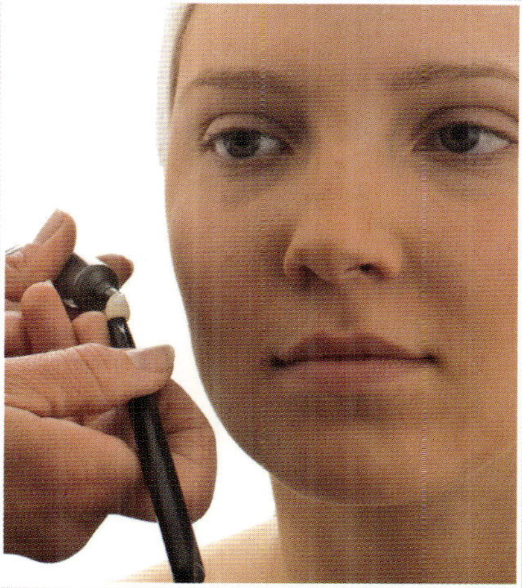

Afin que l'ombre à paupières tienne toute la journée, il vaut mieux créer une base. Des crèmes spécifiques permettent d'éviter à la couleur de filer : elles s'appliquent sur toute la paupière avec un applicateur à ombre à paupières.

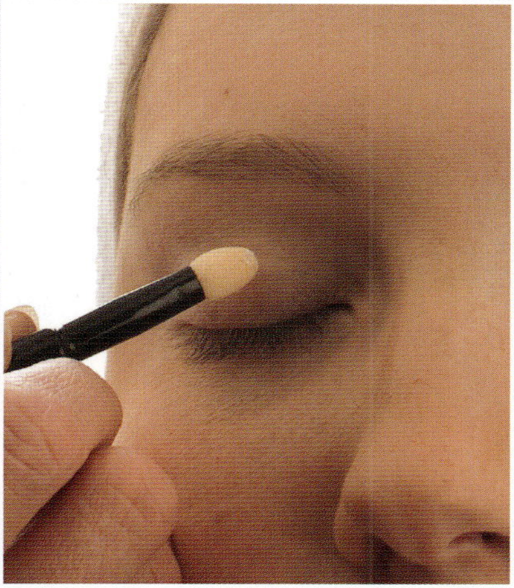

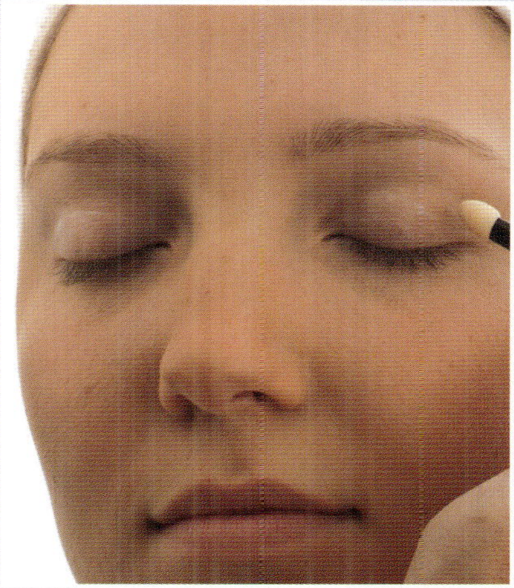

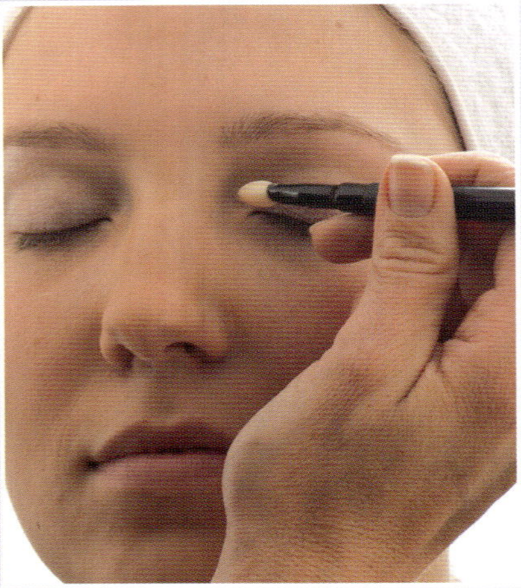

Appliquer de l'enlumineur sur les paupières

Commencez par appliquer une couleur claire pour rendre vos yeux brillants. Servez-vous également d'un applicateur pour cette étape. Pour les peaux plus matures, évitez les couleurs irisées car elles rendent les rides plus visibles.

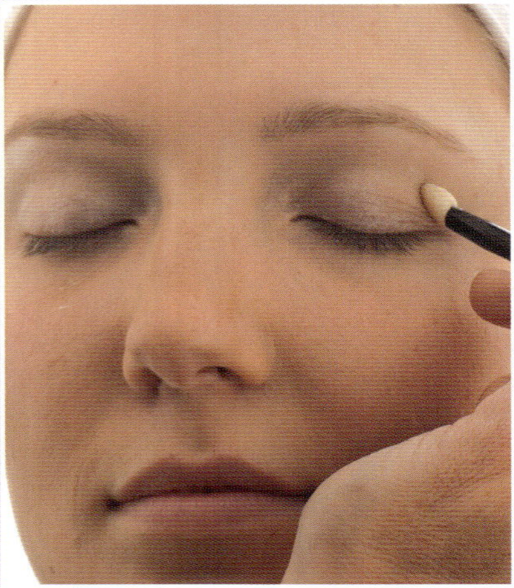

L'enlumineur doit être appliqué de la racine des cils jusqu'au sourcil. N'oubliez pas l'angle du nez. Cela donne l'impression que les yeux sont plus ouverts, plus doux et plus rayonnants.

Les paupières : application de la couleur moyenne

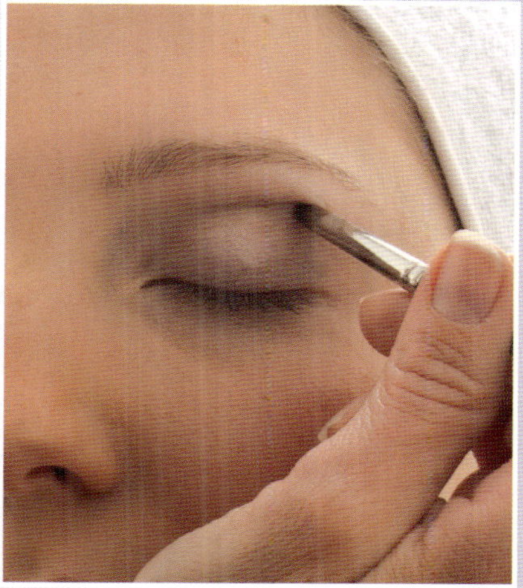

L'application de la couleur moyenne est l'étape suivante. Un ton foncé et sobre assorti à la couleur de vos yeux ou de vos vêtements convient parfaitement pour la journée. Il vaut mieux utiliser un pinceau arrondi, pour plus de précision.

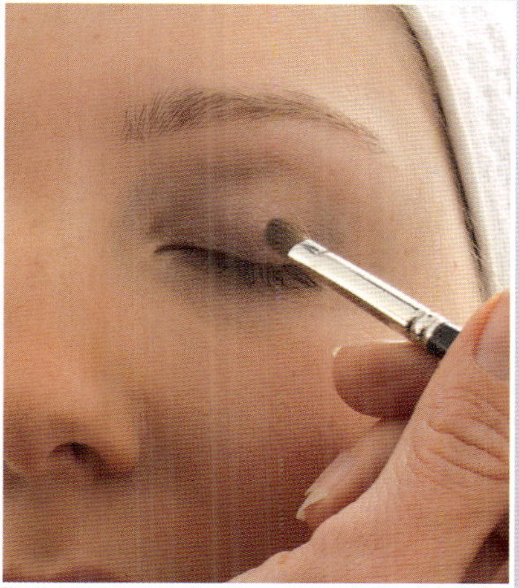

Commencez par le bord extérieur de l'œil, en allant vers l'intérieur, en couvrant environ les trois quarts de la paupière, cela doit former un triangle. Il est important que l'enlumineur reste visible sous le sourcil et près de l'arête du nez.

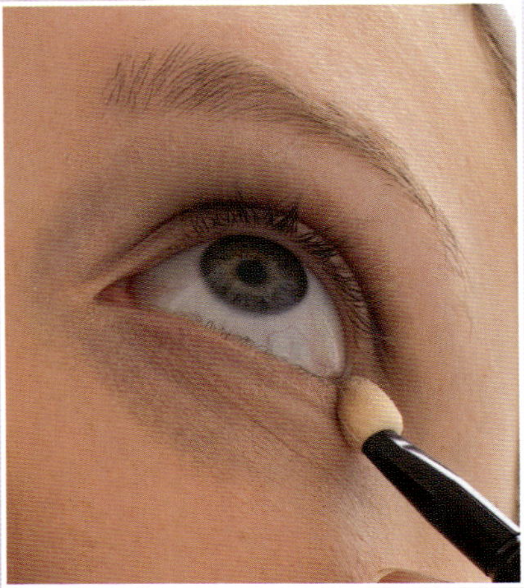

Accentuer les paupières

L'application de la couleur plus soutenue est l'étape finale. Cette couleur peut être sombre et intense, voire lumineuse. Elle permettra d'agrandir le regard. Cette couleur doit toujours être assortie à la couleur moyenne.

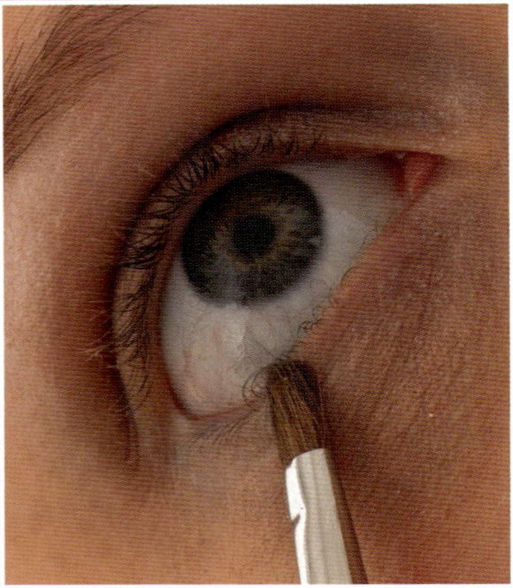

Appliquez-la à l'aide d'un applicateur ou d'un pinceau fin. Le moins, c'est le mieux, donc ayez la main légère. Appliquez un petit triangle de couleur au coin de l'œil et, avec minutie, une fine ligne sous les cils inférieurs.

Créer le contour

Dans l'étape suivante, un crayon contour des yeux est utilisé pour la mise en valeur. Suivez la ligne des parties inférieure et supérieure de la paupière. Ce mouvement se fait généralement vers l'extérieur. Cette ligne ne doit pas aller jusqu'au coin de l'œil, ne touchez pas à cette zone. La ligne doit couvrir environ les trois quarts de la paupière, de l'intérieur vers le coin extérieur.

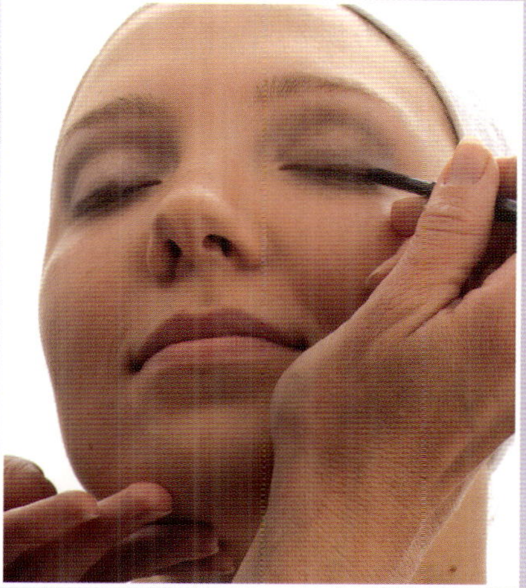

Les crayons pour les yeux existent dans une multitude de coloris. Le noir met naturellement en valeur le contour de l'œil. Durant la journée, il est conseillé d'utiliser une couleur plus neutre, comme par exemple le gris anthracite.

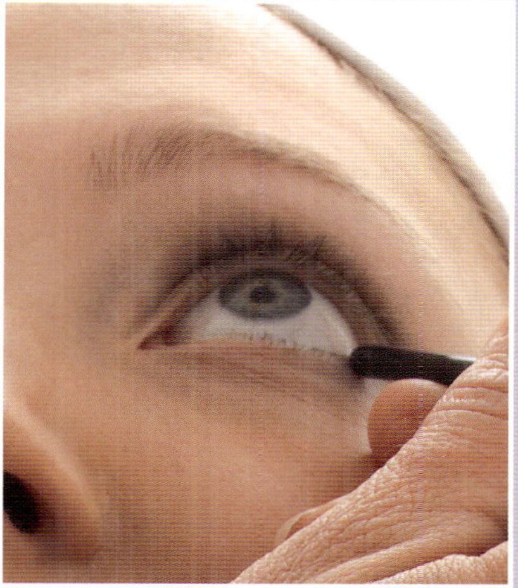

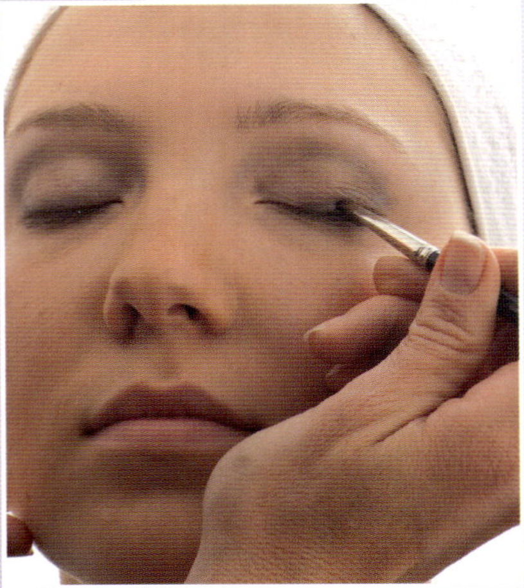

Estomper les lignes

Utilisez un pinceau à ombre à paupières et estompez délicatement les lignes de contour, tout en gardant leur effet.

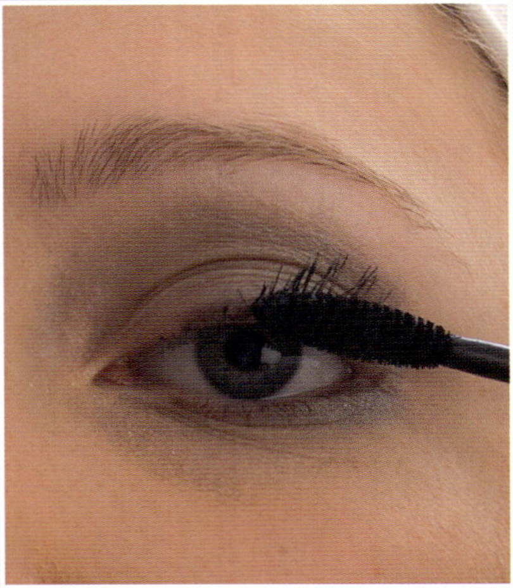

Appliquer le mascara

Le mascara sert à mettre les cils en valeur. Les professionnels en appliquent deux couches, en commençant par une couleur claire. Allez de la racine vers les pointes, puis inversement. Assurez-vous que la première couche ne soit pas trop épaisse.

Recourber vos cils

Afin de donner une forme parfaite à vos cils, vous allez avoir besoin d'un recourbe-cils. Faites attention de ne pas vous pincer la peau ! Maintenez le recourbe-cils en place pendant une dizaine de secondes pour obtenir un résultat.

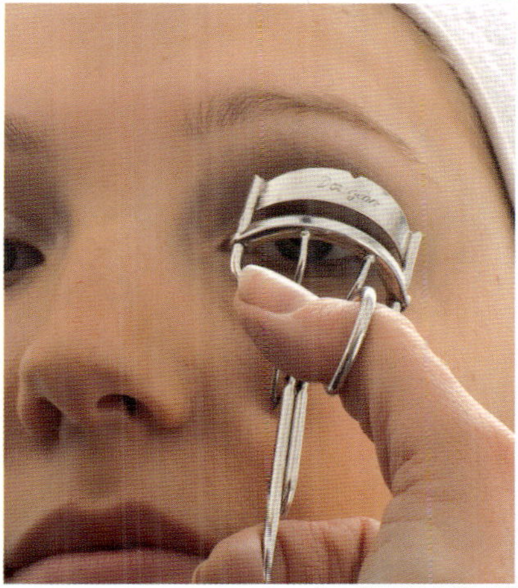

Finissez par l'application de la seconde couche de mascara. Une fois encore, n'en appliquez pas trop et veillez à ne pas faire de paquets.

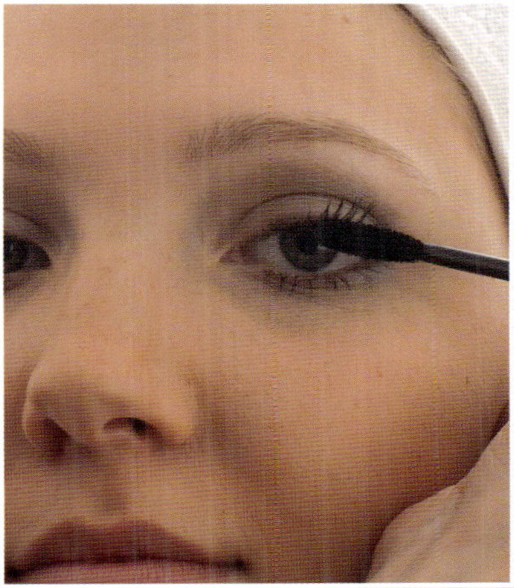

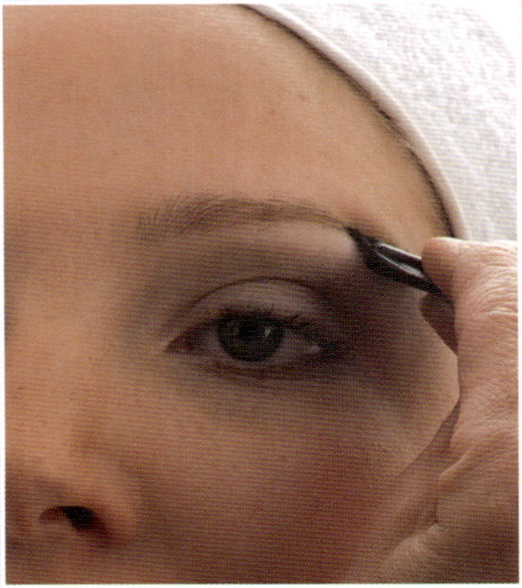

Mettre les sourcils en valeur

Une forme et une arche parfaite sont essentielles pour de beaux sourcils. S'ils ne sont pas assez épais ou longs, vous pouvez y remédier en utilisant un crayon à sourcils.

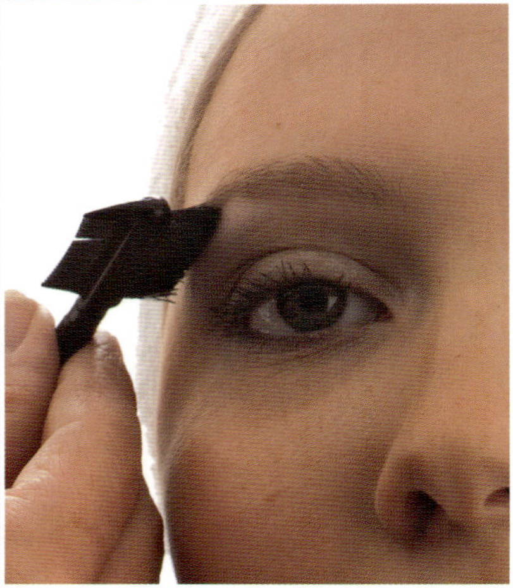

Les sourcils doivent être peignés. Partez toujours de l'intérieur et dans le sens de la pousse, si possible avec un peigne spécifique.

Appliquer le fard à joues

Le fard à joues accentue la forme du visage et lui donne un air frais. Appliquez-le avec parcimonie pendant la journée, et de préférence avec un pinceau à blush.

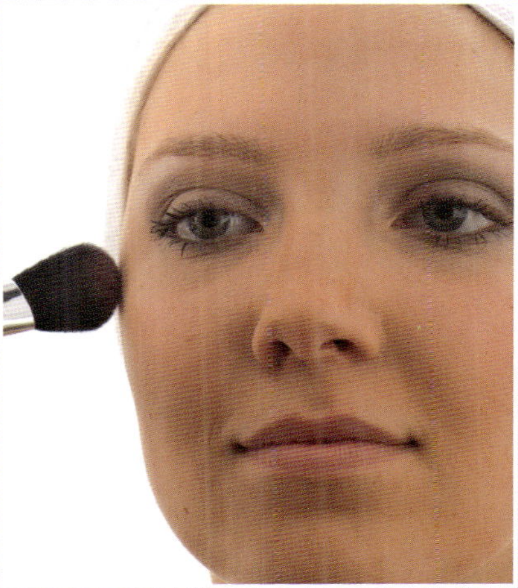

Le blush colore les pommettes et rend le visage plus vivant. Appliquez-le du haut vers le bas. Assurez-vous que les bords se marient bien avec le reste de votre maquillage, et n'en laissez qu'une petite touche en haut de la mâchoire.

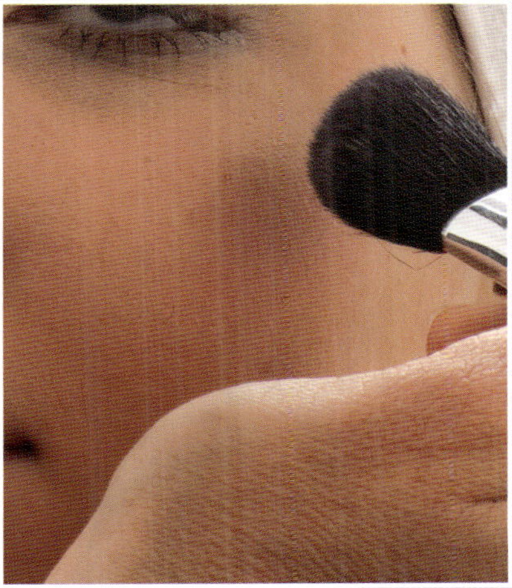

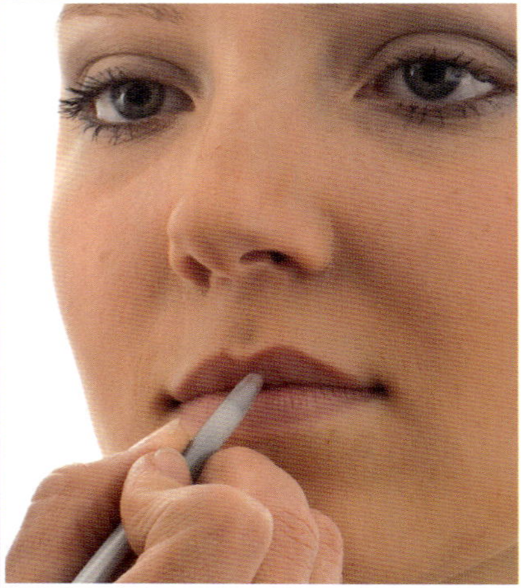

OURLER LES LÈVRES

Les experts procèdent toujours dans un ordre précis pour le contour des lèvres. Tout d'abord, le « V » de la lèvre supérieure est accentué avec un crayon à lèvres.

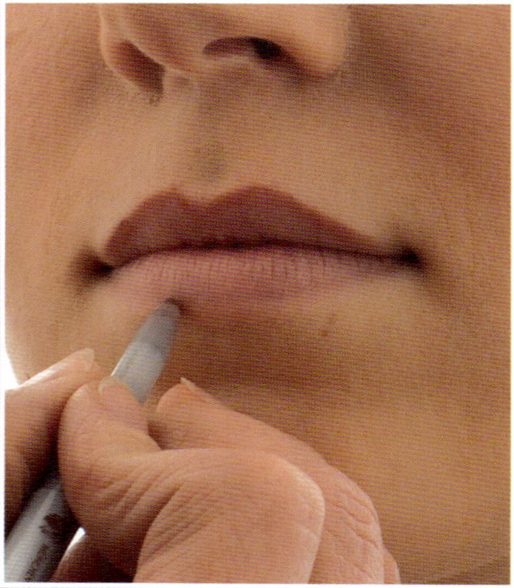

Ourlez ensuite le contour de la lèvre inférieure en allant vers l'intérieur.

Appliquer le rouge à lèvres

Les experts préfèrent appliquer le rouge à lèvres avec un pinceau spécifique plutôt que de l'appliquer directement sur les lèvres. L'utilisation d'un pinceau rend l'application plus précise, en recouvrant toutes les irrégularités des lèvres, permettant ainsi au rouge de tenir plus longtemps. Commencez par le centre de la lèvre supérieure et appliquez jusqu'aux commissures.

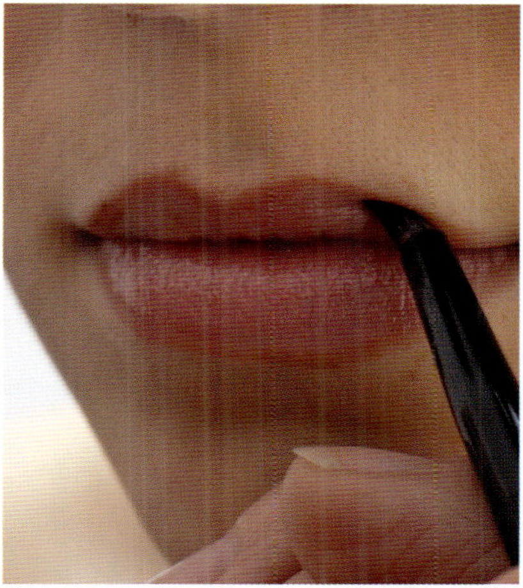

Faites particulièrement attention à cette zone : assurez-vous de ne pas y appliquer trop de rouge à lèvres sinon il risque de filer. Finissez par la lèvre inférieure. Une fois encore, appliquez du centre vers l'extérieur.

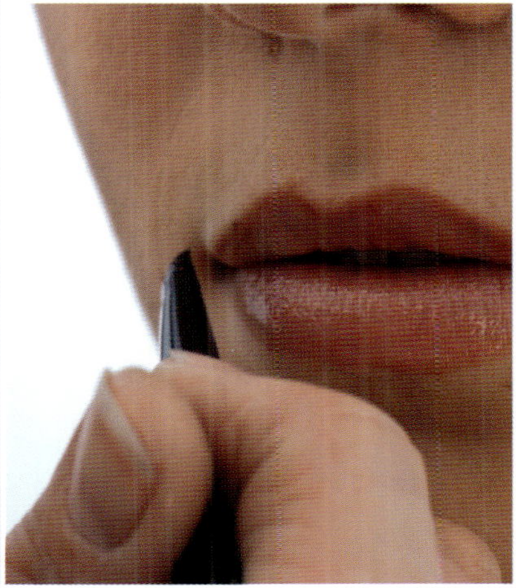

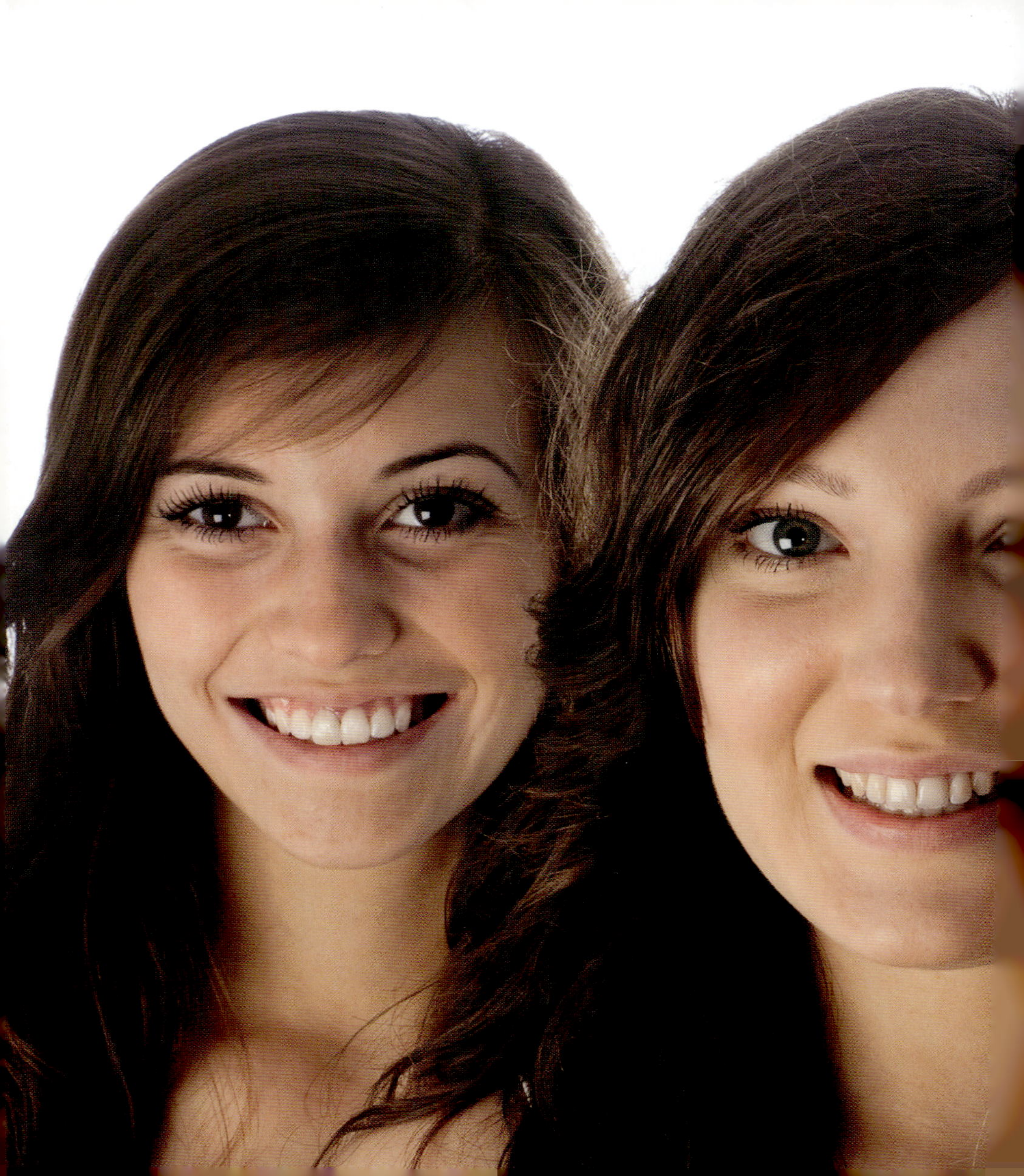

Les cheveux

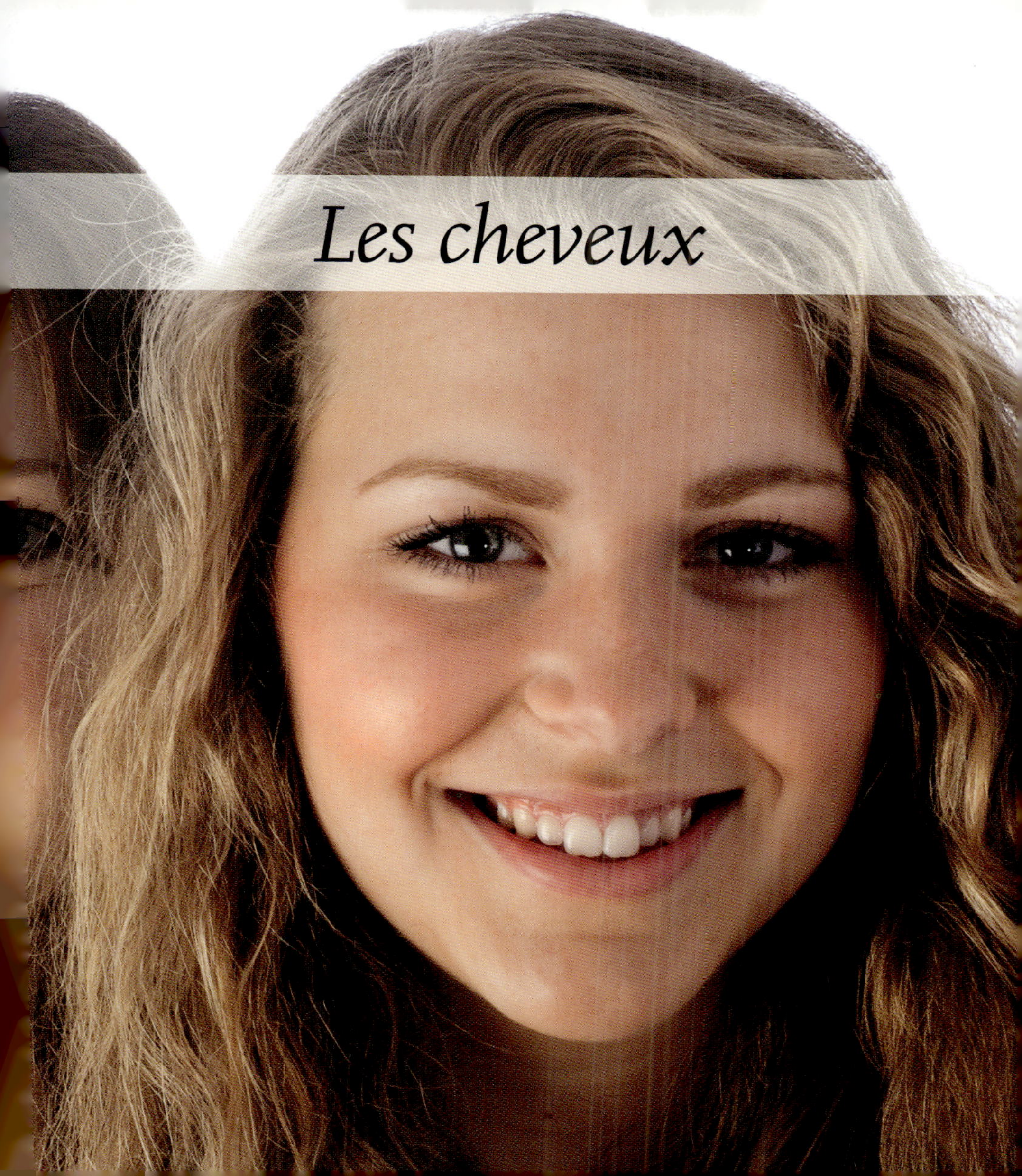

Beaux et en bonne santé

Le soin approprié

Des cheveux beaux et en bonne santé représentent une grande part du bien-être général. Entretenus et brillants, ils vous donnent l'air d'être en bonne santé et sont un accessoire naturel. La tenue de vos cheveux dépend autant d'une bonne coupe et du style, que des soins appropriés.

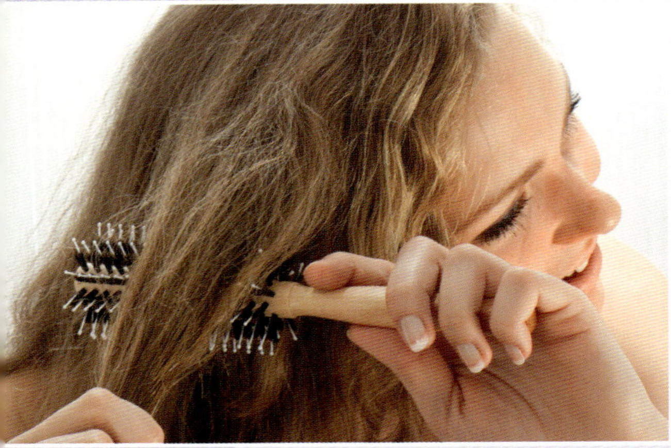

Les laver ne suffit pas. Les cheveux réagissent à notre environnement et à notre style de vie, tout comme notre peau. Vos cheveux sont comme un baromètre, révélant le stress ou les maladies autant que la santé et l'équilibre.

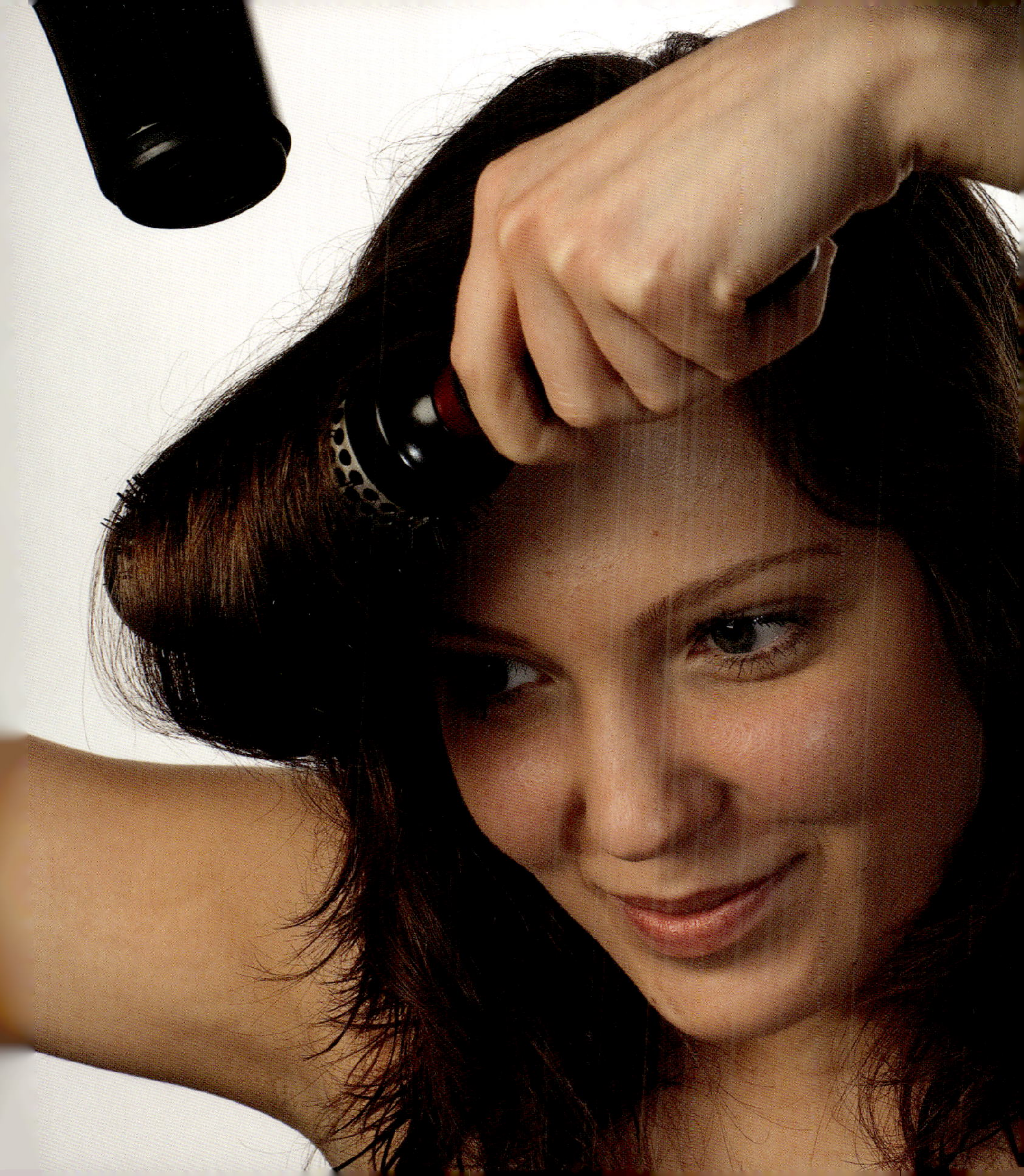

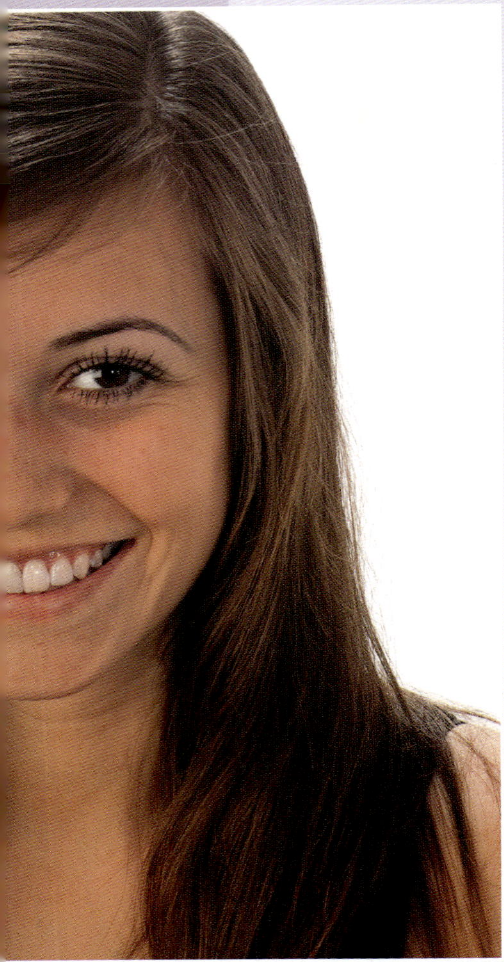

Les cheveux sensibles

Il y a une longue liste de facteurs permettant de déterminer l'état de vos cheveux. Ils réagissent aux habitudes nutritionnelles malsaines telles que les excès de sucre ou de gras, de nicotine ou d'alcool. La pollution de l'air, les rayons U.V., le chlore de la piscine et l'air chaud du sèche-cheveux ont tous des effets négatifs sur notre chevelure.

La mauvaise santé ou le stress jouent eux aussi leur rôle. Le simple fait d'avoir un rhume peut affaiblir nos cheveux.

Enfin, les hormones ont aussi une grande influence sur nos cheveux, particulièrement au cours de la puberté et de la ménopause. La plupart des femmes vous diront que leur cycle menstruel a aussi une incidence.

De nombreux facteurs affectent l'apparence de nos cheveux, et il existe tout autant de façons d'y remédier.

Pour avoir de beaux cheveux, il faut non seulement utiliser le shampoing parfait, mais aussi un sèche-cheveux doux, un bon peigne et les bons produits coiffants.

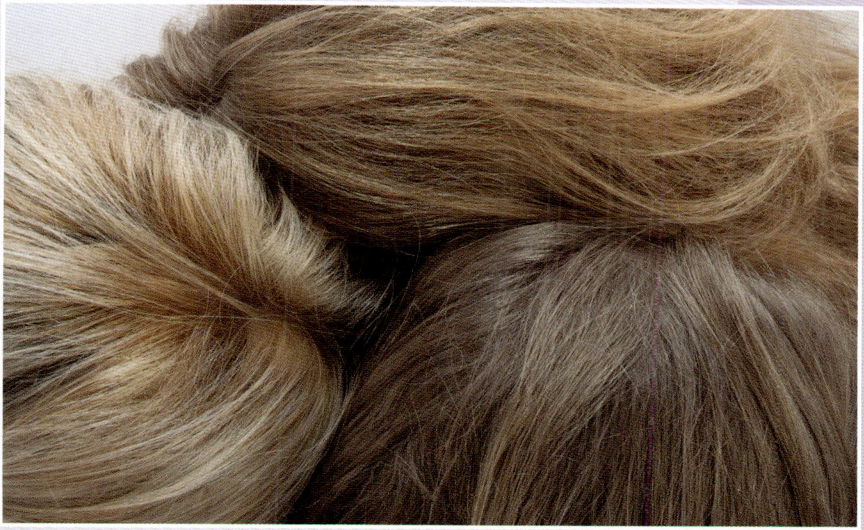

Un masque occasionnel est également une bonne façon d'en prendre soin.

Il existe de nombreux produits sur le marché, pour chaque type de cheveux ou de problème, des shampoings aux soins, à utiliser en masque ou à laisser sécher. Ce chapitre traite des gestes incontournables pour le soin de vos cheveux, et vous donne des conseils pour choisir les bons produits.

La structure des cheveux

La chevelure est composée de mèches créées par des cellules spécifiques de la peau. Il s'agit principalement d'une protéine, la kératine. Les lipides de cette protéine fournissent élasticité et volume aux cheveux. La moelle, absente des cheveux très fins, se situe au cœur du cheveu. Le cortex en constitue l'enveloppe, et c'est là que se trouve la mélanine, responsable de la pigmentation des cheveux. La couche juxtaposée au cortex est appelée cuticule. C'est cette pellicule, formée par superposition, qui fait que nos cheveux poussent.

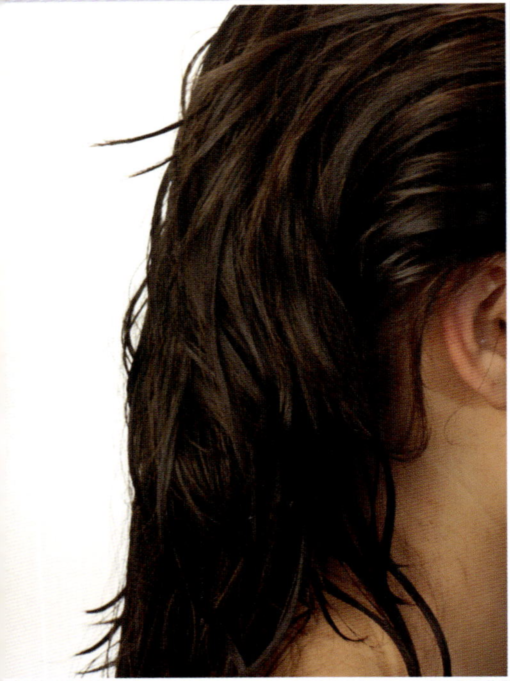

La partie du cheveu que nous voyons n'est que l'une des trois parties de sa structure totale. La racine du cheveu est responsable de sa croissance. C'est là que des cellules épidermiques spéciales forment en continu de nouvelles cellules capillaires. La racine a la forme d'un sac, et est entourée de peau, appelée follicule. Les follicules fournissent le sang, la nutrition et l'huile aux cheveux.

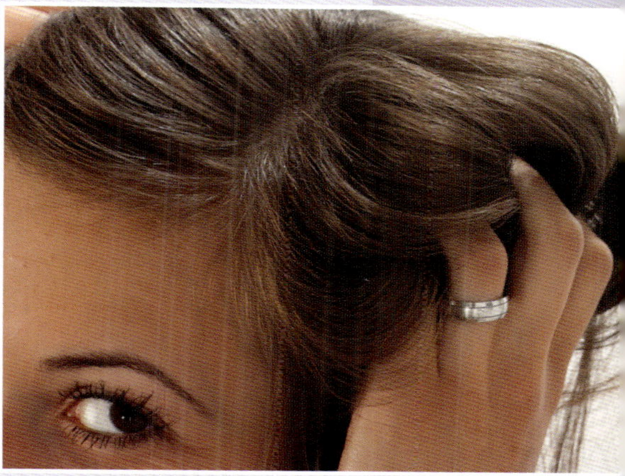

Gras ou secs ?

Les glandes sébacées du cuir chevelu recouvrent les cheveux d'une fine couche d'huile protectrice au fur et à mesure qu'ils poussent. Moins il y a d'huile, plus les cheveux sont secs, et cela peut les rendre ternes. Quand les glandes sébacées sont trop actives, les cheveux paraissent gras. Un cheveu sain flotte dans l'eau alors que s'il est trop sec, il absorbera l'eau et coulera.

La couleur et la texture

La couleur des cheveux est déterminée par des cellules pigmentaires appelées mélanocytes. Elles sont produites à la racine et sont soit de couleur brun noir (eumélanines), soit rouge jaune (phaéomélanines). Leur quantité varie selon les individus et détermine la couleur des cheveux. Plus nous vieillissons, moins la racine produit de couleur et plus les cheveux blanchissent.

Ce sont les gènes qui déterminent si nos cheveux sont raides ou bouclés.

LE CYCLE DE CROISSANCE DES CHEVEUX

La croissance de nos cheveux est l'un des processus les plus actifs de notre corps, la moindre perturbation peut donc l'affecter. Le diamètre moyen d'un cheveu européen est de 0,08 mm, et il pousse de 0,1 à 0,2 mm par jour. Avec une densité de 300 cheveux foncés à 900 cheveux clairs par centimètre carré, la production quotidienne de cheveux est comprise entre 20 et 30 mm.

Nos cheveux ne poussent pas comme nos ongles, cela se fait par cycles, parfois plus rapides, parfois plus lents. Chaque follicule produit un cheveu à son propre rythme, et de façon totalement indépendante des follicules voisins : un cycle normal dure entre sept et huit ans.

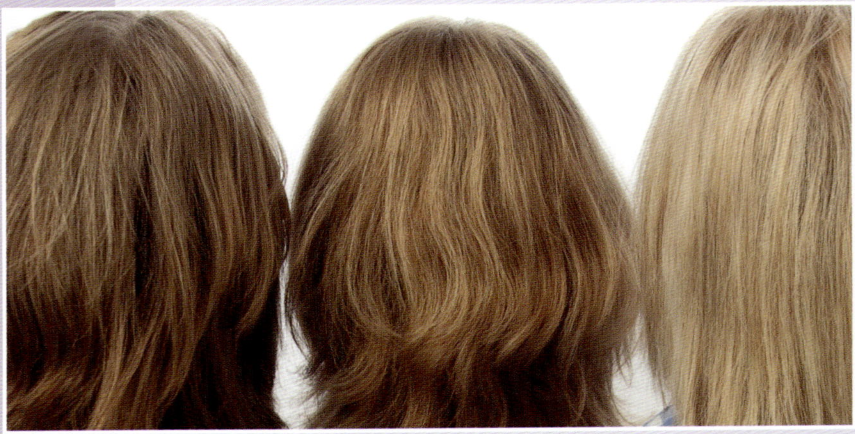

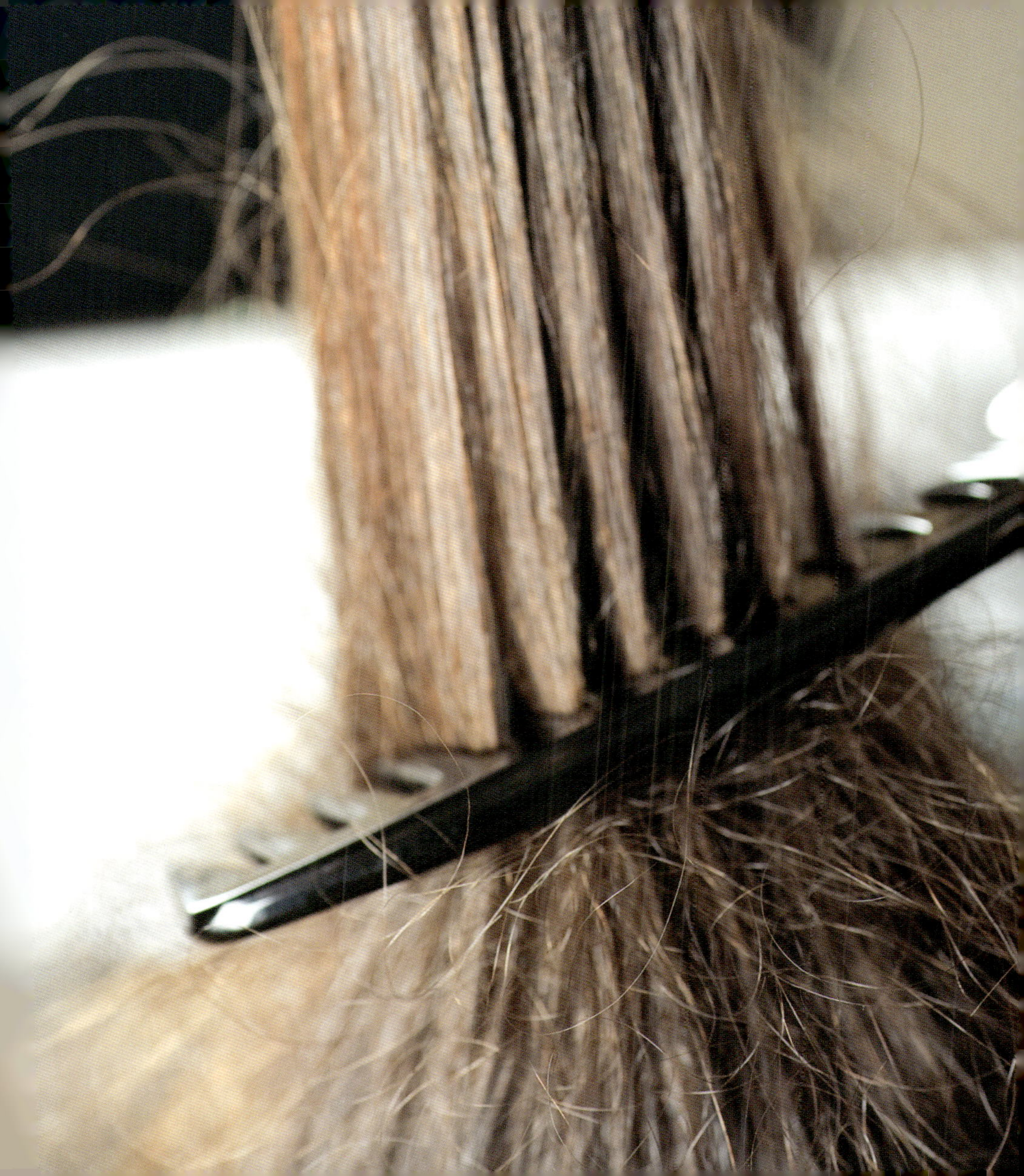

Avoir de beaux cheveux

Des cheveux soigneusement entretenus sont beaux et en bonne santé. Les produits adaptés sont une aide précieuse, mais ne suffisent pas. De nombreux gestes, comme un lavage et un séchage corrects, sont essentiels au bon soin des cheveux.

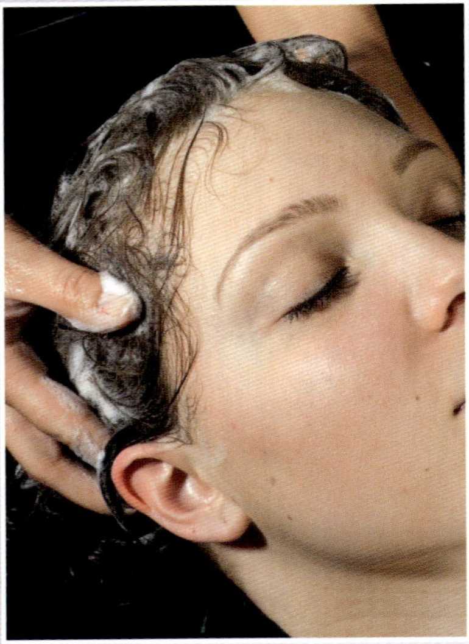

Le lavage des cheveux

Le lavage des cheveux les prive d'une grande partie de leur hydratation. Ils sont moins élastiques que lorsqu'ils sont secs et cassent plus facilement. Vous devez par conséquent :

- Ne pas laver vos cheveux trop souvent. Souvent, un jour sur deux suffit.
- Peignez vos cheveux avant de les laver pour les débarrasser des résidus de gel, spray ou autre produit coiffant.
- Utilisez un shampoing adapté à votre type de cheveux.

- Lavez-les à l'eau tiède car l'eau chaude abîme les cheveux !

- Massez une petite quantité de shampoing sur vos cheveux mouillés.

- Rincez abondamment, faute de quoi vos cheveux seront ternes.

- Un lavage est généralement suffisant, à moins que vos cheveux ne soient vraiment sales.

- Rincez les autres produits, comme l'après-shampoing, tout aussi abondamment.

- Séchez vos cheveux avec précaution après le lavage. Ne les frottez pas. Enveloppez-les dans une serviette.

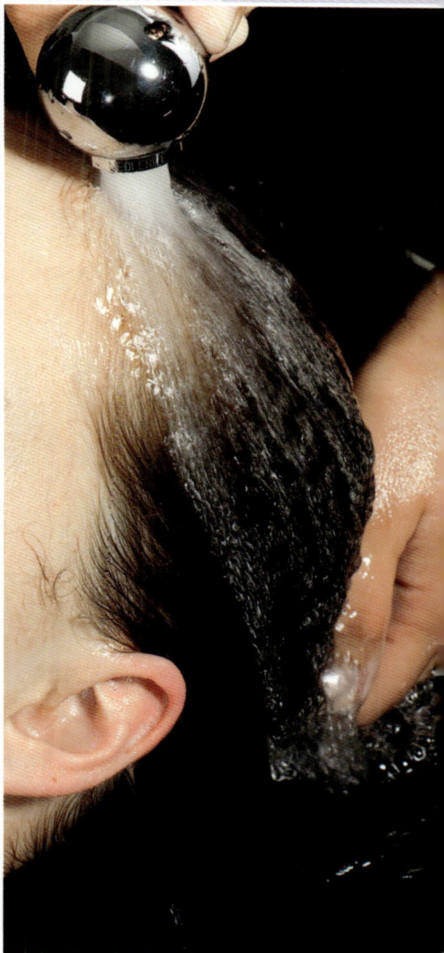

Limiter la perte d'hydratation

Appliquer un peu d'après-shampoing avant de les laver aide à réduire la perte d'hydratation.

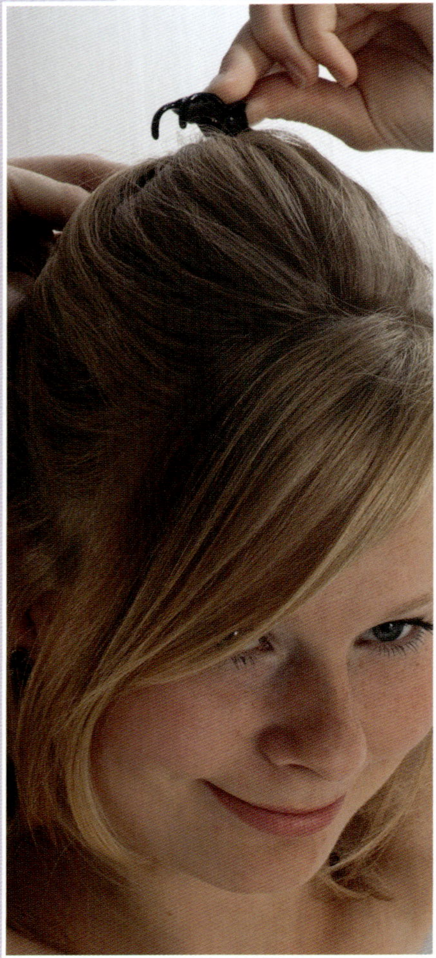

Le séchage des cheveux

Les sèche-cheveux peuvent atteindre une température de 100 °C.

- Si possible, laissez-les sécher à l'air libre.

- Si vous utilisez un sèche-cheveux, attendez le plus possible qu'ils aient séché naturellement auparavant.

- Utilisez la température la plus basse pour rendre le séchage plus doux.

- N'utilisez jamais de température chaude sur des cheveux secs ou abîmés.

- Maintenez le sèche-cheveux à une distance minimale de 15 cm de votre tête, l'idéal étant 30 cm.

- Ne les séchez pas trop longtemps car cela les dessèche.

- Les sèche-cheveux équipés de capteurs infrarouges sont particulièrement doux.

Peigner et brosser les cheveux

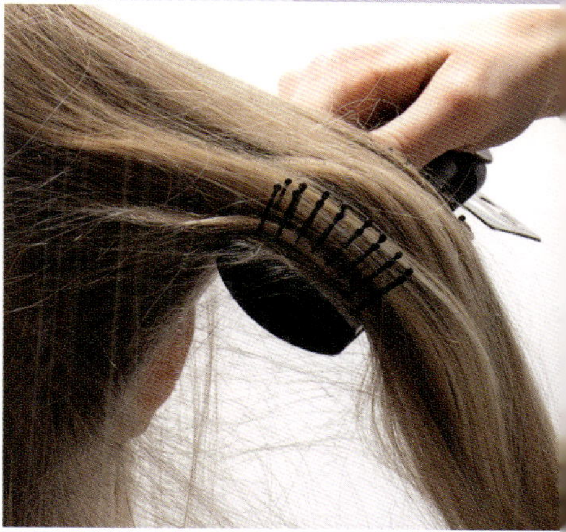

Nous brossons nos cheveux le matin, le soir, et même dans la journée. Nous brossons nos cheveux après les avoir lavés ou après une promenade au grand air. Nous brossons nos cheveux très souvent, mais nous ne réfléchissons pas assez aux accessoires que nous utilisons pour le faire. Il est important de choisir le bon outil pour que le brossage ne soit pas une torture pour nos cheveux (voir page 184). La technique compte également. Voici quelques conseils :

- Ne brossez ou ne peignez vos cheveux qu'en cas de nécessité.

- Utilisez des peignes et des brosses de qualité.

- Après les avoir lavés, démêlez vos cheveux avant de les brosser. Les cheveux sont beaucoup plus fragiles et cassants mouillés que secs.

- Utilisez un peigne à dents larges pour les cheveux bouclés ou difficiles.

- Démêlez les pointes de cheveux longs avant de passer le peigne sur toute la longueur.

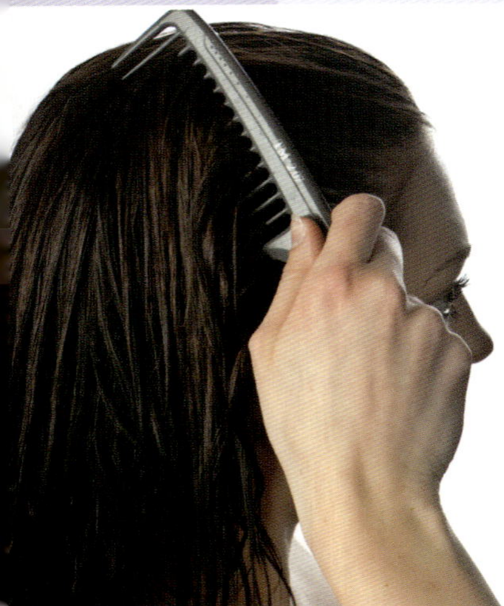

- Pensez à débarrasser régulièrement votre peigne des cheveux pour éviter les bactéries indésirables.

- Nettoyez régulièrement vos brosses et peignes pour enlever les résidus de produits coiffants.

- Vous pouvez les nettoyer avec de l'eau et du shampoing. Il est important de les laisser sécher complètement. Pour ce faire, placez votre brosse côté poils sur une serviette.

- La mousse à raser peut également servir à nettoyer les poils. Laissez agir quelques minutes puis rincez.

Le peigne et la brosse

Soyez attentive à la qualité de la brosse et du peigne que vous utilisez quotidiennement. L'utilisation des mauvais accessoires peut endommager vos cheveux au bout d'un certain temps.

Les dents du peigne ne doivent pas être pointues, car elles peuvent casser vos cheveux et irriter votre cuir chevelu. Il en va de même pour les brosses. Soyez également attentive à ce qui suit lors du choix de votre brosse ou peigne :

- Passez les poils de la brosse ou les dents du peigne sur le dos de votre main : ils ne doivent pas griffer. Si c'est le cas, les dents ou les poils ne sont pas assez arrondis et pourront abîmer vos cheveux.

- Les meilleurs peignes ont une arête bien nette et des dents rondes et lisses. Les peignes en plastique ont le défaut de créer de l'électricité statique.

- Les peignes de bonne qualité sont faits en matériaux naturels comme la corne, le caoutchouc naturel ou le bois.

- Les brosses de bonne qualité ont des poils doux et arrondis, dont l'extrémité est munie de picots.

- Les brosses en poils de sanglier sont d'excellente qualité. Il faut par contre éviter d'utiliser les brosses à poils métalliques.

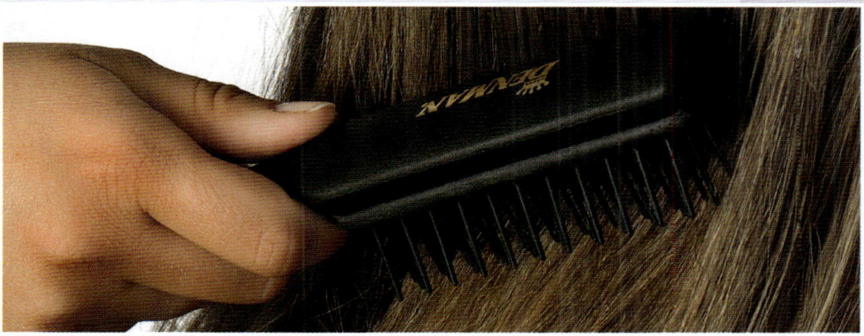

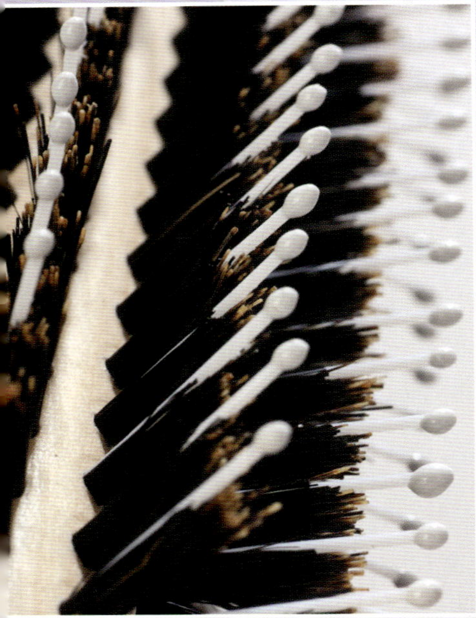

Un choix adapté à ses cheveux

Les peignes et les brosses existent dans une multitude de matériaux, de tailles et de formes. Ils sont conçus pour les différents types de cheveux. Les dents des peignes peuvent être rapprochées ou espacées. Les brosses sont généralement rondes ou plates.

- Les peignes à dents larges sont adaptés aux cheveux bouclés ou au démêlage des cheveux longs.

- Les peignes à dents étroites s'adressent plus aux cheveux raides. Un peigne à manche large est idéal pour les cheveux courts.

- Les brosses rondes sont un classique. Elles peuvent être utilisées sur tous les types de cheveux et sur toutes longueurs. Elles sont particulièrement recommandées pour les cheveux plats, car les utiliser pendant le séchage leur donnera du volume.

- Les brosses araignées sont recommandées pour les cheveux courts, car elles permettent de se coiffer plus facilement.

- Les grandes brosses plates et carrées sont plus efficaces pour lisser les cheveux longs et raides.

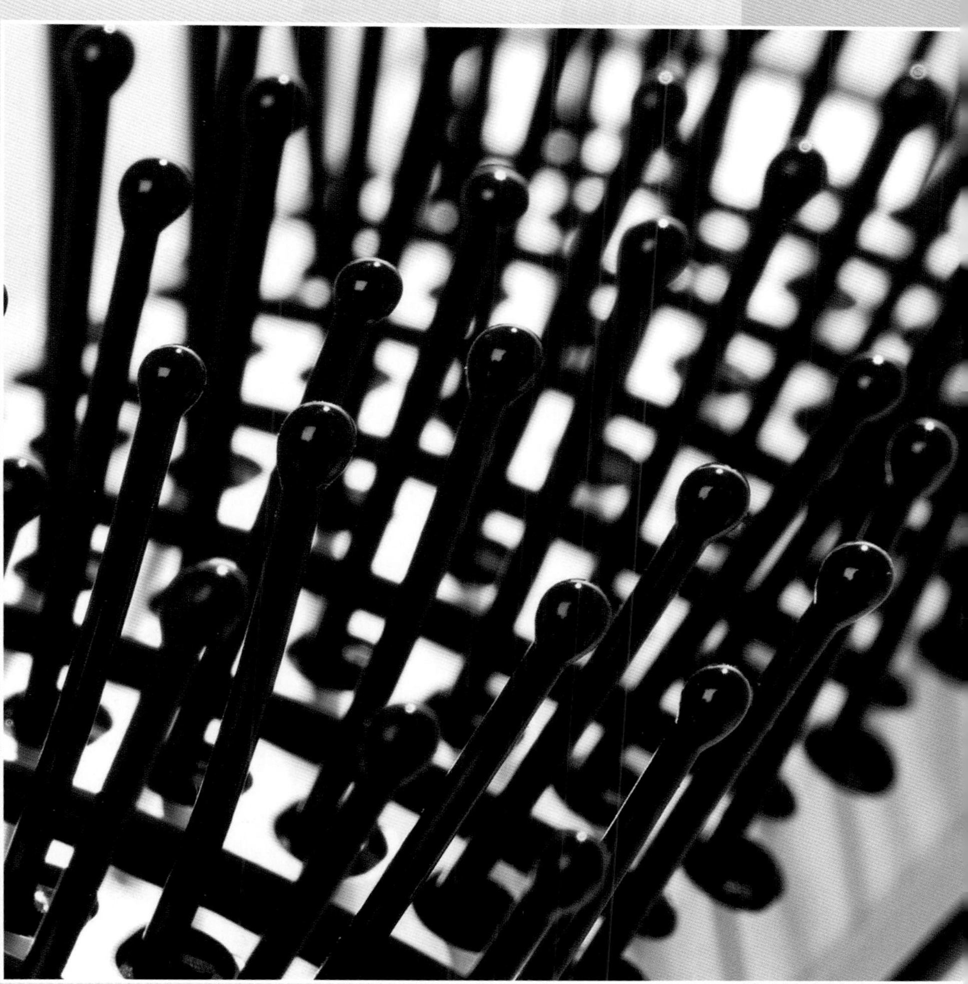

Les types de cheveux

Les soins adaptés à chaque type de cheveux

Pour avoir des cheveux les plus beaux possible, utilisez les produits et les techniques les plus adaptés à votre type de cheveux. Le shampoing est un produit de soin que vous pouvez choisir selon votre type de cheveux. Voici quelques classiques :

Les cheveux normaux

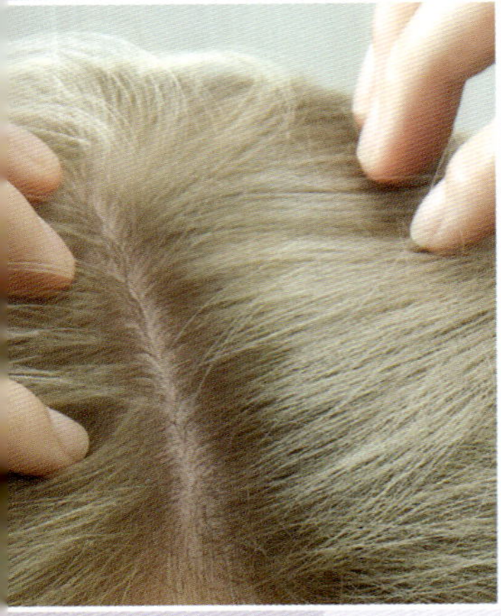

Selon les scientifiques, les cheveux normaux ont un diamètre situé entre 0,05 et 0,07 mm. Les cheveux fins sont donc moins épais. Les cheveux normaux sont considérés comme idéals car ils ne sont ni trop secs ni trop gras et sont résistants.

Le cuir chevelu joue un rôle important dans la santé du cheveu. Seuls les cuirs chevelus « normaux » peuvent produire des cheveux sains et élastiques.

Il est primordial de ne pas faire obstacle aux fonctions protectrices naturelles du cuir chevelu.

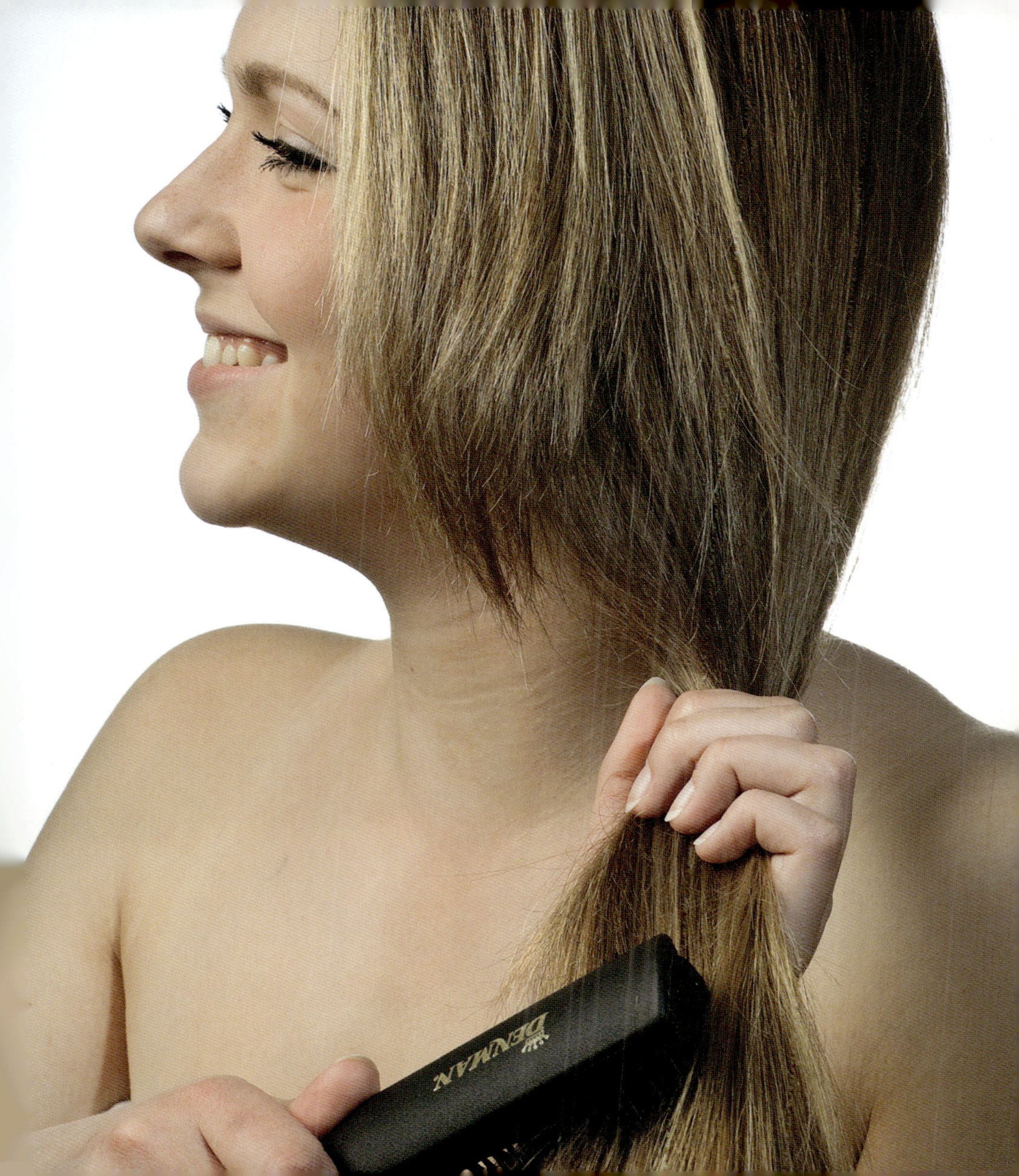
DENMAN

Les cheveux gras

Les cheveux gras sont huileux et perdent leur tonus facilement. Les glandes sébacées produisent trop de sébum et cela est visible sur les cheveux. Cela peut être génétique, mais les problèmes de stress et de thyroïde peuvent aussi en être à l'origine, tout comme les changements hormonaux, notamment lors de la puberté.

Les cheveux gras ne sont pas forcément la conséquence d'un manque de soin, au contraire, ils peuvent être dus à un excès de soin. Des lavages quotidiens excitent les glandes sébacées qui seront donc plus productives. Il en résultera des cheveux qui graissent plus rapidement encore.

Conseils d'entretien pour les cheveux gras

- Espacez autant que possible les lavages (un lavage deux fois par semaine est suffisant).

- Massez le cuir chevelu avec délicatesse.

- Lavez vos cheveux en douceur, et uniquement à l'eau tiède. Ne frottez pas.

- Laissez-les sécher à l'air libre si possible. Si vous devez utiliser un sèche-cheveux, réglez-le sur la température basse.

- Utilisez de préférence un peigne à dents larges.

- Appliquez un soin hydratant à l'aide d'une brosse ou d'un bout de coton.

- Ne les brossez ou ne les peignez pas trop souvent.

- Évitez de porter des chapeaux ajustés ou de vous couvrir la tête.

- Évitez d'utiliser des masques et des après-shampoings, car ils contiennent une grande quantité d'huiles, ou alors uniquement sur les pointes.

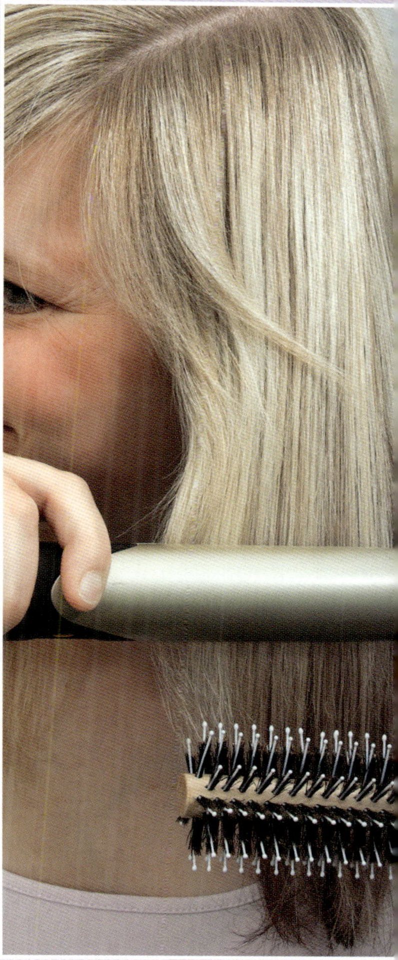

Le soin approprié

Utilisez un shampoing doux, pour bébé, ou spécial cheveux gras. Ces produits contiennent généralement des extraits de plantes qui apaisent le cuir chevelu et réduisent la production de sébum.

L'ortie, le romarin et la camomille sont les plus connues. Laissez poser le shampoing pendant une dizaine de minutes pour permettre aux huiles essentielles d'agir.

N'utilisez que des shampoings sans alcool ! Bien que l'alcool dissolve le sébum, il peut également en augmenter la production. Évitez aussi les shampoings

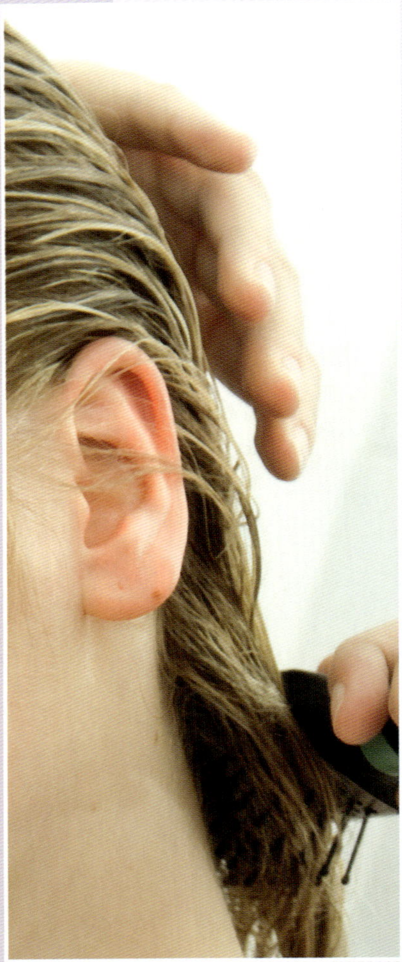

contenant du silicone, car il étouffe le cuir chevelu et augmente la production de sébum. Utilisez de temps en temps des masques à l'argile.

Les cheveux secs et cassants

Le profil génétique est responsable de la production insuffisante d'huile protectrice des glandes sébacées, ce qui rend les cheveux secs. Des lavages trop fréquents peuvent également rendre les cheveux secs et cassants. Un cuir chevelu sec peut entraîner des démangeaisons et même des pellicules. Il est important d'éviter de laver des cheveux secs quotidiennement.

Conseils d'entretien pour les cheveux secs

- Évitez les températures de lavage et de séchage élevées.

- Massez régulièrement votre cuir chevelu pour encourager la production de sébum protecteur.

- N'utilisez pas trop de produits.

- Si votre cuir chevelu est sec et vous

démange pendant une période prolongée, consultez un dermatologue.

Le soin approprié

Les protéines peuvent redonner vie aux cheveux affaiblis et cassants. Celles contenues dans le lait sont assez similaires à la kératine. Il est donc recommandé d'utiliser des produits contenant des protéines, ainsi que des produits à base d'urée, qui maintiennent l'hydratation et font des merveilles.

Les huiles pour bébés sont très bénéfiques aux cheveux et aux cuirs chevelus secs. Laissez poser l'huile pendant une trentaine de minutes, en recouvrant vos cheveux d'une serviette. Ensuite, lavez-les. Des lotions spécifiques existent pour les massages du cuir chevelu.

Les pellicules

Ces particules disgracieuses qui atterrissent sur les épaules et les vêtements apparaissent lorsque le cuir chevelu se débarrasse de sa peau. Si ces particules sont trop voyantes, alors ce sont des pellicules. Il y a de nombreuses causes (souvent plusieurs simultanément) qui perturbent l'équilibre du cuir chevelu. Si la flore capillaire est endommagée, elle sera plus propice au développement des champignons comme la *malassezia furfur*. Ces champignons se nourrissent d'huile, un cuir chevelu gras est donc un terrain idéal. Le champignon irrite le cuir chevelu et se développe donc davantage. Au fur et à mesure que le cuir chevelu se régénère, les peaux mortes sont éliminées sous forme de pellicules.

Une peau sèche peut aussi causer des pellicules, car elle manque des nutriments qui maintiennent la souplesse

Les pellicules, symptômes de maladie

Même si la plupart du temps les pellicules sont inoffensives, elles peuvent aussi être le signe d'une maladie du cuir chevelu. Si votre cuir chevelu vous démange, est irrité ou rouge, ou si les pellicules s'agglutinent ensemble, que votre cuir chevelu est humide ou qu'il se recouvre de croûtes, contactez un dermatologue. Les pellicules peuvent être le signe d'une infection fongique ou d'une allergie. Elles peuvent aussi être le symptôme d'une dermatite séborrhéique, d'un psoriasis ou d'une dermatite atopique, ces cas nécessitant tous un suivi médical.

des cheveux. Les changements hormonaux lors de la puberté ou d'une grossesse peuvent également causer des pellicules, tout comme une mauvaise nutrition, des problèmes psychologiques ou des produits de soin inadaptés. Même un changement de température ou du taux d'humidité, particulièrement en hiver, peut causer les pellicules.

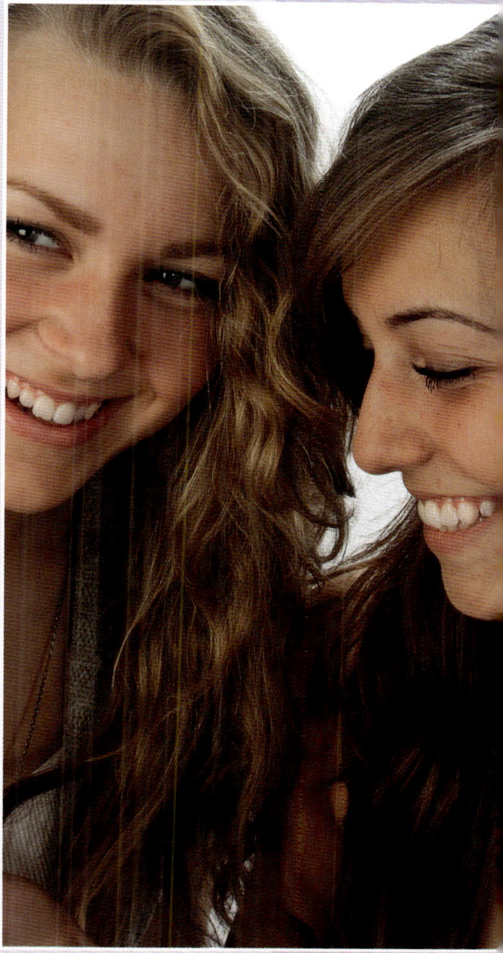

Conseils pour lutter contre les pellicules

- Ne lavez pas vos cheveux trop souvent, cela augmente la production de sébum.

- Laissez sécher vos cheveux à l'air libre si possible.

- Adoptez un régime alimentaire équilibré. Limitez le sucre, l'alcool et le café.

- Un massage à l'aide d'une brosse en poils naturels de sanglier permet d'éliminer les pellicules et de soulager les démangeaisons.

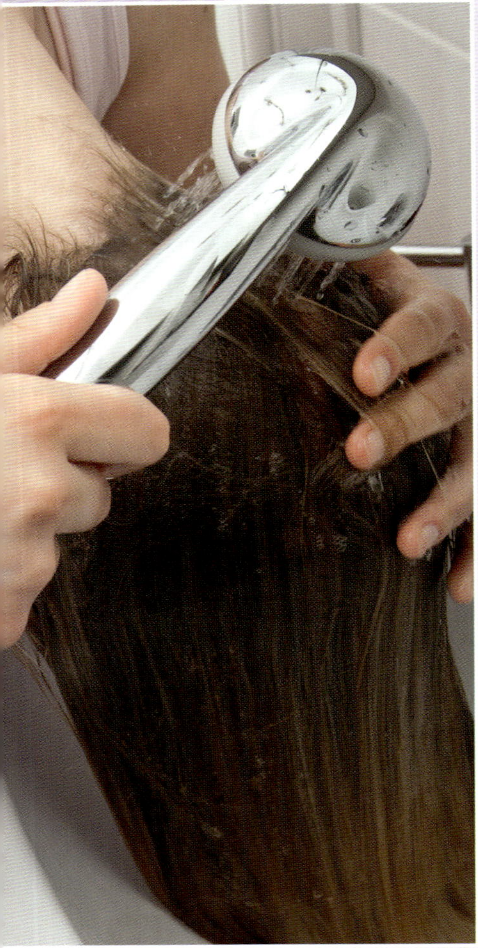

■ Nettoyez régulièrement vos brosses et vos peignes pour éviter la prolifération des agents pathogènes.

LE PRODUIT DE SOIN APPROPRIÉ

Utilisez uniquement des produits doux, non irritants et sans alcool. Les produits antipelliculaires nettoient et apaisent le cuir chevelu, tout en prévenant le développement de nouvelles cellules épidermiques. Si le problème persiste après plusieurs semaines, consultez un médecin.

Un rinçage au vinaigre de cidre dilué apaise le cuir chevelu. Diluez suffisamment le vinaigre pour que le mélange soit toujours aigre, mais pas trop fort.

LES CHEVEUX FINS

Ce sont nos gènes qui déterminent l'épaisseur de nos cheveux, on ne peut donc rien faire pour les cheveux fins. Par contre, ils sont plus nombreux : une tête peut en compter en moyenne 50 000.

Les cheveux fins peuvent aussi être difficiles à couper du fait qu'ils sont très souples.

DES CHEVEUX « FINS » ?

Le terme « cheveux fins » est un terme professionnel faisant référence à des cheveux de faible densité ou simplement clairsemés. Quand on parle cheveux « fins », on pense généralement à ce que les professionnels qualifieraient de cheveux de petit diamètre. Pour écarter tout malentendu, les experts évitent le terme « cheveux fins » et préfèrent parler de cheveux de faible densité ou volume.

Ce n'est pas un handicap, c'est simplement l'état naturel des cheveux. Ils sont particulièrement sensibles, en contact rapproché avec le cuir chevelu, et graissent facilement. Ils se chargent facilement en électricité statique et ont tendance à être rebelles. Ils nécessitent donc des soins adaptés.

CONSEILS D'ENTRETIEN POUR LES CHEVEUX FINS

- Ajouter une cuillerée de gélatine à votre shampoing augmentera le volume de vos cheveux.

- Un rinçage au sorbitol ou à la glycérine augmentera leur hydratation, et donc leur volume.

- Les produits contenant de l'avoine ou du blé créent une gaine protectrice, et rendent les cheveux fins plus résistants. Les acides gras de l'huile de germe de blé leur sont particulièrement bénéfiques.

- Pour un volume immédiat, ajoutez une petite quantité de mousse densifiante lors du séchage.

- Ne séchez jamais vos cheveux en les frottant avec une serviette ni avec un sèche-cheveux à température élevée. Assurez-vous que vos cheveux sont complètement secs avant de les coiffer, afin que l'humidité résiduelle ne les rende pas mous.

- Pour plus de volume, utilisez vos mains pour les sécher et finissez par sécher les pointes par en dessous.

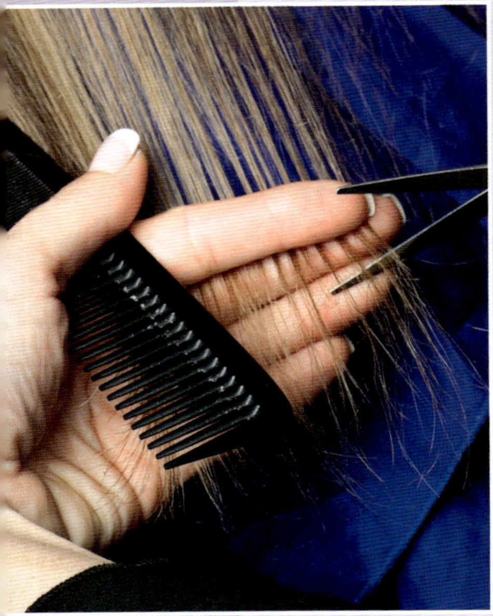

- Les sèche-cheveux munis de diffuseur (ou volumiseur) sèchent les cheveux depuis la racine et en augmentent le volume. Une bonne coupe de cheveux et l'élimination régulière des pointes fourchues sont primordiales. L'utilisation d'un fer à friser peut aussi donner une impression de cheveux plus denses, et une teinture ne serait-ce qu'un ton plus foncé que votre couleur naturelle peut suffire à donner l'illusion de cheveux plus épais. Il est également possible d'utiliser des postiches pour plus de volume.

LES POINTES FOURCHUES

Les pointes fourchues sont un terme utilisé pour les cheveux abîmés et cassés dont les pointes se dédoublent ou s'affinent. Les

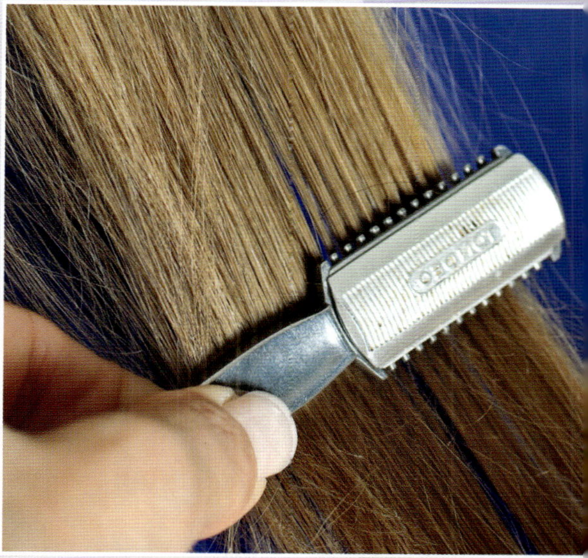

pointes de vos cheveux en sont la partie la plus ancienne et nécessitent donc des soins supplémentaires. Les masques intensifs à base d'huiles de plantes ressoudent les pointes fourchues et préviennent leur réapparition.

Les cheveux mi-longs sont particulièrement exposés du fait qu'ils se frottent constamment contre les épaules. Il faut donc couper les pointes régulièrement.

Si vos cheveux sont longs, faites couper les pointes régulièrement car ils peuvent être vieux de plusieurs années. Tous les dommages causés par le temps ne peuvent pas être réparés grâce aux cosmétiques.

Les cheveux colorés et méchés

La teinture et la décoloration des cheveux ne sont pas un processus simple. La cuticule est d'abord préparée avec de l'ammoniaque ou de l'hydrogène pour rendre les cheveux perméables. Ils ont donc besoin d'une attention particulière pour rester en bonne santé. La teinture ne doit être utilisée que sur les cheveux et ne doit en aucun cas pénétrer le cuir chevelu (voir page 226).

Conseils d'entretien pour les cheveux colorés

- Lorsque l'on décide de se teindre les cheveux, il faut penser à retoucher les racines régulièrement.

- Les colorations naturelles comme le henné sont très douces pour les cheveux.

La perte de cheveux, pas seulement un problème masculin

La perte de cheveux, ou alopécie, n'est pas un problème réservé aux hommes. Les femmes en souffrent également. Perdre une centaine de cheveux par jour est considéré comme normal (voir page 176). Mais au-delà d'une centaine de cheveux, il peut s'agir d'une forme d'alopécie. Les experts disent qu'une personne sur deux en souffre, mais cela ne mène pas forcément à la calvitie. Il y a trois types d'alopécie. La plus commune touche généralement les hommes après un certain âge et peut conduire à la calvitie. La seconde est causée par les troubles vasculaires qui attaquent le système immunitaire. Le troisième cas, appelé pelade, est plus commun chez les femmes. Cela touche la totalité de la tête et est généralement causé par des changements hormonaux, des maladies des glandes sébacées ou une carence en fer. Le stress, les médicaments et les infections peuvent également être à l'origine de la chute des cheveux, tout comme l'environnement, une mauvaise nutrition et même des traitements capillaires inadaptés, comme par exemple le fait d'attacher ses cheveux en queue-de-cheval trop souvent. D'une manière générale, si vous pensez perdre plus d'une centaine de cheveux par jour, consultez un médecin.

- Choisissez un shampoing adapté aux cheveux colorés ou méchés qui en préservera la couleur.

- Vous pouvez également rafraîchir votre couleur en utilisant un shampoing ou une mousse colorants.

- Si vous partez en vacances, attendez de revenir pour teindre vos cheveux, car l'eau de mer et le chlore pourraient abîmer votre couleur.

- Les cheveux qui sont déjà décolorés ne devraient pas être teints d'une autre couleur.

Les permanentes

Boucler les cheveux de façon chimique modifie leur structure physique. Ils prennent une nouvelle forme car l'ancienne structure de leurs protéines est cassée puis ressoudée. Des méthodes variées, utilisant différents produits, permettent de permanenter les cheveux. Laissez les professionnels s'en charger, ils sont aptes à choisir les meilleurs produits ainsi que le temps de pose nécessaire.

Les cheveux permanentés nécessitent des soins supplémentaires. Essayez de respecter un délai minimum d'une semaine entre une permanente et une coloration. Évitez également les permanentes juste avant de partir en vacances, le soleil, la plage et l'eau de mer ne feraient que les abîmer davantage.

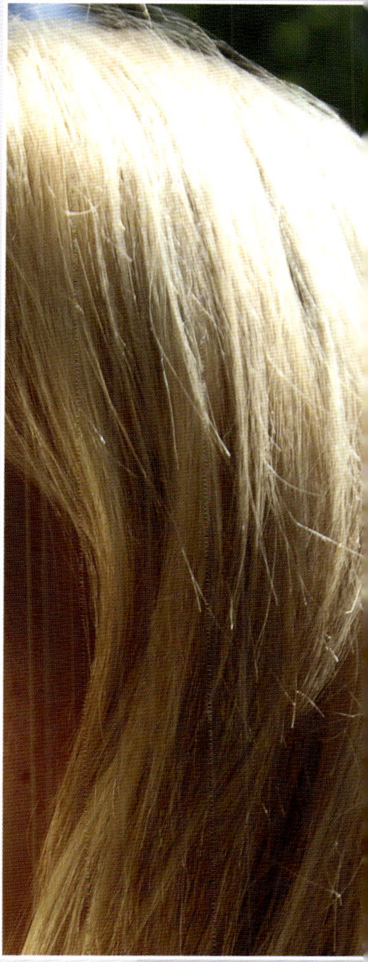

Les produits capillaires

UN SOIN ET UN STYLE PARFAITS

Il existe des produits de soin adaptés à chaque type de cheveux et de problèmes. La question est de savoir lesquels sont indispensables et lesquels représentent des dépenses inutiles. Faites de votre mieux pour choisir les produits adéquats.

LES PRODUITS DE SOIN

LE SHAMPOING

Il existe des shampoings pour tous les types de cheveux : du shampoing pour bébé à l'antipelliculaire, en passant par les shampoings lissants. Les produits génériques sont souvent aussi efficaces que les grandes marques, et ils sont bien moins chers. Les bons shampoings ne doivent pas contenir de conservateurs, de dérivés de polyéthylène glycol ou de pétrole, ni de paraffine ou de silicone. Un bon shampoing mousse légèrement.

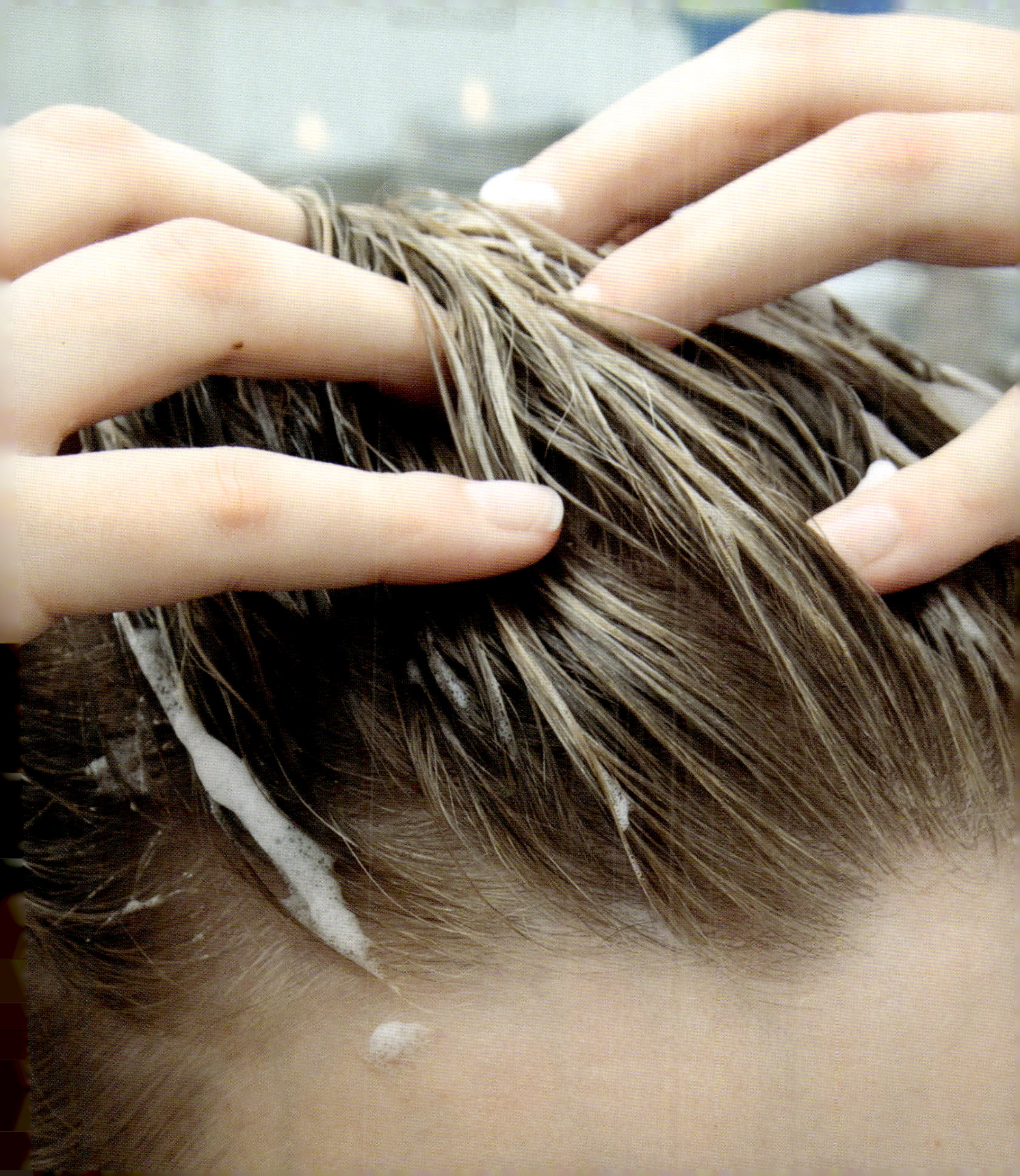

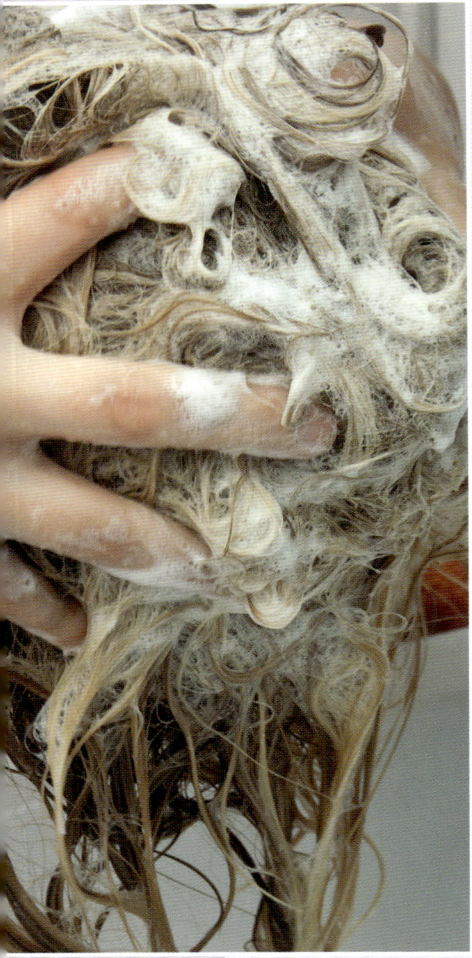

Une mousse trop importante indique la présence excessive d'agents tensioactifs, qui finissent par dessécher les cheveux. On trouve les shampoings antipelliculaires en grande surface, mais les antineurodermites ne sont présents qu'en pharmacie.

Le shampoing sec

Si vous n'avez pas le temps de vous laver les cheveux, le shampoing sec est une bonne alternative. Pulvérisez à environ 20 cm des cheveux, brossez puis coiffez à votre convenance.

L'après-shampoing

Il s'applique sur cheveux humides. Les ingrédients actifs lissent les cuticules, et rendent les cheveux faciles à démêler, doux et brillants. Il permet aussi d'éviter l'électricité statique.

Il en existe pour tous les types de cheveux. Mais ils sont plutôt réservés aux cheveux longs qui nécessitent plus de soin que les cheveux courts.

Il en existe aussi pour les cheveux colorés. Ils contiennent des pigments qui intensifient la couleur des cheveux.

Il est primordial de bien rincer l'après-shampoing, faute de quoi vos cheveux seront alourdis et mous. On trouve cependant des produits ne nécessitant pas de rinçage.

Les soins intensifs

Les masques capillaires sont des traitements intensifs qui existent dans toutes sortes de variétés : pour cheveux abîmés, secs et cassants, colorés, et même longs ou ondulés. Ces produits intensifs permettent d'augmenter le taux d'hydratation des cheveux et les rendent plus souples et brillants. On y trouve souvent des huiles végétales riches en nutriments.

Un masque capillaire s'applique généralement une fois par semaine sur cheveux mouillés, et parfois sur cheveux secs. Son temps de pose varie entre dix et quinze minutes, puis vous devez le rincer.

Les produits colorants

Si vous voulez changer de couleur de cheveux, vous avez l'embarras du choix. Il existe des shampoings colorants et des teintures qui ont chacun leurs avantages et leurs inconvénients.

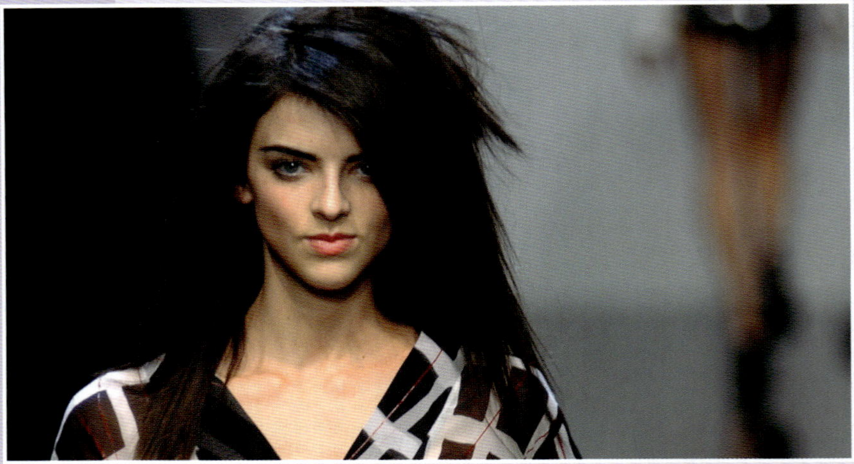

Le shampoing colorant

La teinture reste en surface du cheveu et s'estompe au fur et à mesure des lavages. Les après-shampoings colorants et les fixateurs de couleur agissent de façon similaire et rafraîchissent la couleur.

La coloration temporaire (niveau 1)

C'est une coloration douce, qui s'estompe avec les shampoings. Elle ne possède qu'un ingrédient actif et ne doit pas être mélangée à d'autres colorations.

La couleur ne pénètre pas dans les cheveux, elle les enveloppe. On l'appelle aussi coloration « lavable » car elle s'estompe rapidement, après trois à huit shampoings selon le type de cheveux. En général, plus les cheveux sont clairs, plus l'effet est intense. Elle permet de foncer les cheveux, mais pas de les éclaircir. Elle ne peut couvrir que jusqu'à 40 % des cheveux blancs.

La coloration ton sur ton (niveau 2)

C'est un mélange de teinture et de couleur. La couleur est absorbée par les cheveux, mais n'en change pas la couleur naturelle. Elle contient une petite quantité de peroxyde d'hydrogène qui pénètre dans les cheveux. Ce type de teinture tient donc plus longtemps que le précédent.

Ce genre de teinture peut résister jusqu'à dix lavages et couvre entre 50 et 80 % des cheveux blancs.

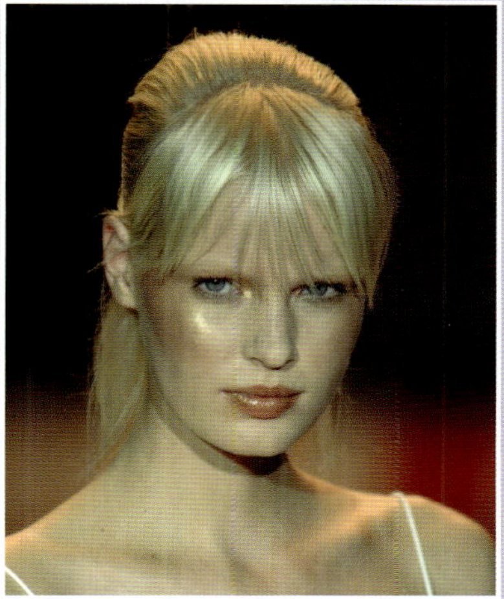

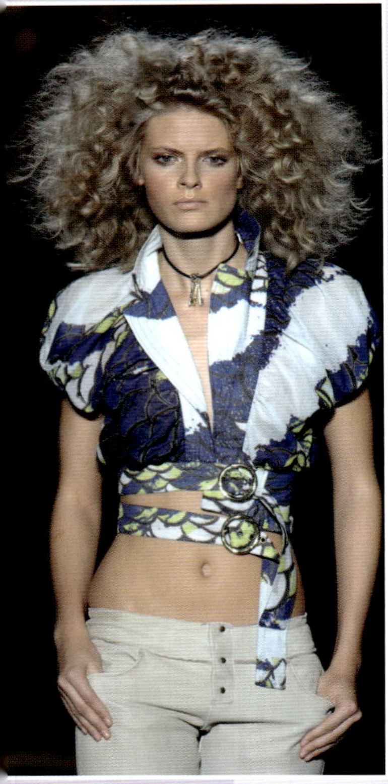

La coloration permanente (niveau 3)

Une coloration de niveau 3 nécessite de mélanger deux composants dans le but d'obtenir une réaction chimique, similaire à la décoloration. Il s'agit d'une coloration permanente qui peut couvrir la totalité des cheveux blancs. La couleur ne s'estompe pas, il faut attendre que les cheveux repoussent.

La coloration (niveau 3)

Groupe, classe ou niveau 3 signifie qu'une couleur chimique est utilisée et qu'elle est permanente. Les emballages portent généralement la mention « permanente » ou « couvre 100 % des cheveux blancs ».

Les colorations permanentes contiennent toujours deux composants, un fixateur et un oxydant. L'oxydant, comme le peroxyde d'hydrogène, détruit le pigment naturel du cheveu pour qu'il puisse recevoir la nouvelle couleur. C'est ainsi qu'un changement de couleur de cheveux est possible.

L'oxydant est très agressif pour les cheveux, il est donc nécessaire de bien en prendre soin. Il existe aujourd'hui de nouvelles colorations ne contenant pas d'oxydants ou d'ammoniaque, mais d'autres ingrédients, comme le sucre de canne. Ce type de colorations couvre 100 % des cheveux blancs et ne s'estompe pas.

Les colorations végétales

Ces colorations sont issues d'ingrédients naturels et ne pénètrent que la couche externe de la cuticule du cheveu. Elles ne modifient pas totalement la couleur des cheveux, elles s'en rapprochent et ne couvrent pas non plus la totalité des cheveux blancs.

La plus connue est le henné. Elle est faite à partir des feuilles brun-rouge du plant de henné. D'autres teintures sont fabriquées à partir d'écorces, de plantes et de fruits. Elles sont généralement mélangées à de l'huile de jojoba ou à des protéines de blé. Si vous voulez que votre teinture soit entièrement naturelle, soyez vigilante aux ingrédients car les teintures naturelles peuvent être associées à des teintures chimiques.

Un effet naturel

Pour avoir une coloration de couleur naturelle, choisissez une teinte assortie à votre carnation. L'effet « ton sur ton » est souvent plus beau qu'un trop grand contraste.

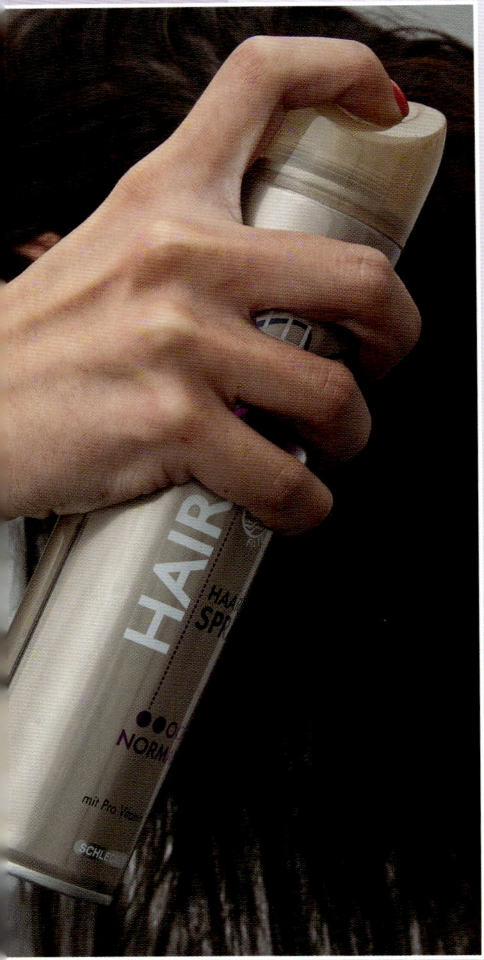

LA PROTECTION SOLAIRE

Un ensoleillement trop fort peut entraîner la perte de leur pigmentation aux cheveux et les décolorer. Pour cette raison, il existe des produits solaires spécifiques pour protéger vos cheveux. Ils ne s'adressent pas qu'aux cheveux colorés, mais à toutes les personnes qui passent beaucoup de temps au soleil. Les vacances sont synonymes de soleil, d'eau chlorée et de vent, qui peuvent endommager vos cheveux. On trouve ces produits sous différentes formes, comme des sprays contenant des filtres U.V. et des ingrédients protégeant les cheveux contre le dessèchement.

LE SPRAY COIFFANT

Le spray coiffant s'applique sur les cuticules des cheveux. Il recouvre le cheveu d'un film fin et collant qui le maintient en place. On le trouve sous forme de spray ou de mousse. La plupart des produits contiennent des ingrédients additionnels adaptés aux différents types de cheveux, secs par exemple. Certains sont même colorés. Le spray coiffant sert généralement à fixer les coiffures.

La mousse

La mousse est particulièrement efficace sur les cheveux séchés à la serviette. Elle sert non seulement à maintenir la coiffure, mais augmente également le volume, même sur les cheveux fins ou courts. Pour de meilleurs résultats, appliquez la mousse lorsque les cheveux ne sont pas encore complètement secs.

Étalez une dose de la taille d'une noix dans vos cheveux. Si vous avez les cheveux longs, rabattez-les de façon à mettre de la mousse en dessous. Enfin, séchez et coiffez vos cheveux

Le gel

Le gel vous permet d'accentuer votre coiffure. Vous pouvez l'appliquer par petites touches ou sur l'ensemble de la chevelure.

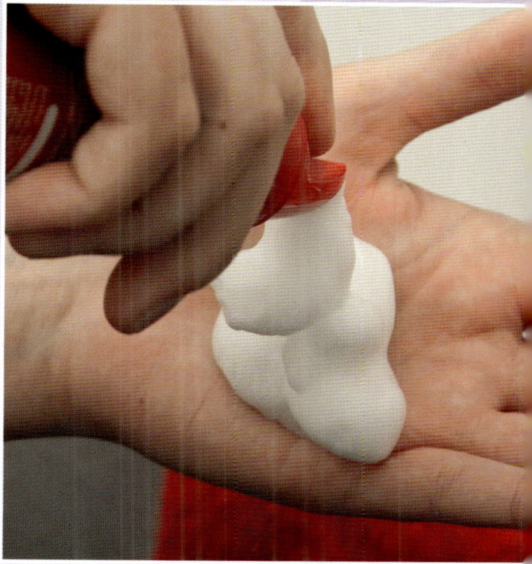

Appliquez le gel sur cheveux secs ou légèrement humides et coiffez-les à votre convenance pour qu'ils restent en place quand le gel sera sec. Certains produits peuvent maintenir vos cheveux en place toute une journée et ne contiennent pas d'alcool. Les gels brillants sont tendance alors que les gels effet mouillé ne sont plus d'actualité.

La cire

La cire pour cheveux est dérivée des plantes. Elle les maintient et les rend brillants. Elle contient moins d'eau que le gel et est très bonne pour les cheveux secs.

La cire s'utilise habituellement sur les cheveux courts ou pour mettre en valeur une partie réduite des cheveux longs. Frottez une petite quantité de cire entre vos doigts et appliquez-la comme désiré sur cheveux secs. Sa consistance est naturellement solide, mais des additifs peuvent la rendre plus malléable.

Soyez attentive à la forme naturelle de vos cheveux

N'utilisez pas trop de produit coiffant, cela peut rendre votre coiffure peu naturelle. Un style qui respecte les mouvements naturels de vos cheveux vous donnera un look jeune et naturel.

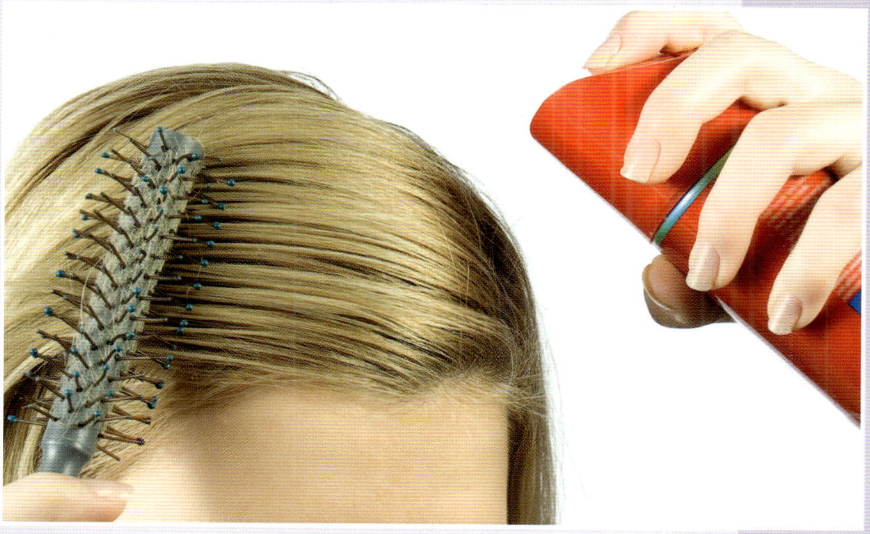

La laque

Ce classique s'applique sur les cheveux et les maintient en place tout en leur donnant un peu de souplesse et en les rendant généralement plus brillants. Elle s'applique sur les follicules et part au brossage.

Les bonnes laques ne collent pas les cheveux et s'enlèvent facilement au brossage. Il existe des laques adaptées à chaque type de cheveux et avec des pouvoirs fixants différents. Les laques fortes et brillantes sont les plus courantes.

Les techniques de coiffure

Effet recherché : le volume

Le manque de volume est l'un des reproches les plus courants que l'on fait à nos cheveux. Un petit tour chez le coiffeur vous permettra de déterminer si le manque de volume est dû à la nature de vos cheveux ou à une coiffure inadaptée.

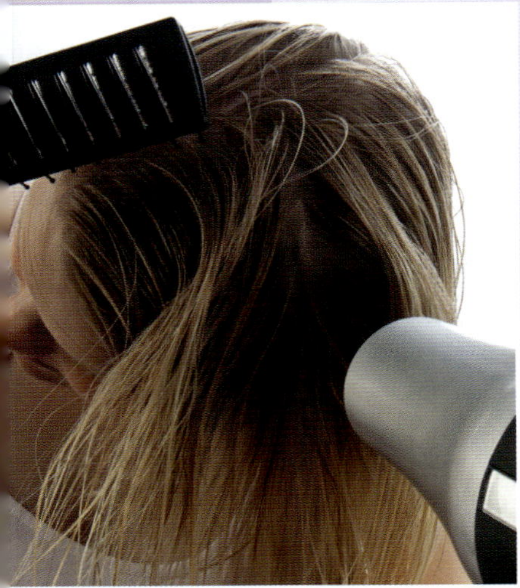

Une coupe et une coiffure adaptées à votre type de cheveux, ainsi que les produits adéquats, peuvent avoir un effet considérable sur leur volume. Mieux vaut être attentive aux conseils s'adressant à chaque type de cheveux. En dehors de cela, la technique de séchage et les outils comme les rouleaux permettent de gagner du volume.

Sécher ses cheveux correctement

Quand il est question de volume, avoir la bonne technique de séchage peut faire des miracles. Vous pouvez aussi ajouter un peu de mousse dans vos cheveux avant de les sécher.

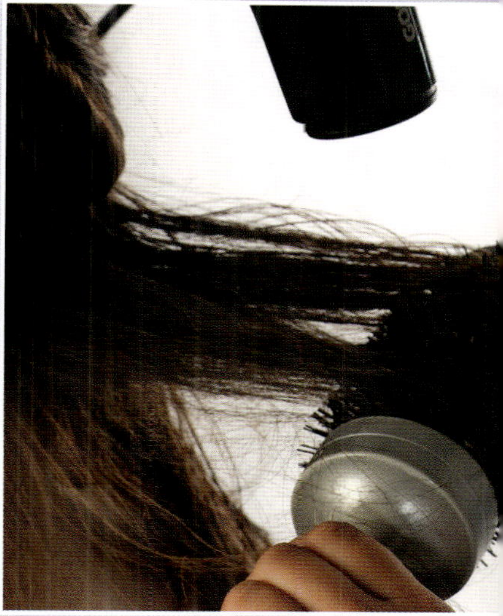

Les cheveux mi-longs à longs se sèchent au sèche-cheveux, en faisant des chassés-croisés. Maintenez le sèche-cheveux de façon à ce qu'il souffle dans les sens de pousse des cheveux, pour ne pas les abîmer. Remettez les cheveux en place et séchez de la racine aux pointes pour bien lisser les follicules.

Si vous avez un carré, vous pouvez sécher vos cheveux par étapes à l'aide d'une brosse ronde. Séchez d'abord le dessus, puis le dessous. Avancez doucement dans le sens de la longueur.

Un crêpage doux

Si vous souhaitez crêper vos cheveux délicatement, utilisez toujours un peigne à dents larges. Le fait de peigner vos cheveux dans le sens inverse de la pousse avec un peigne fin peut abîmer les follicules. Les brosses spéciales crêpage sont aussi très pratiques pour les cheveux courts et les coiffures relevées. Les cheveux crêpés doivent être soigneusement peignés avant le coucher. Attention, des crêpages trop fréquents peuvent abîmer vos cheveux. Pour obtenir du volume, il est plutôt conseillé d'utiliser des rouleaux.

Des ondulations et des boucles

Créer des ondulations ou des boucles est une façon très simple d'obtenir du volume rapidement et sans devoir se rendre chez le coiffeur. Si vous rêvez d'une crinière sauvage pour une sortie en boite de nuit ou d'une bonne base pour des cheveux élégamment relevés, les rouleaux et les épingles sont essentiels.

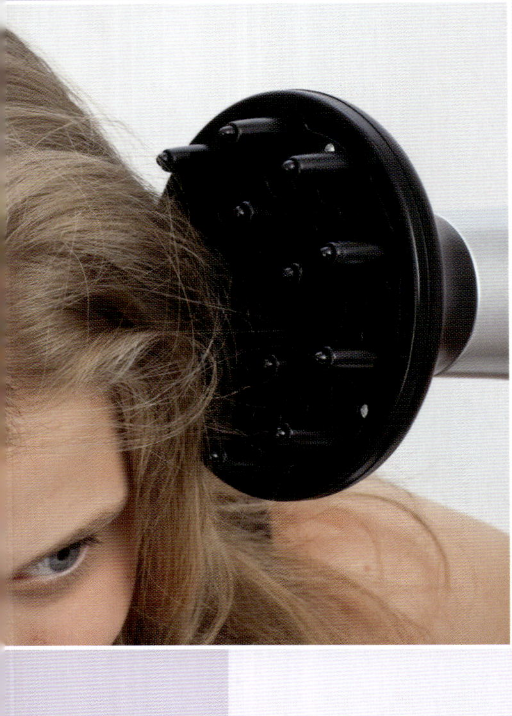

Il est recommandé d'utiliser des produits comme la mousse ou les lotions de séchage, pour protéger les cheveux de la chaleur et créer de plus jolies boucles.

Les accessoires diffuseurs de chaleur

Si vos cheveux sont naturellement ondulés, une mousse spéciale peut être appliquée avant l'utilisation d'un sèche-cheveux équipé d'un diffuseur. Il est recommandé de sécher doucement et à température douce, à l'aide des doigts ou d'un peigne à dents larges pour créer les ondulations.

Les brosses et les fers à friser

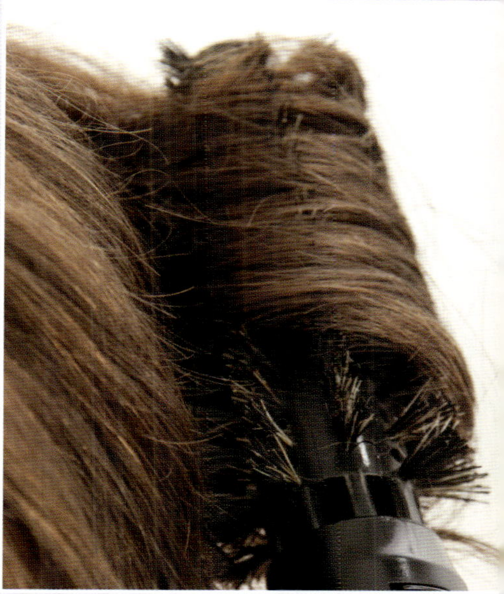

Les fers à friser créent des boucles et du volume en un rien de temps. Ils sont adaptés aux cheveux mi-longs à longs. Ils utilisent la chaleur et la vapeur pour modifier temporairement la structure des cheveux. Utiliser un fer n'est pas toujours chose facile. Votre coiffeur peut vous donner des conseils pour vous en servir correctement. Avec un peu d'entraînement, vous pourrez créer des boucles rapidement.

Les fers à friser sont très chauds, ils doivent donc être utilisés uniquement sur des cheveux en pleine santé. Pensez aussi à utiliser une mousse spécifique pour les protéger de la chaleur. Les boucles doivent avoir refroidi complètement avant que vous puissiez continuer à vous coiffer.

Afin d'abîmer vos cheveux le moins possible, achetez un fer à friser de très bonne qualité. Un bon fer possède un revêtement en céramique et peut se régler à différentes températures, car les cheveux fins ne se bouclent pas à une température aussi élevée que les cheveux normaux.

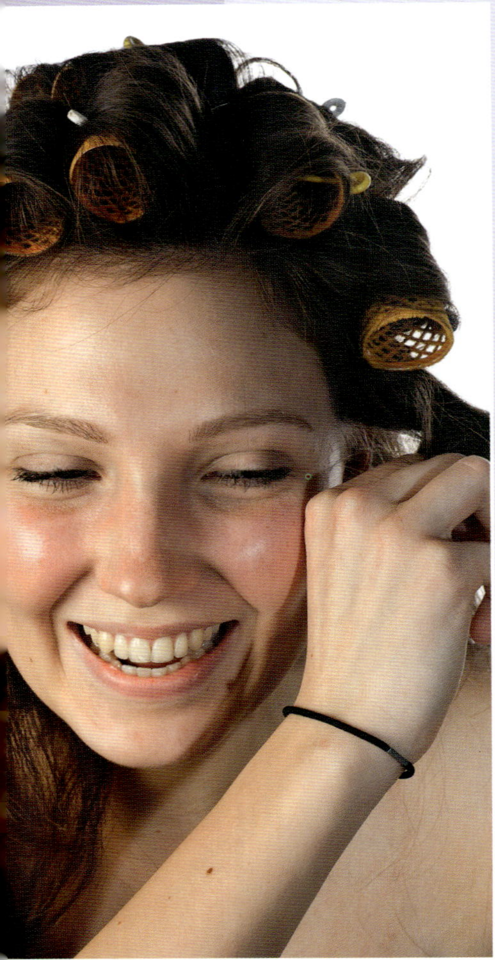

Les rouleaux

Les rouleaux existent dans différentes tailles et matériaux, comme le fer, l'aluminium ou le plastique. Beaucoup sont recouverts d'un petit filet ou de velours satiné.

Certains rouleaux ne nécessitent pas d'épingles pour être maintenus en place. Ils s'utilisent sur cheveux secs ou mouillés. Ces rouleaux créent des boucles moins serrées. Bien qu'ils ne produisent pas autant de volume, ils sont plus populaires car plus faciles à utiliser.

Ils existent dans une multitude de tailles, des tout-petits aux extra-larges, et peuvent aller jusqu'à 20 cm de diamètre. Pour un volume maximum, utilisez les plus gros rouleaux possibles. Les rouleaux plus petits créeront des boucles et des ondulations plus serrées.

Le cordon électrique

Les appareils électriques, tels que les fers à lisser ou les sèche-cheveux, doivent posséder un cordon électrique d'au moins un mètre de long. Il doit également pouvoir pivoter à 360° sur l'appareil, de façon à ne pas gêner vos mouvements lorsque vous l'utilisez, garantissant ainsi une résistance au temps plus importante.

Les rouleaux chauffants

Ils sont une alternative pratique aux rouleaux traditionnels. C'est la manière la plus rapide de boucler les cheveux. Le cœur du rouleau est en métal et, en chauffant, il sèche la mèche de cheveux qui l'entoure. Au fur et à mesure que les cheveux chauffent, les ondulations se forment. Une fois refroidis, les rouleaux peuvent être enlevés. En général, ces rouleaux ne sont pas très grands, les boucles et les ondulations obtenues seront par conséquent assez serrées.

Les rouleaux en mousse

Ces rouleaux flexibles en mousse vous permettent de boucler vos cheveux d'une manière très naturelle. Les cheveux sont roulés sur eux-mêmes plutôt qu'en rang. Vous pouvez utiliser du gel ou de la cire pour modeler les boucles individuellement.

Ils s'utilisent sur cheveux secs ou mouillés. Le résultat est meilleur en appliquant un peu de spray coiffant et en utilisant un sèche-cheveux. Laissez poser les rouleaux pendant au moins une demi-heure.

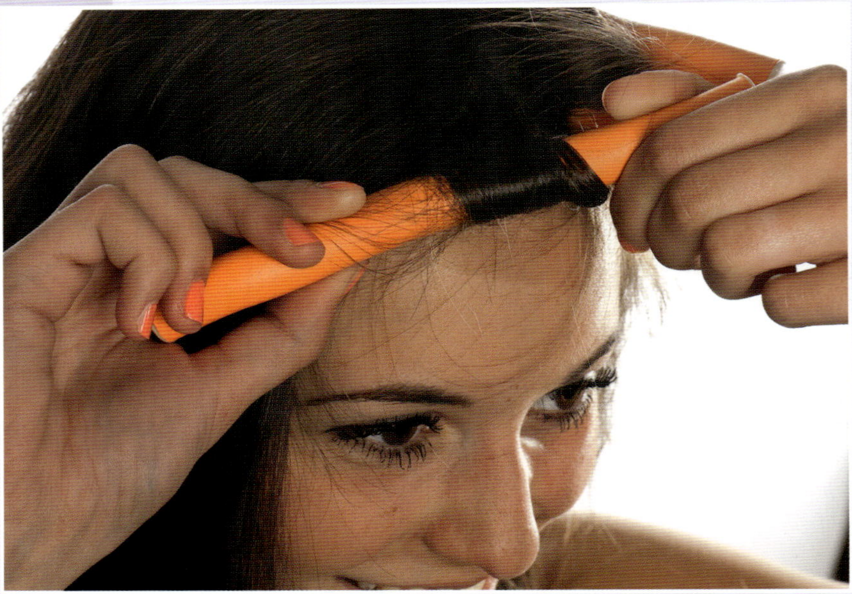

Les fers à lisser

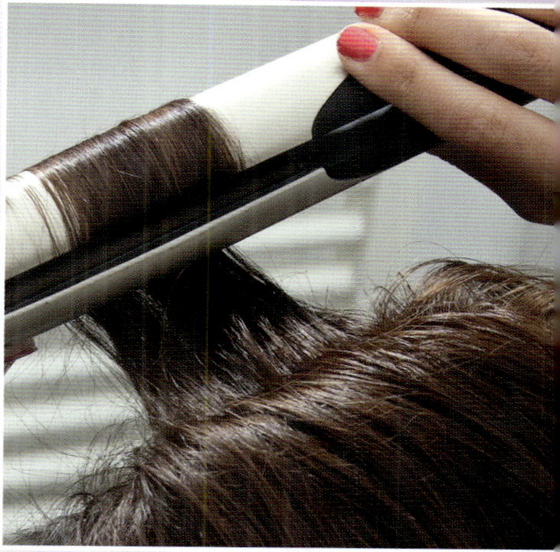

Alors que certaines feraient tout pour avoir de beaux cheveux bouclés, d'autres ne demandent qu'à s'en débarrasser. Les fers à lisser sont devenus un des accessoires les plus prisés de ces dernières années. Les cheveux sont pressés entre deux « fers » et aplatis. Ces fers peuvent aussi servir à créer des boucles en y enroulant les mèches de la racine jusqu'à la pointe.

Tout comme pour les fers à friser et les sèche-cheveux, la qualité de votre fer à lisser est primordiale. S'il est de mauvaise qualité, il peut abîmer vos cheveux. Soyez attentive à plusieurs choses lorsque vous achetez un fer à lisser : Il doit être fait d'un matériau solide et de grande qualité, qui résistera aux petites chutes dans la salle de bain.

Les fers à lisser de qualité possèdent un revêtement en céramique. Le revêtement en titane de céramique est recommandé car il prévient l'électricité statique, diffuse la chaleur de façon uniforme, ne rouille pas et résiste aux produits coiffants. Bien que leur prix soit élevé, ils dureront plus longtemps.

Si les deux fers ne se touchent pas de très près, le fer à lisser est de mauvaise qualité. Il doit aussi être parfaitement rond et vous permettre de contrôler la température.

Il est déconseillé d'utiliser les fers à lisser professionnels que l'on trouve dans les salons, car ils atteignent des températures extrêmement élevées. Si vous décidez d'investir dans un fer à lisser professionnel, évitez de l'utiliser à la température maximale et faites particulièrement attention à vos cheveux.

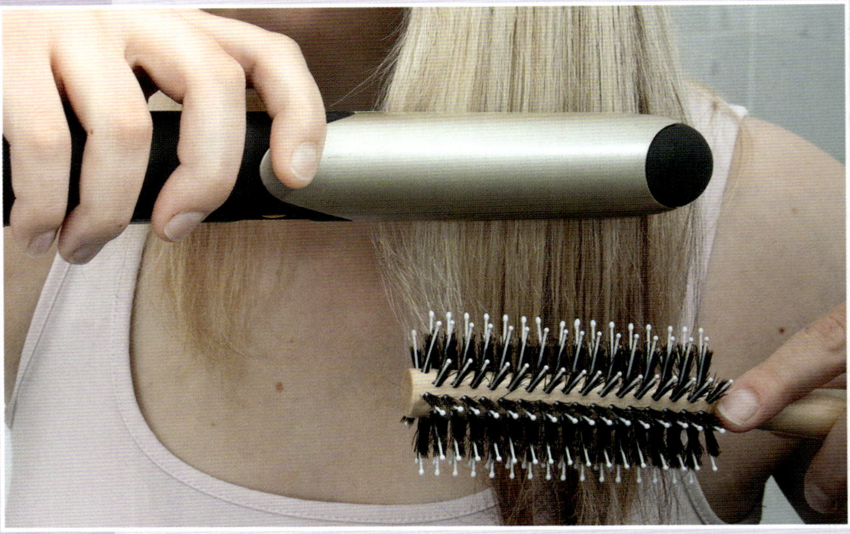

Les extensions

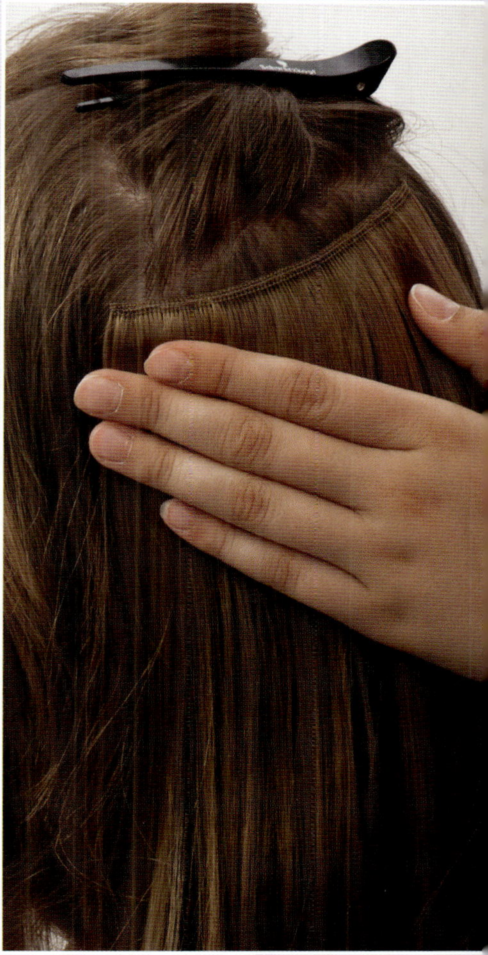

Les extensions peuvent être réalisées avec des cheveux naturels ou synthétiques. Elles permettent d'allonger ou d'épaissir les cheveux pour obtenir les effets de style souhaités. Elles ne devraient être utilisées que sur des cheveux normaux ou fins, et en bonne santé.

Il existe différentes méthodes de fixation, chacune adaptée aux types de cheveux. Les Européennes ont tendance à se servir de cheveux indiens car leur structure est similaire, mais aussi parce qu'ils sont très résistants. Une fois les extensions posées, les cheveux sont coupés pour que les longueurs des vrais cheveux et des extensions paraissent naturelles.

Le bon choix

Les extensions de qualité sont réalisées en cheveux cent pour cent naturels, alors que les extensions plus simples sont en cheveux synthétiques. La qualité est responsable du résultat final sur les cheveux. Contrairement aux extensions en cheveux naturels, celles en cheveux synthétiques ne peuvent être colorées. Vous pouvez trouver des mèches individuelles à un prix raisonnable, ou vous faire poser des extensions en salon, mais pour un prix bien plus élevé.

Les techniques les plus courantes

Les extensions se posent généralement de deux façons, à froid ou à chaud, cette dernière consistant à souder ensemble les cheveux naturels et les extensions.

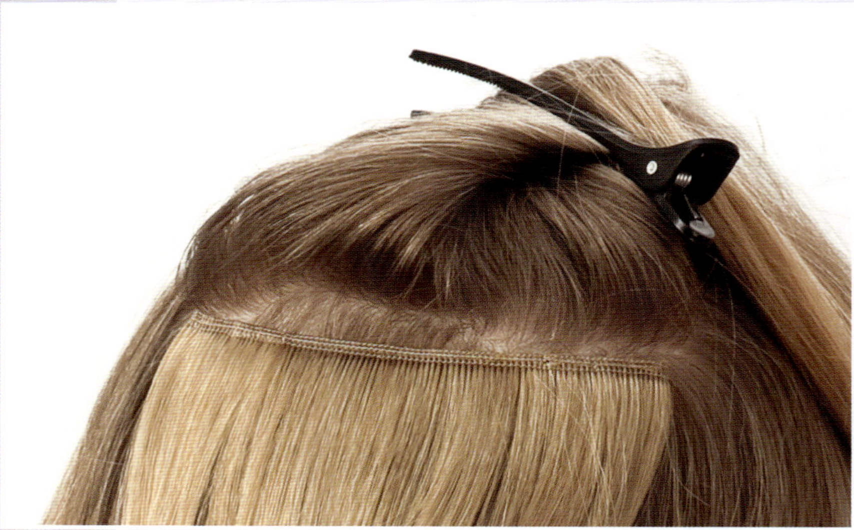

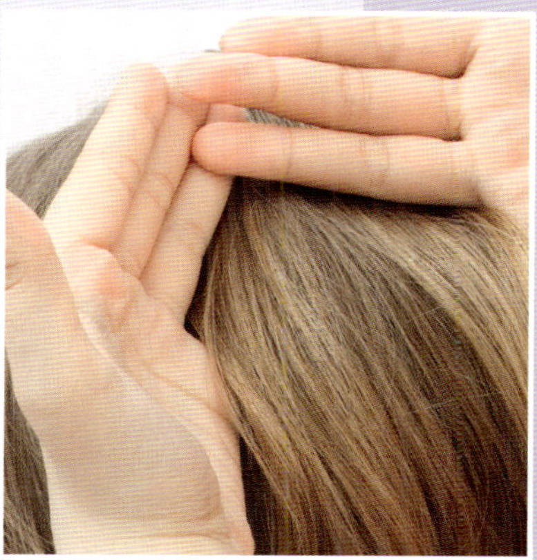

LA FIXATION : LA TECHNIQUE DE FIXATION À CHAUD
Les nouvelles mèches sont fixées aux cheveux naturels à l'aide d'une capsule de résine, généralement de la kératine, qui est chauffée avec un appareil de soudure.

Une bonne fixation est invisible, n'abîme pas les cheveux et est amovible. Au bout de quelques mois, les extensions poussent avec les cheveux naturels. Il faut utiliser un produit spécial pour les retirer.

LES MÉTHODES DE FIXATION À FROID
Les extensions sont fixées aux cheveux naturels de façon mécanique, grâce à des bagues en métal ou en plastique. Ce procédé est rapide et permet une tenue longue durée. Pour les enlever, il suffit de retirer les bagues. L'avantage de ces méthodes est qu'elles n'utilisent aucune substance adhésive, plus délicate à éliminer des cheveux.

Des mèches pour l'effet

De simples extensions individuelles peuvent être utilisées occasionnellement, pour une fête par exemple. Elles existent dans des couleurs vives et sont généralement fixées à des barrettes décoratives. Elles ne coûtent pas cher et sont faciles à poser.

La coupe parfaite

COUPE, SHAMPOING ET STYLE

Une coupe parfaite est rare. Les tendances en la matière changent souvent : cheveux longs ou courts, raides ou bouclés, sages ou audacieux. Les modes vont et viennent.

Se conformer à l'univers fluctuant des tendances est pour ainsi dire impossible, car les cheveux ne poussent pas aussi vite que les modes changent. Si vous décidez de suivre la tendance du court aujourd'hui, il vous faudra plusieurs mois pour pouvoir suivre celle du long.

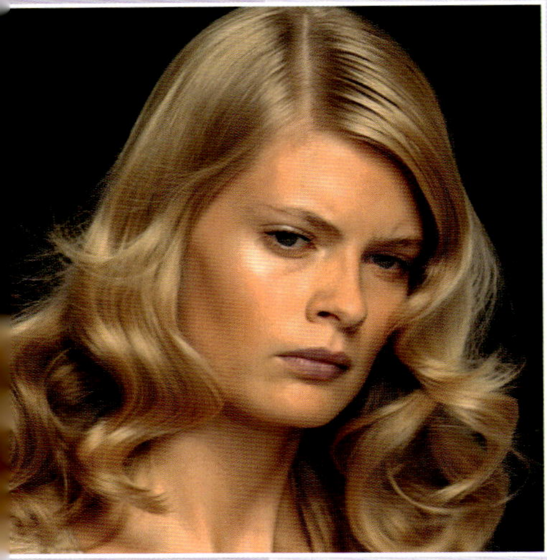

Par conséquent, il vaut mieux opter pour une coupe de cheveux qui vous va, plutôt que d'essayer à tout prix de suivre la mode. De toute façon, vous êtes bien plus belle quand vous vous sentez à l'aise avec vous-même et avec votre look.

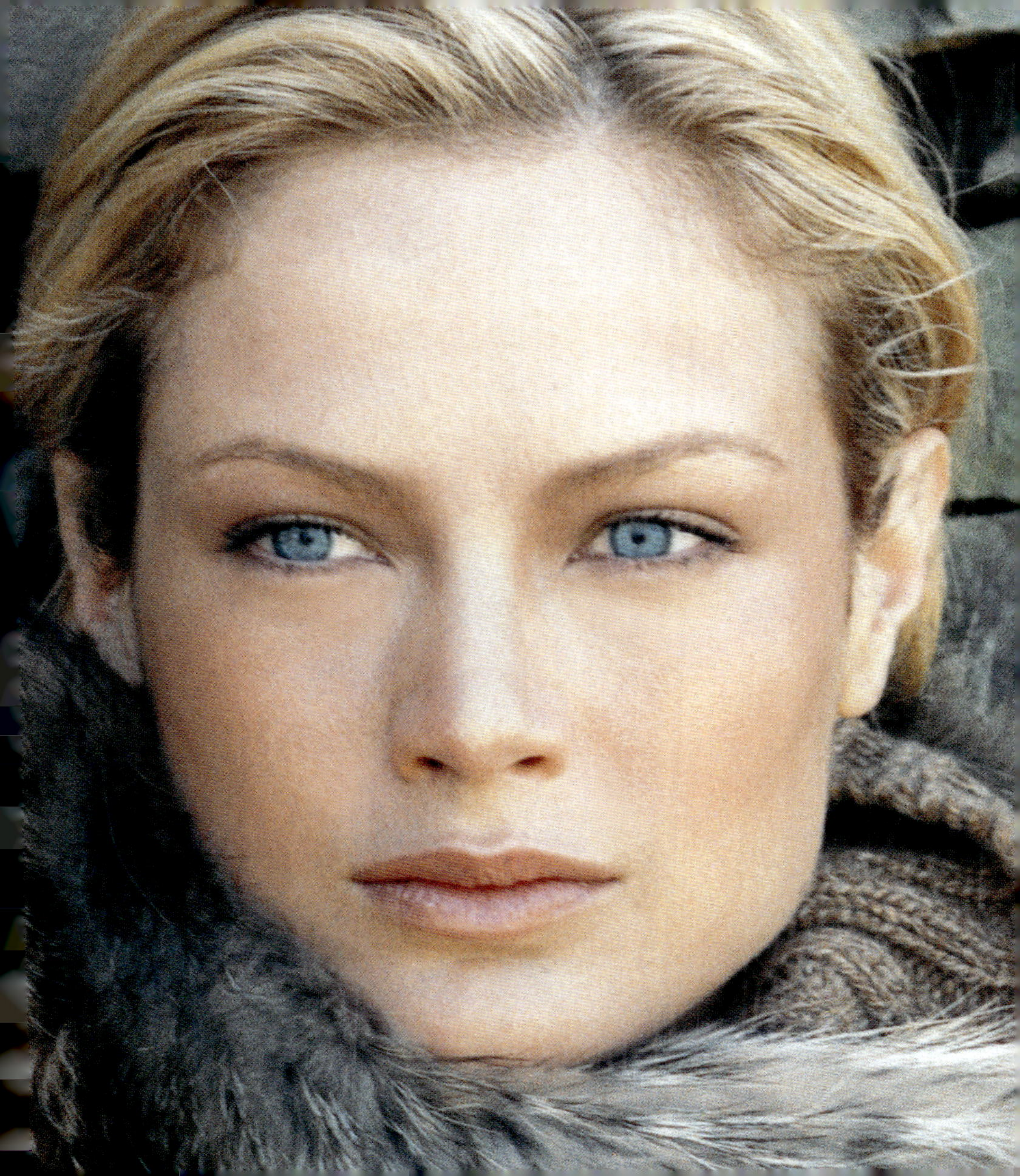

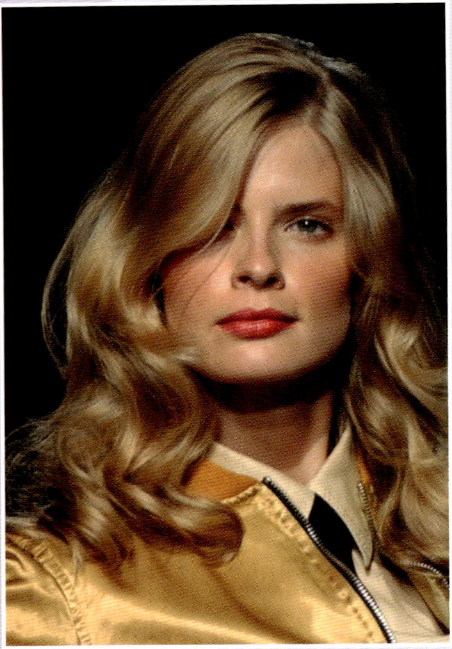

Les facteurs importants

Lorsque vous décidez de la coupe qui vous convient le mieux, gardez à l'esprit ce qui suit :

- Quelle est la forme de votre visage ? Voulez-vous l'accentuer ou l'atténuer ? Quelle est votre nature de cheveux ? Sont-ils fins ou épais ? Sont-ils denses ? Sont-ils raides, ondulés ou bouclés ?

- Que voulez-vous révéler de vous-même à travers votre coupe de cheveux ? Êtes-vous sportive, féminine, unique ou extravagante ?

- Combien de temps voulez-vous passer à vous coiffer chaque jour ? Votre coupe doit-elle être pratique et simple, ou versatile et adaptable ? Gardez à l'esprit que se coiffer chez soi n'est pas toujours aussi simple qu'en salon.

Tous ces facteurs doivent être pris en compte. Un bon coiffeur vous conseillera sur la coupe qui vous ira le mieux. Tenez compte de son avis, un professionnel prendra toujours en considération des éléments auxquels vous n'auriez pas pensé. Il ou elle pensera à ce qui peut dénaturer une coupe, évaluera l'ondulation naturelle de vos cheveux, et pourra même vous conseiller une couleur plus en accord avec votre teint.

Votre coiffeur peut aussi vous recommander les produits les plus adaptés à votre type de cheveux. Ces produits permettront à vos cheveux de rester beaux une fois sortie du salon.

La bonne coupe pour votre visage

Pour choisir votre nouvelle coupe, la forme de votre visage est le premier élément à considérer. Si vous voulez un style qui vous mette en valeur, il doit être en accord avec la forme de votre visage. Il est difficile d'évaluer objectivement sa propre forme de visage. Les coiffeurs visagistes sont les meilleurs juges en la matière, mais si vous avez besoin d'un peu d'aide, gardez ceci à l'esprit. Si la longueur de votre visage représente une fois et demie sa largeur, avec un front et des pommettes de largeur égale, votre visage est ovale. Les visages ronds ont une forme circulaire, de

Paraître plus jeune

Si vous voulez paraître plus jeune, tournez-vous vers des coupes ni trop extrêmes ni trop stylisées. La coupe doit rester simple. Un carré flatteur peut adoucir la sévérité des traits. Optez pour un look plus naturel, des styles trop travaillés pouvant donner une apparence plus mûre.

longueur et largeur similaires. Un visage en cœur possède un front et des pommettes larges mais une ligne de menton étroite. Un front fort et large ainsi qu'une mâchoire anguleuse indiquent un visage carré.

Voici les coupes les mieux adaptées aux cinq principales formes de visage, à savoir ovale, long, rond, en cœur et carré :

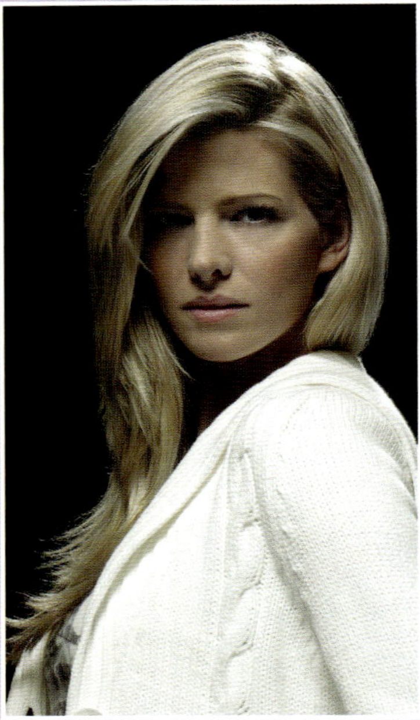

LE VISAGE EN CŒUR

Afin d'équilibrer l'étroitesse du menton, les coiffeurs recommandent de couper les cheveux sous le menton et parfois d'onduler ou de boucler les pointes. Les franges droites peuvent faire paraître le front plus petit. Les coupes courtes comme le carré ou les coupes mi-longues et volumineuses sont généralement les plus adaptées aux visages en cœur.

LE VISAGE CARRÉ

La largeur du front et du menton rend les visages carrés anguleux. Des coupes souples, ondulées par exemple, sont généralement plus adaptées car elles adoucissent le visage. Les cheveux longs vont particulièrement bien aux visages carrés car ils les allongent. Les coupes amples, comme celles avec une

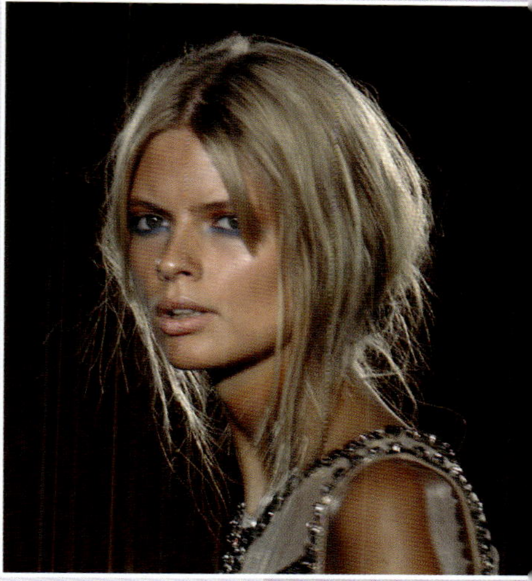

frange, harmonisent les lignes du visage et en équilibrent les proportions.

Les franges droites peuvent également accentuer le côté anguleux et sont assez avantageuses.

Le visage long et fin

Les coupes mi-longues sont les plus adaptées à ces visages car elles peuvent être dégradées. Les franges fonctionnent bien sur les grands fronts car elles donnent l'impression d'un visage moins long. Choisissez une coupe volumineuse, par exemple ondulée ou un carré. Une queue-de-cheval classique convient parfaitement aux visages longs.

Le visage rond

Des joues rebondies, un menton délicat et un front aux lignes douces sont typiques des visages ronds. Si vous voulez rendre votre visage plus étroit, choisissez une coupe à longueur d'épaules. Évitez les coupes dégradées et volumineuses, qui amplifient la rondeur du visage. Par contre, le dessus des cheveux doit être plus volumineux. Les coupes asymétriques sont également avantageuses. Mais évitez à tout prix les coupes très courtes car elles accentuent la rondeur du visage.

Quelques conseils de coiffure

Outre la forme de votre visage, prenez également en considération les conseils qui suivent :

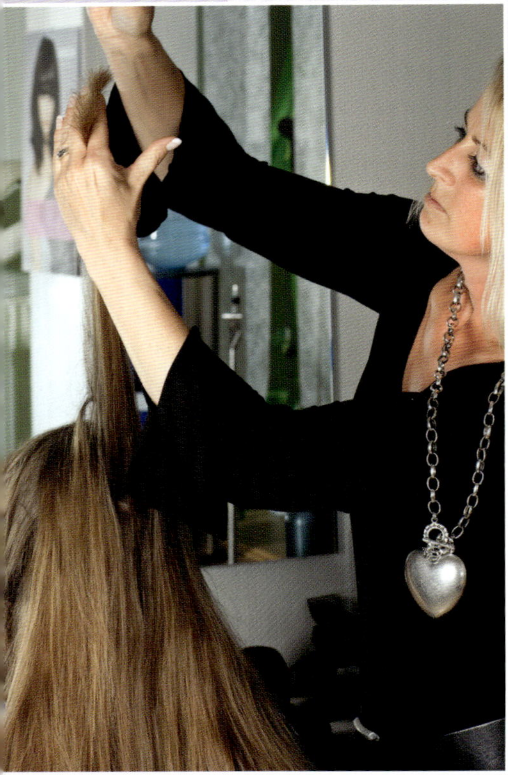

Les cheveux fins et clairsemés

- Un dégradé peut donner plus de densité aux cheveux fins. Si les cheveux sont naturellement ondulés, le dégradé peut être plus important. Le dégradé doit être droit sur les cheveux fins (à ne pas confondre avec les cheveux clairsemés).

- Les permanentes peuvent offrir aux cheveux un volume durable. L'utilisation de grands rouleaux donne un effet encore plus important.

- Les sprays volumisants maintiennent les cheveux en place, en créant du volume à la racine, les faisant paraître moins fins.

- Si vos cheveux sont fins et que vous décidez d'utiliser un fer à lisser, réglez-le sur une température basse et soyez douce. N'oubliez pas d'appliquer un spray protecteur avant le lissage.

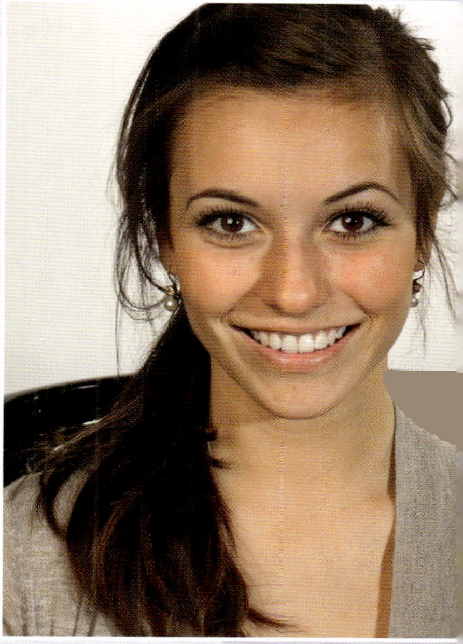

LES CHEVEUX LONGS

- Si vous coupez les pointes de vos cheveux trois ou quatre fois par an, cela leur permettra de rester en pleine santé, sur toute la longueur. Si vous avez beaucoup de pointes fourchues, demandez conseil à votre coiffeur sur les techniques permettant de n'éliminer que les cheveux abîmés.

- Si vous mettez des bandeaux, préférez ceux en tissus ou en cuir, car le caoutchouc accroche les cheveux et les abîme.

- Pensez à détacher vos cheveux longs de temps en temps, car les porter constamment attachés les abîme.

LES AUTRES STYLES DE COIFFURES

- Servez-vous de votre imagination lorsque vous tressez vos cheveux. Vous pouvez y inclure des accessoires comme des rubans de cuir ou irisés ou des fleurs. Selon l'effet souhaité, les tresses peuvent être de style ethnique ou plus champêtre.

- Entourer la tresse d'un accessoire décoratif donne du style si la couleur du ruban est différente. Fixez-le sur le dessus avec une jolie pince. Tresser les cheveux naturels avec des cheveux synthétiques de couleur différente aura un très bel effet.

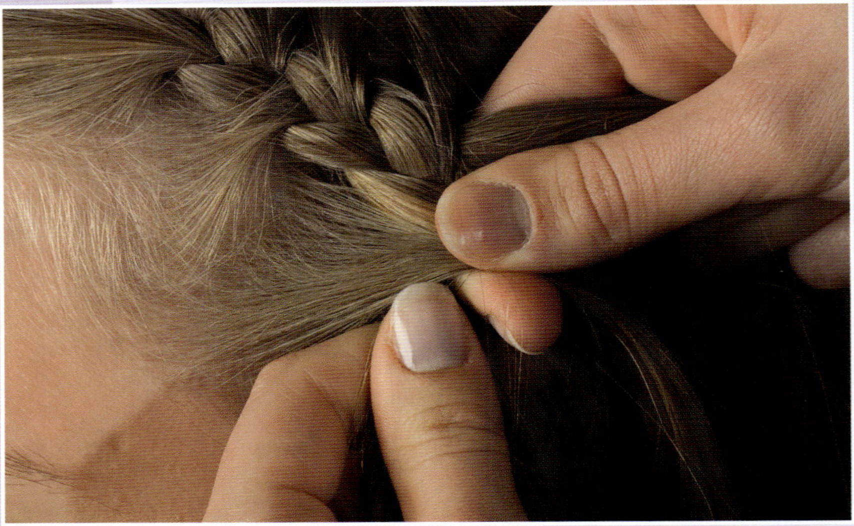

Si vous aimez les accessoires, les rubans originaux, les pinces ou les barrettes peuvent vous donner un style décontracté ou plus élégant pour une fête. C'est une excellente manière de rehausser votre coiffure.

Le chignon est un classique absolu et très versatile. Il peut se porter à la base de la nuque pour un look élégant, sur l'arrière de la tête pour un style plus professionnel, ou sur le dessus de la tête pour un style dynamique. Il est important de parfaitement peigner les cheveux en arrière pour réaliser cette coiffure.

Les cheveux mi-longs peuvent être allongés grâce à des extensions pour certaines coiffures. Si c'est la première fois que vous en essayez, il vaut mieux demander de l'aide à une amie.

Les cheveux des mauvais jours

Nous connaissons toutes les cheveux des mauvais jours. Si votre coiffure habituelle ne tient tout simplement pas, alors c'est une mauvaise journée. Vous n'arrivez à rien avec vos cheveux, ils sont juste raplapla. Cela peut être dû à votre cycle menstruel. Les changements métaboliques qui en découlent peuvent causer une transpiration ou une production de sébum plus importante, et rendre les cheveux gras ou plats.

Pour remédier à ce problème, vous pouvez utiliser de grands rouleaux et du spray coiffant. Séchez brièvement vos cheveux au sèche-cheveux. Brossez-les délicatement une fois les rouleaux retirés. Les cheveux longs et mi-longs peuvent être tirés avec quelques jolies pinces lors des mauvais jours. Vous pouvez aussi opter pour un style volontairement décoiffé. Si rien ne fonctionne, pensez à un joli chapeau ou à un foulard coloré.

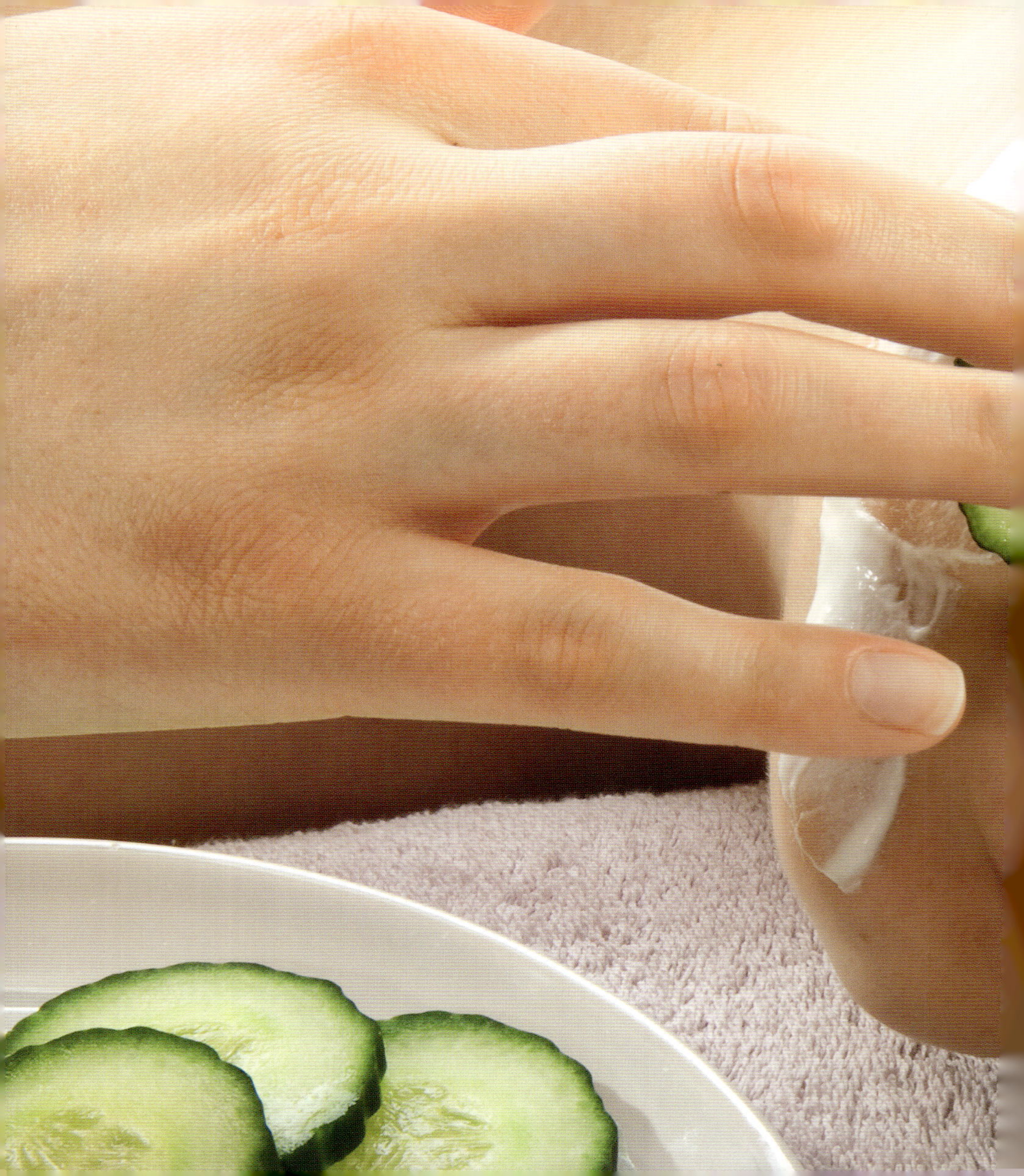

Les cosmétiques « maison »

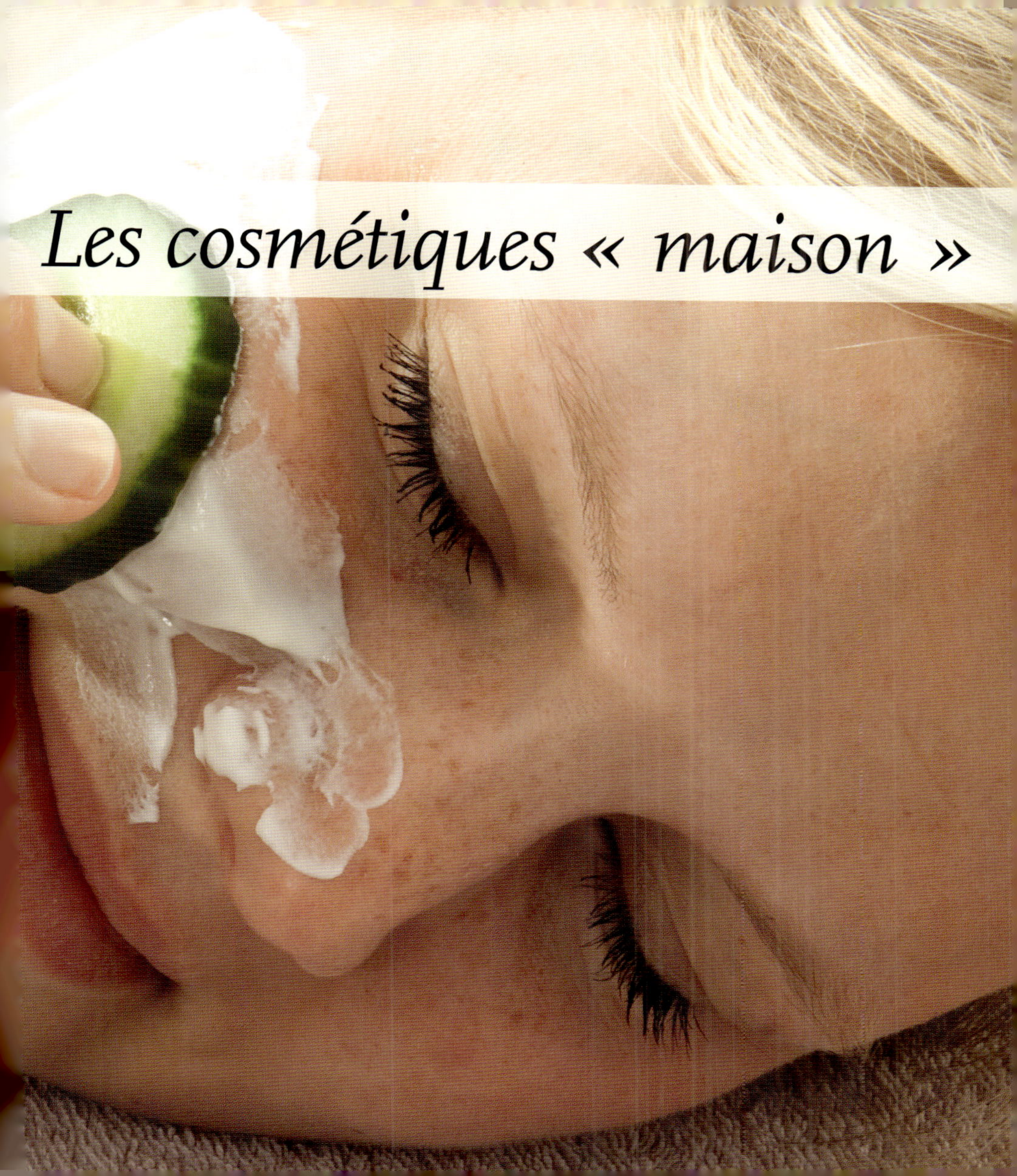

Des soins abordables

La beauté dans la cuisine

Vous n'avez pas forcément besoin d'acheter des crèmes coûteuses. La peau des fruits qui se trouvent dans votre réfrigérateur peut vous fournir des soins cosmétiques : les gommages, les masques et les soins qui ne s'utilisent pas au quotidien peuvent être fabriqués directement dans votre cuisine. Assurez-vous que les ingrédients soient frais et utilisez des produits de la meilleure qualité possible, comme par exemple les fruits bio exempts de pesticides et les huiles pressées à froid contenant les taux les plus élevés de nutriments.

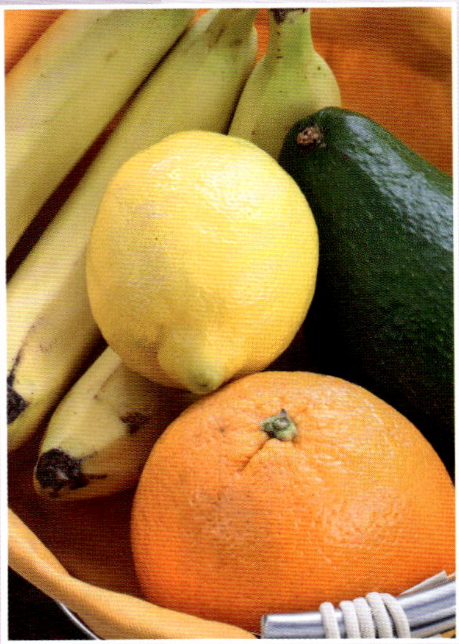

De nombreux fruits et légumes peuvent être transformés en masques pour le visage. En règle générale, souvenez-vous que les fruits contenant beaucoup d'huile, comme la banane ou l'avocat, conviennent parfaitement aux peaux sèches et abîmées, et que les fruits légers contenant une grande quantité d'eau comme le concombre et les tomates, sont plus adaptés aux peaux normales ou mixtes du fait de leurs propriétés nettoyantes et purifiantes.

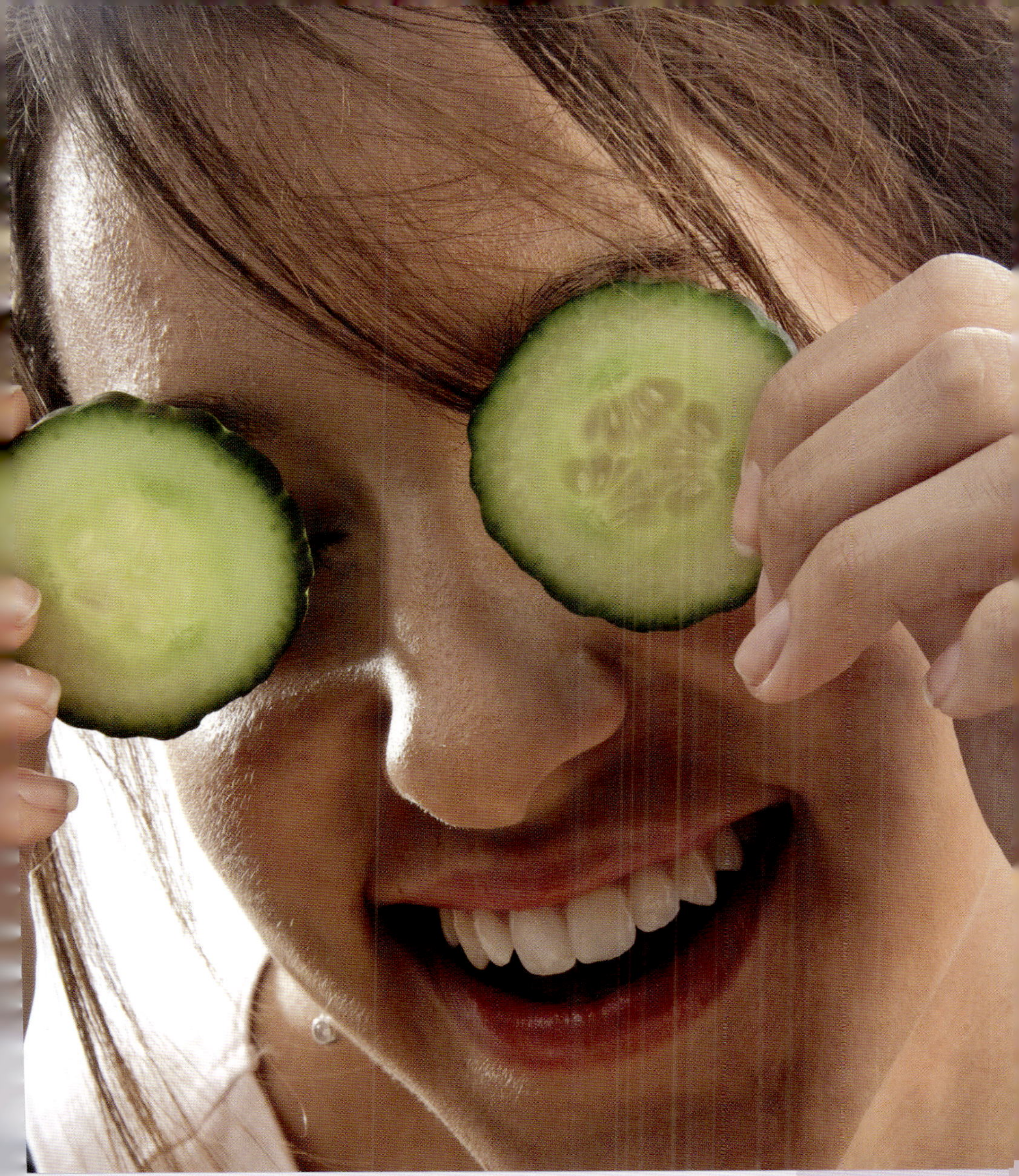

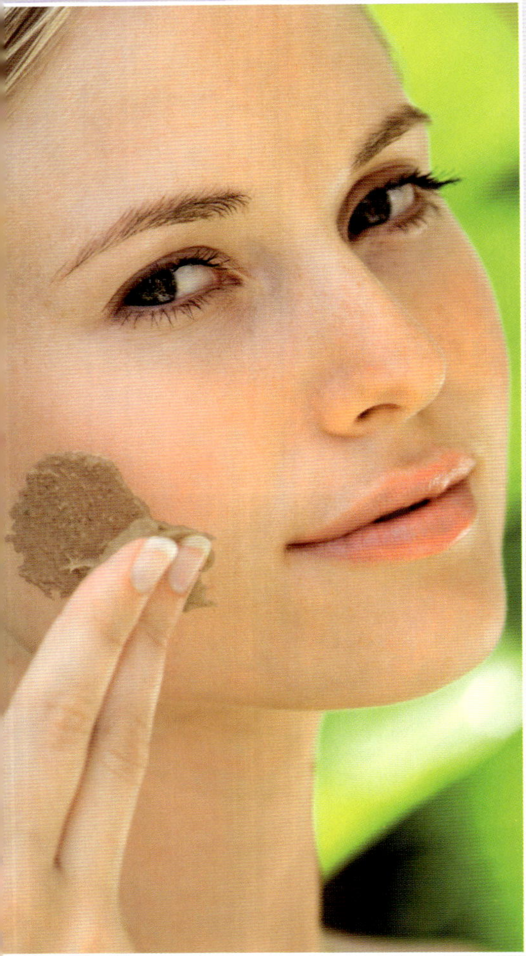

UN SOIN RÉPARATEUR

Pour des cheveux lisses, doux et brillants.

▬ 125 ml d'alcool à friction • 2 gros jaunes d'œuf • 1 c.s. d'huile d'olive • 1 c.s. de gel d'aloe vera

Mélangez tous les ingrédients et appliquez sur les cheveux secs. Laissez le masque agir pendant 20 minutes, puis rincez abondamment à l'eau tiède. N'utilisez pas de shampoing.

UN MASQUE APAISANT

Pour cheveux gras

▬ 4 c.s. d'argile cicatrisante • eau tiède • 3 gouttes d'essence d'huile de romarin

Mélangez l'argile à une quantité d'eau suffisante pour obtenir un mélange crémeux. Ajoutez ensuite l'huile de romarin. Massez les cheveux avec le mélange puis laissez poser 10 minutes. Rincez abondamment à l'eau tiède. Vous pouvez utiliser ce masque une fois par semaine.

Les soins pour le visage

Un gommage à l'amande
Purifie et soigne

▬ 3 c.s. de yaourt au lait entier • 3 c.s. d'amandes en poudre • 1 c.s. de miel • 1 c.s. d'extrait de calendula (en option)

Mélangez tous les ingrédients jusqu'à obtention d'une pâte crémeuse. Appliquez généreusement sur le visage et le cou. Massez délicatement le masque gommant et rincez-le à l'eau tiède.

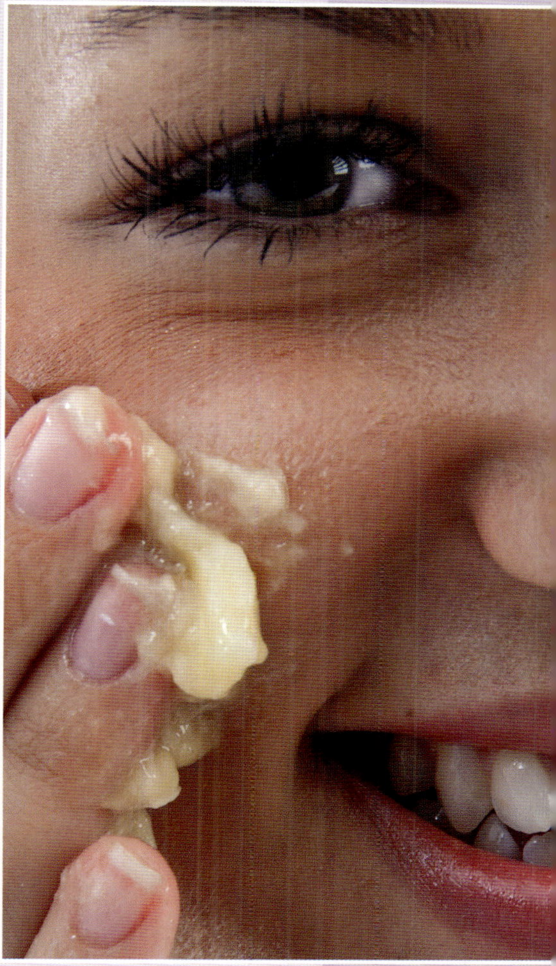

Un gommage à la papaye
Pour un nettoyage intensif

▬ 1 papaye mûre

Réduisez la papaye en bouillie et étalez sur le visage. Laissez poser deux minutes. Massez délicatement le visage avec des mouvements circulaires, puis rincez abondamment à l'eau tiède.

Un masque classique au concombre

Rafraîchissant et tonifiant

- 1 concombre

Coupez le concombre en tranches très fines ou râpez-le pour pouvoir recouvrir la totalité du visage. Appliquez sur le visage et laissez agir pendant 30 minutes.

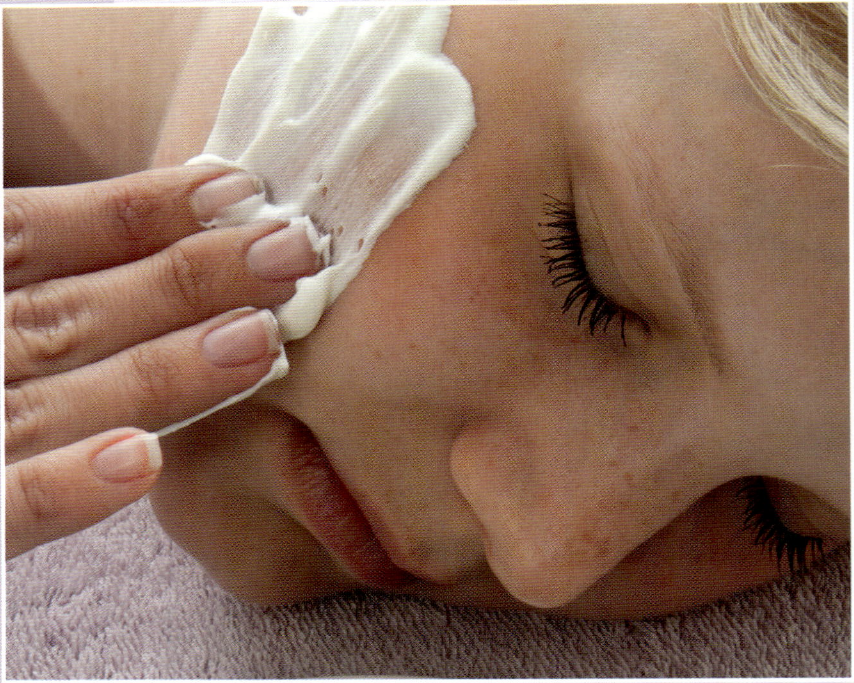

Un masque à la tomate

Purifiant

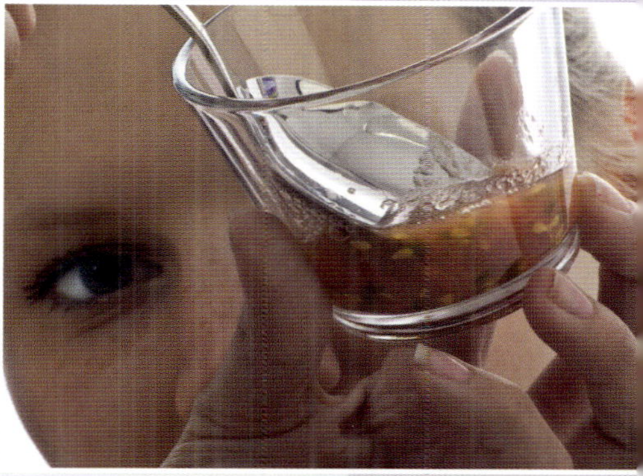

▬ 2 tomates bien mûres

Coupez les tomates en deux et récupérez la partie tendre. Appliquez sur le visage et laissez agir pendant 20 minutes. Ce masque purifie les peaux grasses et mixtes.

Un masque au fromage blanc

Rafraîchissant

▬ 1 jaune d'œuf • 1/2 c.c. d'huile d'olive • 3 c.s. de fromage blanc • 2 c.s. de yaourt

Mélangez tous les ingrédients jusqu'à obtention d'une pâte crémeuse et appliquez-la sur le visage. Laissez poser environ 15 minutes. Ce masque convient aux peaux jeunes ou matures. Il rafraîchit les peaux fatiguées et est idéal avant une soirée.

Un masque à la banane et au miel

Pour les peaux sèches

▬ 1 banane mûre • 1/2 c.c. de jus de citron • 1 c.s. de miel

Réduisez la banane en purée, ajoutez-y le jus de citron puis le miel. Appliquez sur le visage et laissez agir pendant environ 10 minutes. Rincez abondamment à l'eau tiède. Ce masque procure vitamines et nutriments à la peau.

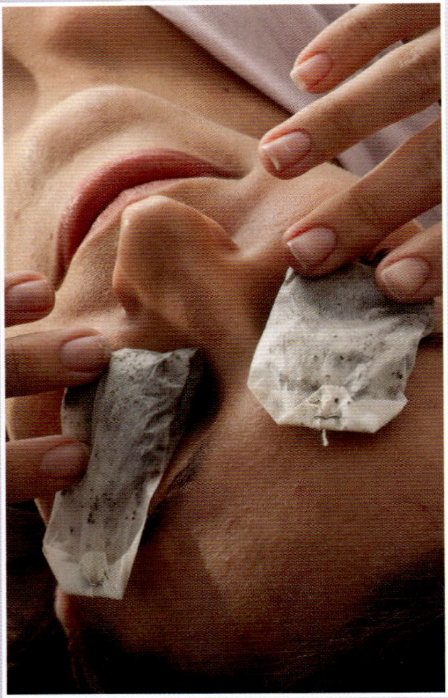

LES COMPRESSES DE THÉ

Pour les yeux gonflés

- 2 sachets de thé à la camomille ou aux fleurs de tilleul

Placez les sachets dans un récipient, versez de l'eau bouillante et laissez tremper une minute. Retirez les sachets de l'eau avec précaution et laissez-les refroidir. Dès que la température est agréable, placez les sachets sur les paupières. Laissez agir aussi longtemps que vous le souhaitez.

Astuce : les yeux gonflés ne peuvent être apaisés qu'avec de la fraîcheur. Vous pouvez rafraîchir deux cuillères en les plaçant au réfrigérateur, puis appliquez-les sur vos yeux. Répétez l'opération si nécessaire.

LE MASQUE PLAISIR EXQUIS

Étalez une cuillerée de miel sur vos lèvres gercées. Les minéraux, les vitamines et les protéines aident la peau des lèvres à se régénérer. Le seul « inconvénient » est qu'il faut laisser agir le miel au moins dix minutes avant de pouvoir le manger !

Les bains et les gommages pour le corps

Un bain au lait et au miel

Pour une peau veloutée

- 2 l de lait entier • 6 c.s. de miel

Chauffez le lait et faites-y fondre le miel. Ajoutez le mélange à l'eau de votre bain et relaxez-vous. Si votre peau est très sèche, remplacez un demi-litre du lait par la même quantité de babeurre.

Le gras du lait a des propriétés hydratantes et apaisantes. Les acides lactiques agissent comme un exfoliant doux. Les enzymes encouragent la production cellulaire, ont des fonctions antibactériennes et retiennent l'hydratation.

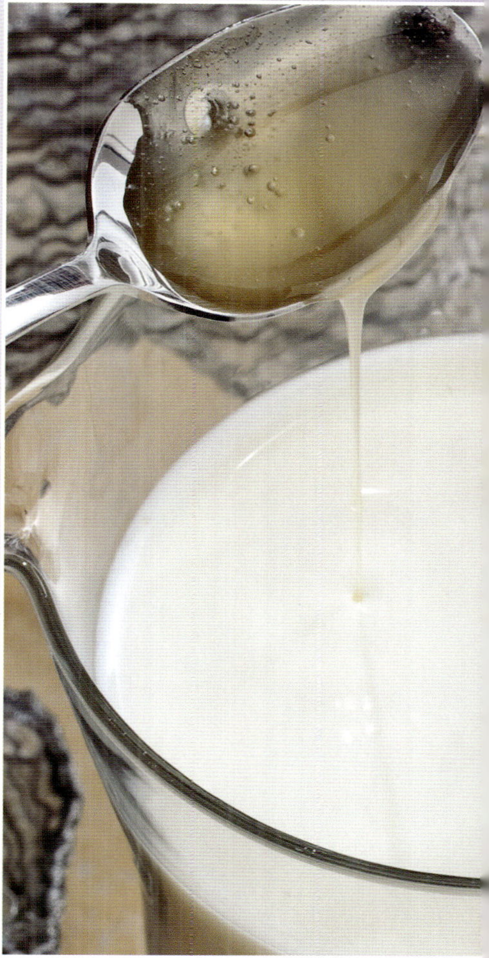

Un bain cicatrisant au sel de mer

Stimulant

- 250 à 500 g de sel de mer

Dissoudre le sel dans un bain à 37 °C. Le sel de mer stimule, renforce et détoxifie. Il a également des propriétés cicatrisantes.

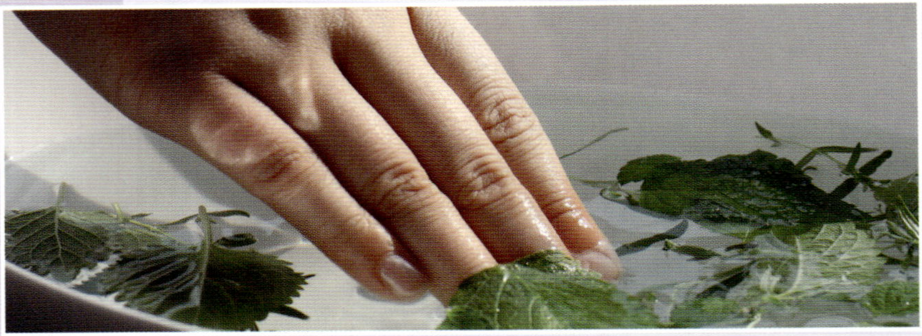

Un bain aux plantes

Les bains aux plantes sont bons pour la peau mais aussi pour la respiration. Chaque plante a une utilité particulière. La camomille est nettoyante et antibactérienne. La lavande est apaisante et le romarin stimulant.

Remplissez un sac de toile avec 250 g de vos plantes préférées. Ajoutez-le à votre bain pendant que vous le faites couler. Retirez le sac du bain avant d'y entrer.

Un gommage au sel

Pour une peau douce

- 2 c.s. de sel de mer • un peu de lait

Mélangez le sel à une quantité de lait suffisante pour obtenir une pâte. Massez délicatement votre peau après avoir pris une douche, puis rincez. Votre peau sera d'une douceur incroyable.

Les soins pour les mains

Un masque à l'avocat

Pour un soin intensif

▬ 1 avocat mûr • 1 c.s. de jus de citron• 1 jaune d'œuf

Écrasez l'avocat avec le citron puis ajoutez-y le jaune d'œuf. Étalez le mélange sur vos mains et laissez poser environ 20 minutes. Placez vos mains dans un sac plastique ou enveloppez-les avec du film plastique pour augmenter l'efficacité du soin grâce à la chaleur de vos mains. Ce soin nourrit les mains et les rend moins sèches.

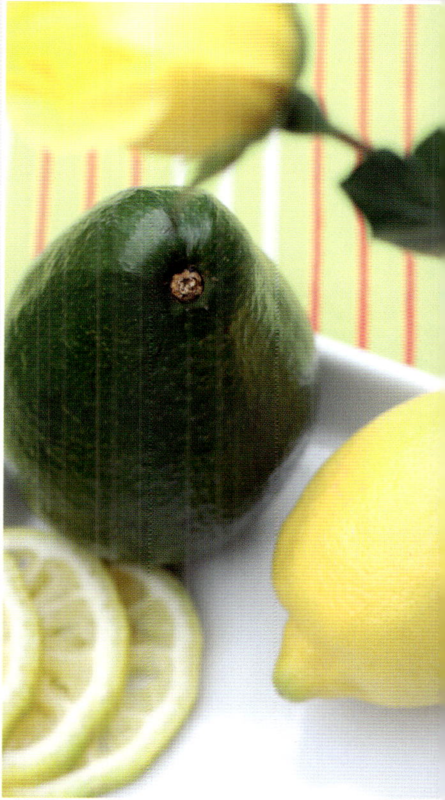

Un masque à la banane

Pour une hydratation apaisante

▬ 1 petite banane mûre • 1 c.c. d'huile d'olive ou de babeurre

Écrasez la banane avec l'huile ou le babeurre jusqu'à ce que le mélange soit crémeux. Étalez le mélange sur vos mains et laissez poser environ 20 minutes. La banane hydrate la peau de vos mains.

Les soins pour les pieds

Un bain de pieds à la camomille

Pour les pieds fatigués

▬ 1 c.s. de fleurs de camomille ou un sachet de thé à la camomille • 235 ml d'eau bouillante

Versez l'eau bouillante sur la camomille et laissez tremper 15 minutes. Retirez la camomille et versez dans une bassine. Laissez tremper vos pieds environ 5 minutes. Séchez bien et appliquez ensuite une crème pour les pieds.

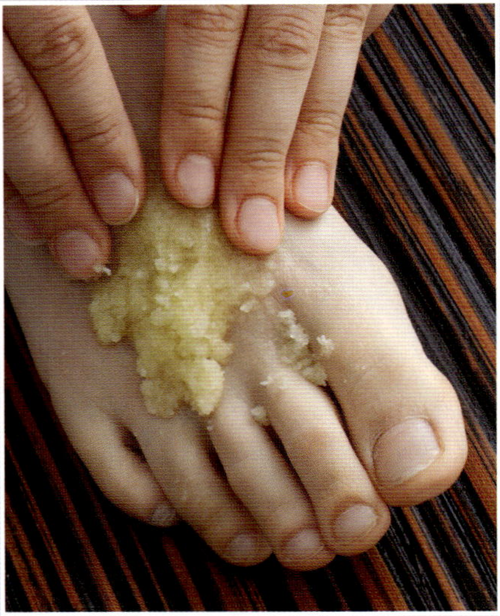

Un gommage au sucre

Pour des pieds doux

▬ 2 c.s. de sucre extra-fin • 2 c.s. de sucre perlé • 1 c.s. d'huile de germe de blé • 1 c.s. d'huile d'olive

Mélangez les deux sucres et ajoutez-y l'huile. Appliquez sur les pieds et laissez agir pendant environ 15 minutes. Massez ensuite pendant environ une minute. Rincez abondamment à l'eau tiède et séchez correctement. Vous pouvez maintenant appliquer un masque ou une crème nourrissante sur vos pieds.

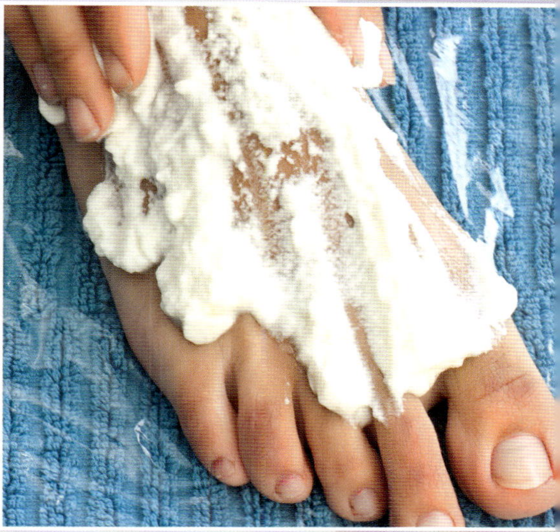

Un masque au fromage blanc et à l'œuf

Pour les pieds secs

3 c.s. de fromage blanc • 1 jaune d'œuf • 1 c.s. de crème • 3 gouttes d'huile de jojoba • du film plastique

Mélangez le fromage blanc, le jaune d'œuf et l'huile de jojoba. Étalez sur les pieds et enveloppez-les dans le film plastique. Enveloppez ensuite dans une serviette et laissez poser environ 15 minutes. Rincez à l'eau tiède, séchez parfaitement et enfilez des chaussettes bien chaudes.

Un masque au yaourt

Pour des pieds doux

2 c.s. de lait entier ou de yaourt crémeux • 3 c.c. de lait d'amande • 1 c.s. de miel • 1 c.s. d'huile d'olive • du film plastique • 1 paire de chaussettes en laine ou 2 petites serviettes

Mélangez le yaourt avec le lait d'amande et le miel. Appliquez sur les pieds. Enveloppez-les dans le film plastique puis dans les serviettes. Surélevez vos pieds. Laissez poser environ 20 minutes puis rincez à l'eau tiède. Séchez parfaitement vos pieds et enfilez des chaussettes bien chaudes.

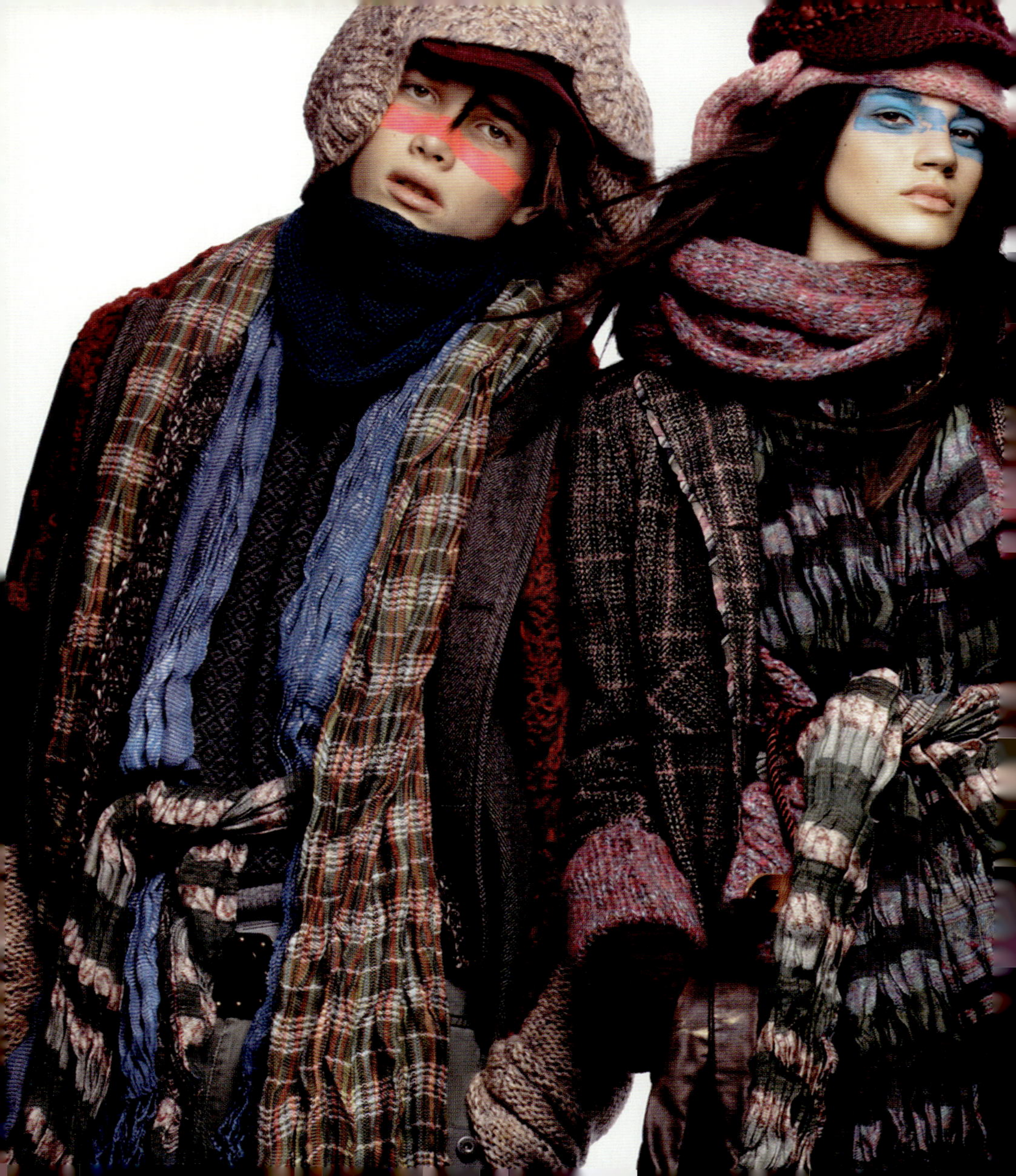

Trouver son style

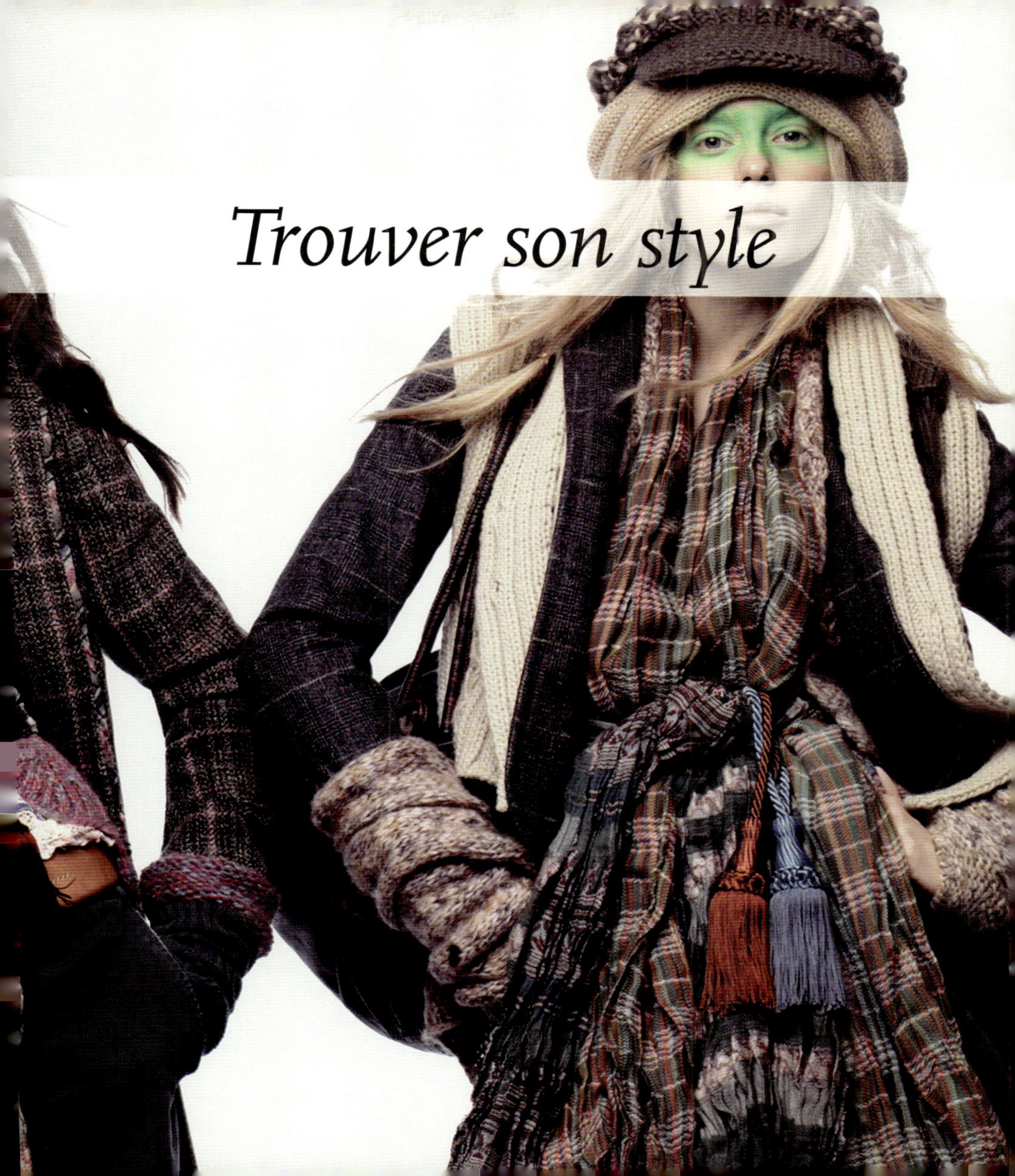

Mon style

Votre propre style

Nous savons toutes à quel point il est difficile de savoir quoi porter. Certains jours, il suffit simplement de piocher dans sa garde-robe pour trouver la tenue idéale. Mais d'autres jours, rien ne va. Il en est de même pour le shopping, il y a des jours avec et des jours sans. Et cela concerne beaucoup de choses : chaussures, bijoux, accessoires et ainsi de suite.

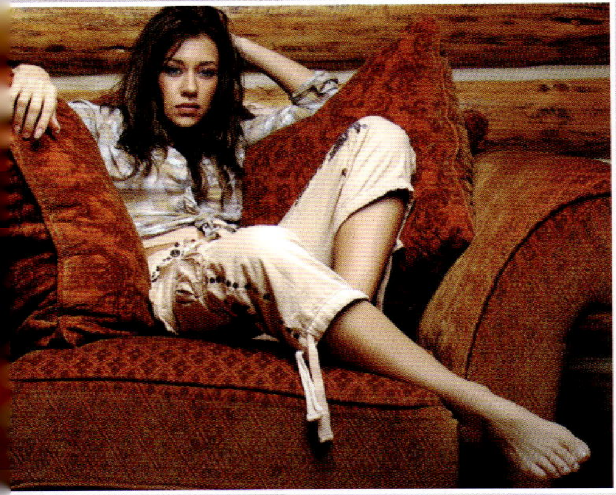

Le moyen infaillible pour être belle est de suivre son propre sens du style. Avoir votre propre style vous permet d'économiser du temps, de l'argent et de l'énergie, car vous n'achetez finalement que ce dont vous avez besoin. Vous apprenez à adopter certaines tendances et à en ignorer d'autres.

Mais trouver son propre style est plus simple en théorie qu'en pratique. Chaque femme a sa propre personnalité, sa signature, sa façon de s'exprimer.

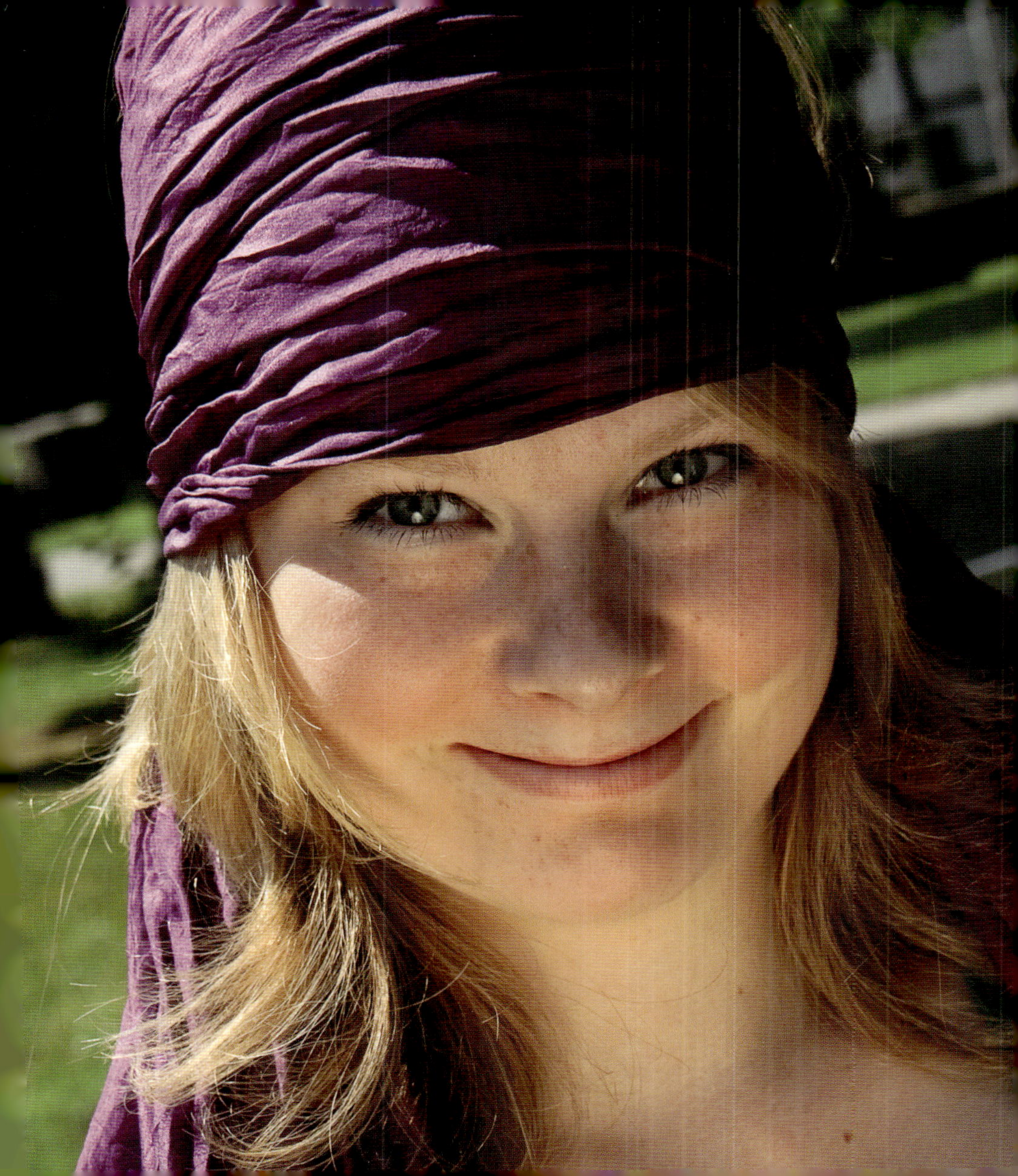

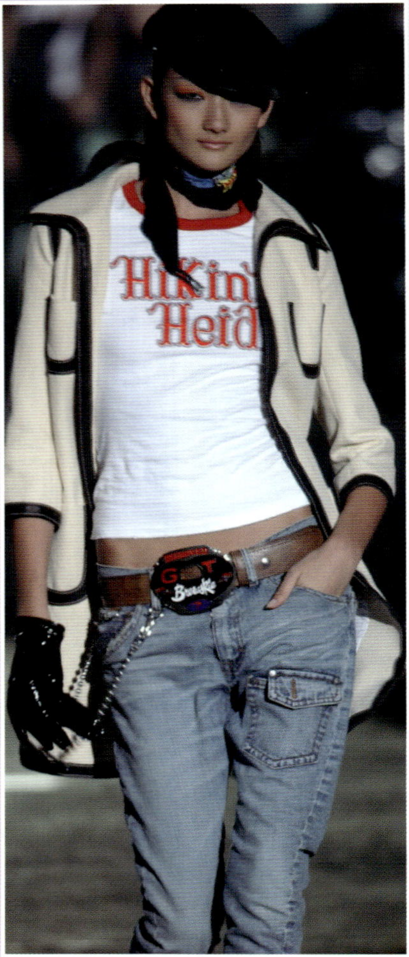

Le style est une expression du caractère. Il n'est pas seulement question des traits de caractères comme le fait d'être chaleureuse, décontractée ou joviale, mais également de l'expression de ses rêves, de ses désirs et de ses préférences. Le fait de se connaître soi-même est une part importante dans la création de son propre style. Vous devez vous connaître afin de pouvoir exprimer votre personnalité à travers votre façon de vous habiller. Plus vos vêtements correspondront à votre personnalité, plus vous vous sentirez à l'aise.

Commencez par vous interroger sur votre véritable « vous ». Les réponses ne sont pas forcément simples. Mais plus vos questions seront détaillées, plus vos réponses seront concrètes, et plus votre propre style sera facile à déterminer. Voici trois questions simples à vous poser pour déterminer votre style :

- Qui suis-je et comment suis-je ?
- Quelles sont mes caractéristiques ?
- Qu'est-ce que j'apprécie chez moi ?

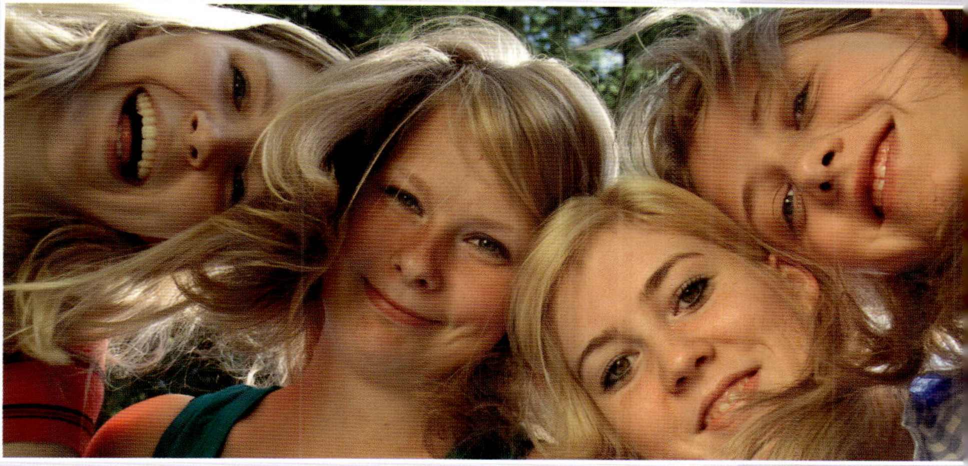

Questions de style détaillées

Quel est mon style ? Et quel style me convient ? Les questions qui suivent peuvent vous aider à y répondre.

- Quelles tendances ou modes (par exemple, le style années 1950) me plaisent ou me correspondent ?
- À quel style de féminité est-ce que je m'identifie ?
- Quel genre de femme aimerais-je être ?
- Quels types de modes me plaisent ?
- Quelles couleurs ou tissus me plaisent ?
- Quels vêtements me font me sentir à l'aise et pourquoi me plaisent-ils ?

LES DIFFÉRENTS STYLES

Bien que nous soyons toutes uniques, on peut identifier quelques types basiques, tels que décontracté, élégant ou romantique. Il n'existe aucune définition standard, les descriptions suivantes ne sont donc que les grandes lignes.

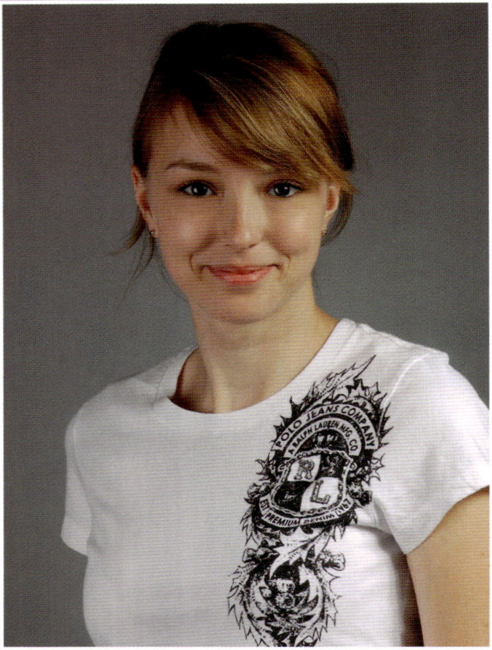

LE STYLE DÉCONTRACTÉ

Ce style est souvent associé au confort, aux vêtements faciles à porter et à la vie de tous les jours. Ce style de vêtements est généralement simple et informel. Cela ne signifie pas que ceux qui portent ce type de vêtements ne font pas attention à la coupe, aux associations de couleurs ou aux matières. C'est bien souvent tout le contraire. Les « styles décontractés » s'habillent de façon appropriée.

Que ce soit sur leur temps libre, en vacances ou en voyage d'affaires, ceux qui choisissent le look décontracté s'appuient sur une garde-robe simple, respirant l'ouverture, la confiance en soi, la jeunesse et le naturel.

Le style élégant et classique

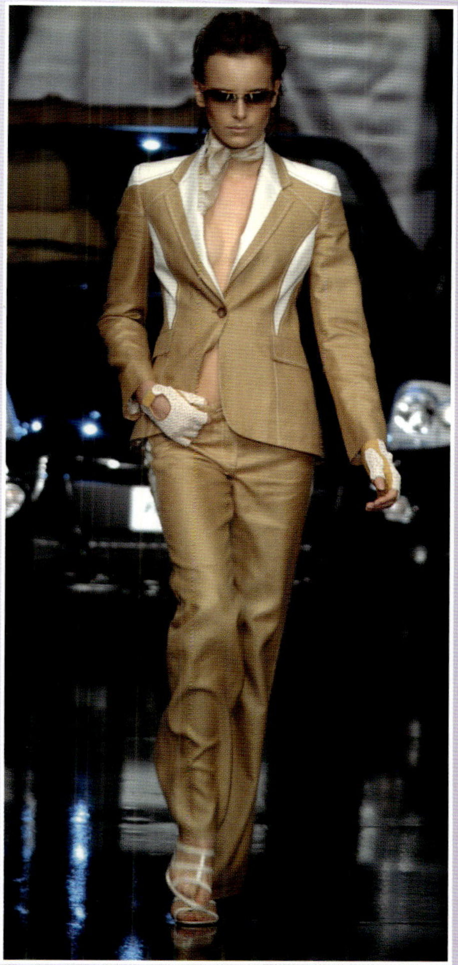

Les femmes soucieuses de la mode tendent vers un look élégant et classique. Que ce soit à la maison, au travail ou pendant les loisirs, ce type de personne s'habille selon les circonstances, en journée comme en soirée. Ce look chic et intemporel se retrouve dans leur garde-robe. Les bonnes coupes et les bonnes formes ainsi qu'une haute qualité sont indispensables.

Quoi qu'il en soit, les fines connaisseuses de la mode évitent les styles voyants. Leur simplicité ressort à travers leurs vêtements. Ils sont féminins et peuvent avoir un côté décontracté, si l'occasion le permet. Les personnes qui adoptent le style classique savent quelles tendances suivre et celles à laisser de côté. En ce qui concerne les accessoires, plus il y en a, mieux c'est.

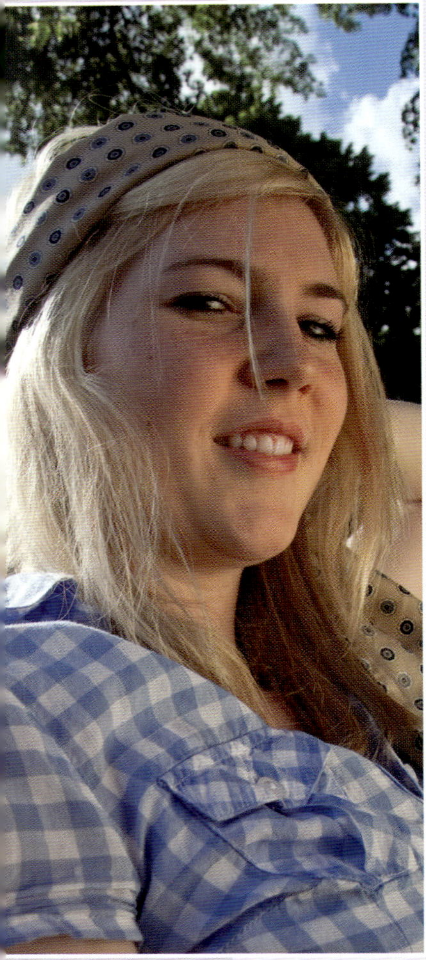

Le style romantique

Ce type est basé sur la sensualité féminine. Les personnes de « style romantique » sont sensibles et préfèrent les styles gais et jeunes, leur donnant parfois un air un peu juvénile. Malgré tout, ce type donne une apparence convaincante et sûre. Ce mélange de jeunesse et de confiance en soi est très attirant. Coupes ludiques, détails raffinés et tissus doux et fleuris font partie du style romantique. La couleur joue un rôle très important et ne peut pas être trop voyante ou vive. Les associations de couleurs sont toujours justes, souvent assorties à la couleur des yeux. Les imprimés floraux, la soie, le satin, la mousseline, les nœuds et les broderies, ainsi que les accessoires, sont toujours portés avec goût.

Le style artistique (excentrique)

Ce type consiste à arborer des vêtements modernes, de style intellectuel. Le style artistique s'identifie aux designs actuels et utilise la mode comme moyen d'expression. Les tendances ne sont pas adoptées, mais interprétées. Les « styles artistiques » sont constamment à la recherche de nouvelles idées, de vêtements extravagants des marques avant-gardistes, et adorent les boutiques pleines de caractère.

Du fait qu'ils sont très conscients d'eux-mêmes et individualistes, les personnes qui choisissent le style artistique adorent découvrir de nouveaux créateurs. Leur style peut être sensuel et expressif, mais rarement ostentatoire. Le type artistique est très conscient des apparences, mais exagère rarement.

Le style théâtral (glamour)

Ce style s'adresse aux femmes qui aiment faire une entrée remarquée. Glamour et paillettes, luxe et extravagance sont les fondements de cet univers. Cela demande une confiance en soi infaillible, car ce style vise à se faire remarquer au milieu de la foule et à attirer l'attention. Dotés d'un grand sens de la mode et intrépides, les adeptes de ce type s'amusent beaucoup avec les tendances. Les coupes inhabituelles, les couleurs et les associations sont essentielles, et les tenues ne doivent jamais sembler désabusées. Les chapeaux et les accessoires extravagants sont de mise.

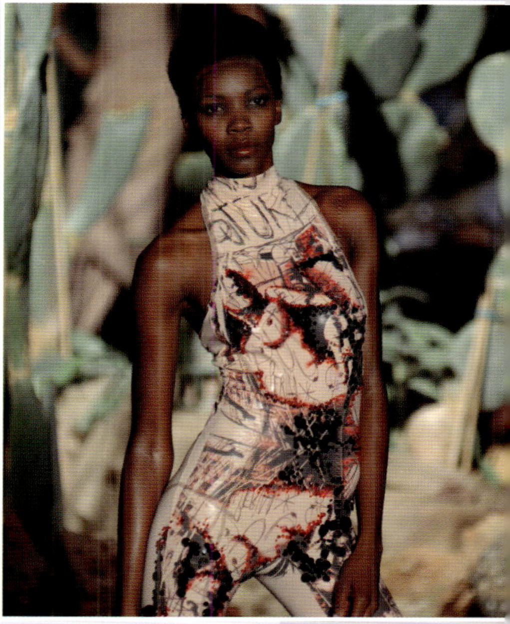

Ces fashionistas ont une goutte de luxe et d'extravagance dans le sang, qui leur permet de suivre les tendances.

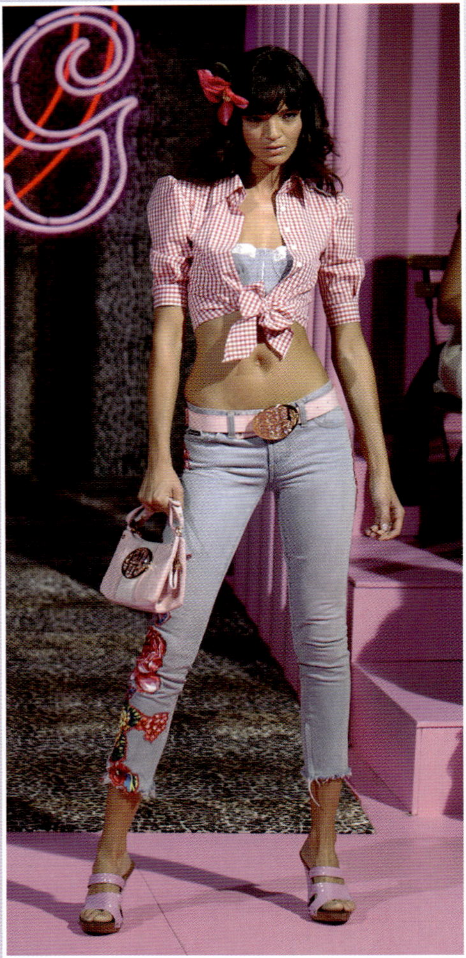

Tout est question d'équilibre

La plupart des femmes ne rentrent dans aucune de ces catégories. Si vous êtes à la recherche de votre propre style, réfléchissez à ce à quoi vous vous identifiez et faites les comptes en termes de pourcentages. Vous pouvez par exemple être à 50 % décontractée, 30 % artistique et 20 % élégante.

Mais votre propre style ne se limitera jamais à l'addition de ces basiques. Il est fait de vos traits de caractère, de vos préférences, de concepts individuels, ainsi que de votre style idéal.

Quelqu'un de très réservé et de modeste pourra aller vers des vêtements pratiques et fonctionnels mais très tendance. Des vêtements peu communs ou lourds seraient atypiques pour cette personne. Il serait tentant de dire que les personnes les plus extraverties et à la

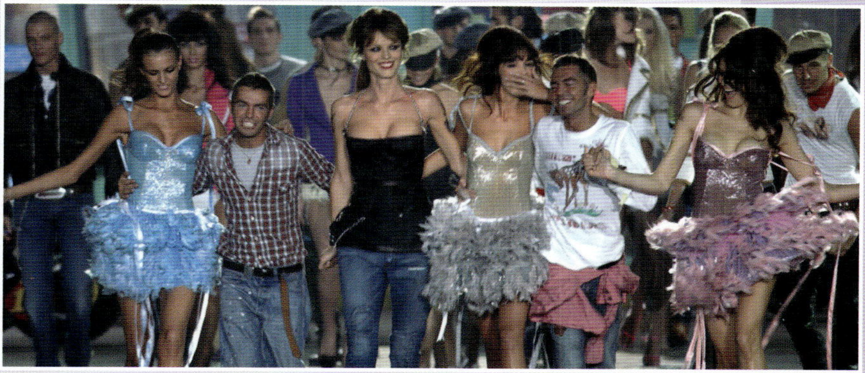

recherche du contact des autres sont plus susceptibles de porter des vêtements qui sortent du commun.

Les modèles auxquels nous souhaiterions nous conformer en disent aussi énormément sur notre style.

Celle qui admire l'élégance des reines souhaite peut-être intégrer une élégance discrète à sa propre garde-robe. Ou peut-être choisira-t-elle de porter des vêtements légers et aériens pour avoir un air plus angélique.

Les attributs physiques tels que la taille, la silhouette, le type de peau, la couleur des cheveux et des yeux sont importants dans le choix de ce qui nous va. Le choix des associations de couleurs, des types de tissus, de la coupe des vêtements, de la longueur des vestes, pantalons et robes dépend de notre morphologie.

Mettre sa silhouette en valeur

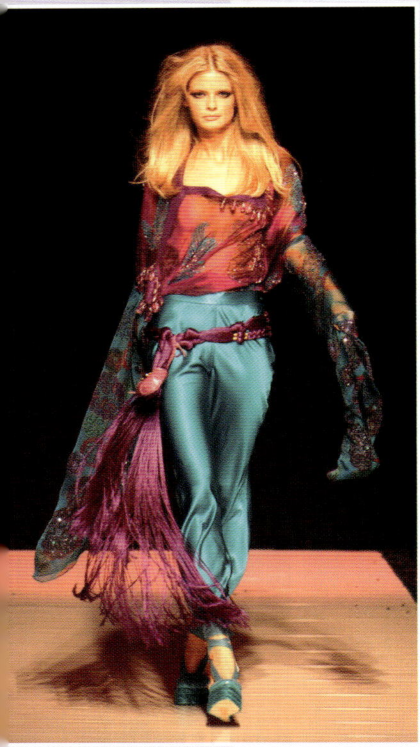

Analyse de la silhouette

Nous avons toutes des parties de notre corps qui nous posent problème. Le simple fait de les nommer, sans pour autant se trouver déplaisante dans l'ensemble, est un pas vers la confiance en soi et l'élégance. Il existe un type de vêtements pour chaque type de corps, même pour les amoureuses de chocolat.

Les vêtements adaptés minimisent les défauts et valorisent les belles parties de notre corps. Si vous avez un joli décolleté, des bras sculptés, de longues jambes ou de jolies fesses, mettez-les en valeur. Ce simple geste suffit à minimiser les zones qui vous posent problème.

Voici quelques conseils simples d'habillage en fonction des différentes morphologies :

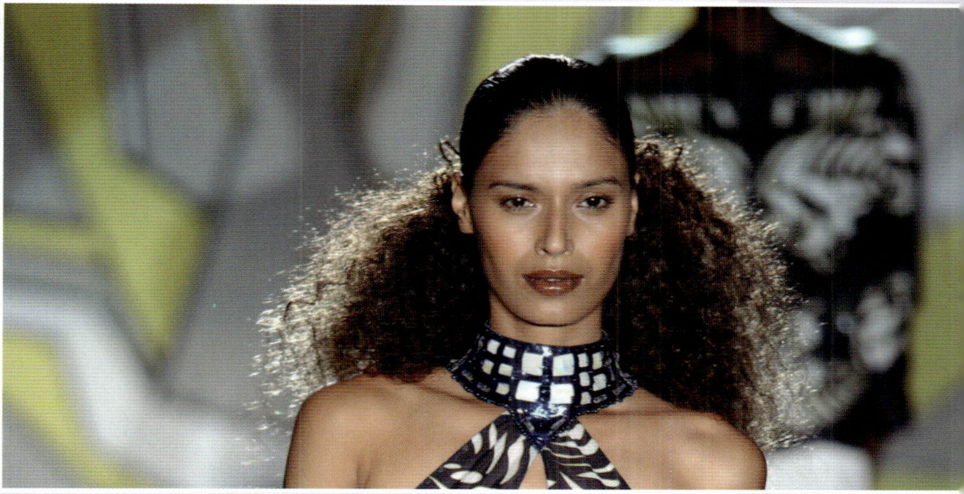

UN LONG COU

Si vous avez un long cou, choisissez des coupes profondes et étroites pour faire paraître votre cou encore plus long. Vous pouvez aussi porter un col roulé si vous voulez le faire paraître plus court.

UN PETIT COU

Les cols en V sont idéals car ils allongent le cou. Choisissez de longs colliers pour renforcer cette impression.

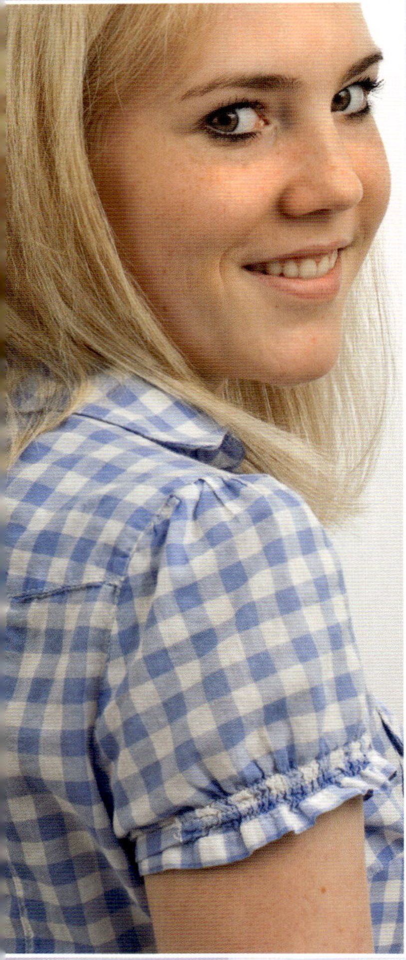

Les épaules larges

Les hauts sans manches et les encolures bateau sont à proscrire à celles qui ont les épaules larges. Les épaulettes sont également une mauvaise idée car elles accentuent la largeur des épaules. Les profonds décolletés en V permettent de détourner l'attention des épaules et de l'attirer vers le cou.

Les épaules étroites

Si vous avez une carrure étroite, la bonne coupe peut faire paraître vos épaules plus larges. Les encolures bateau par exemple sont une bonne idée, tout comme les manches bouffantes et les épaulettes.

Des bras larges

Évitez de porter des manches qui s'arrêtent là où le bras s'affine, ainsi que des manches bouffantes. Essayez plutôt les manches chauve-souris qui dissimulent le problème. Si vous choisissez de porter une robe sans manches, associez-la à une étole légère.

Une poitrine imposante

Une poitrine imposante sera valorisée par des décolletés plongeants ou des cols en V.

Une poitrine menue

Si vous faites partie de celles qui aimeraient avoir plus de poitrine, les coupes empire sont faites pour vous. L'ourlet sous la poitrine donne l'illusion qu'elle est plus importante. Des volants à ce niveau font également des miracles.

Des hanches larges et un petit ventre

Si vous êtes un peu ronde, évitez les tissus à motifs. Des couleurs unies et douces sont plus recommandées. Les coupes évasées font des miracles car elles mettent en valeur le haut du corps et détournent l'attention de la partie inférieure.

Le tissu aussi est important car il peut être flatteur ou, au contraire, vous désavantager. Les tissus souples cachent les rondeurs, alors que les tissus brillants ou transparents attirent l'œil.

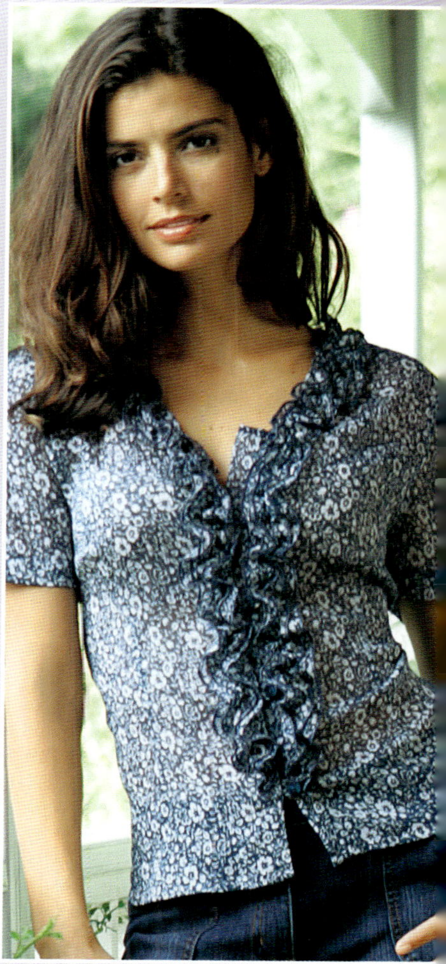

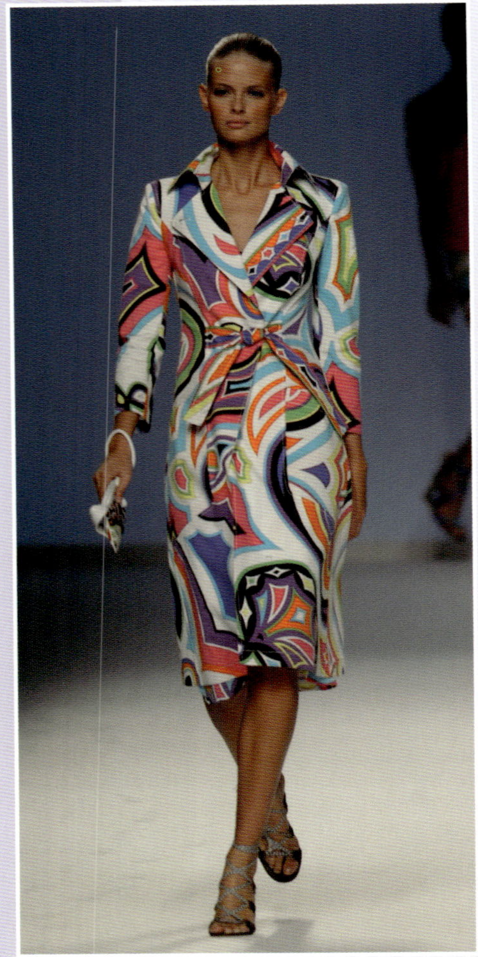

Les coupes verticales et les superpositions de tissus allongent, alors que les coupes horizontales ont tendance à raccourcir.

Grande et mince

Les longues robes à motifs de couleurs vives vont bien mieux aux grandes qu'aux petites. Les femmes minces peuvent finalement porter tout ce qu'elles veulent. Si vous êtes un peu ronde, choisissez des vêtements qui dissimuleront les zones problématiques. Les robes t-shirt en coton imprimées sont décontractées, confortables et peuvent faire paraître plus grande.

En règle générale, les ceintures, les grands motifs et les rayures horizontales cassent les longues silhouettes. Pensez à porter une fine ceinture de couleur vive autour de la taille ou sur les hanches. Les ceintures se portant haut sur la taille, ainsi que les robes coupe empire, quant à elles, raccourcissent le buste. Les profonds décolletés en V sont à bannir pour les raisons inverses.

PETITE CORPULENCE

Les rayures verticales vous feront paraître plus grande et plus mince, tout comme les robes de couleur sombre. Évitez les ceintures dont la couleur diffère de votre tenue car elles font paraître plus petite, et il en va de même pour les robes très longues et floues.

Si vous êtes petite et un peu ronde, évitez les motifs trop grands car, en règle générale, plus le motif est grand, plus il grossit. Par contre, si vous êtes mince, aucun souci. Les femmes petites et rondes doivent éviter les motifs et les rayures horizontales.

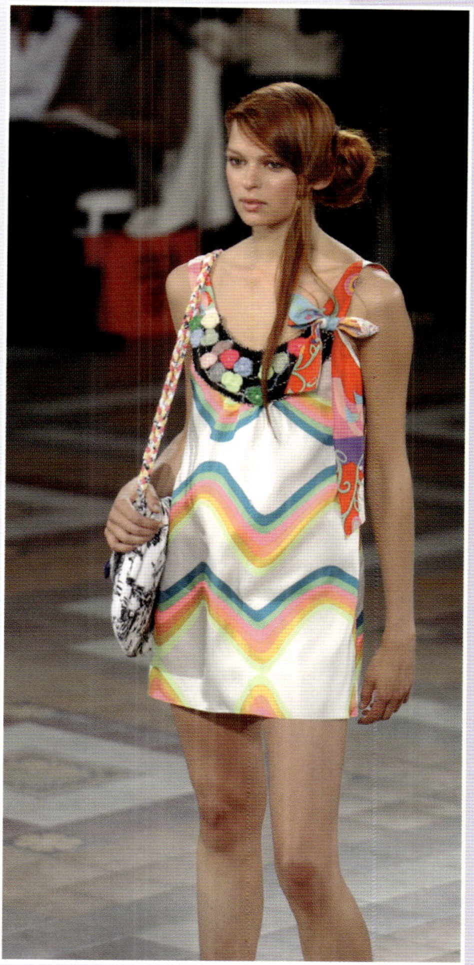

La couleur et la forme

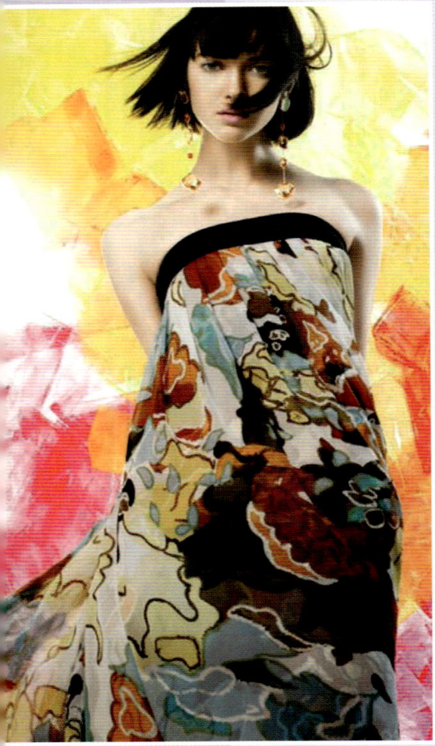

Les conseils couleur

Le monde de la mode et du style, éclectique et palpitant, met à notre disposition des milliers de couleurs. C'est cette même multiplicité de couleurs qui fait qu'il est si compliqué de trouver son propre style. Trouver les combinaisons de couleurs adéquates et avantageuses peut être difficile.

Il est primordial de partir d'une couleur principale et d'y assortir toutes les autres. Les couleurs additionnelles peuvent réellement mettre en valeur la couleur principale, rendant ainsi notre présence remarquable. Les couleurs dominantes attirent l'attention, alors que les couleurs claires nous aident à nous fondre dans le décor. Gardez à l'esprit le fait que votre couleur préférée n'est pas forcément la couleur qui vous va le mieux.

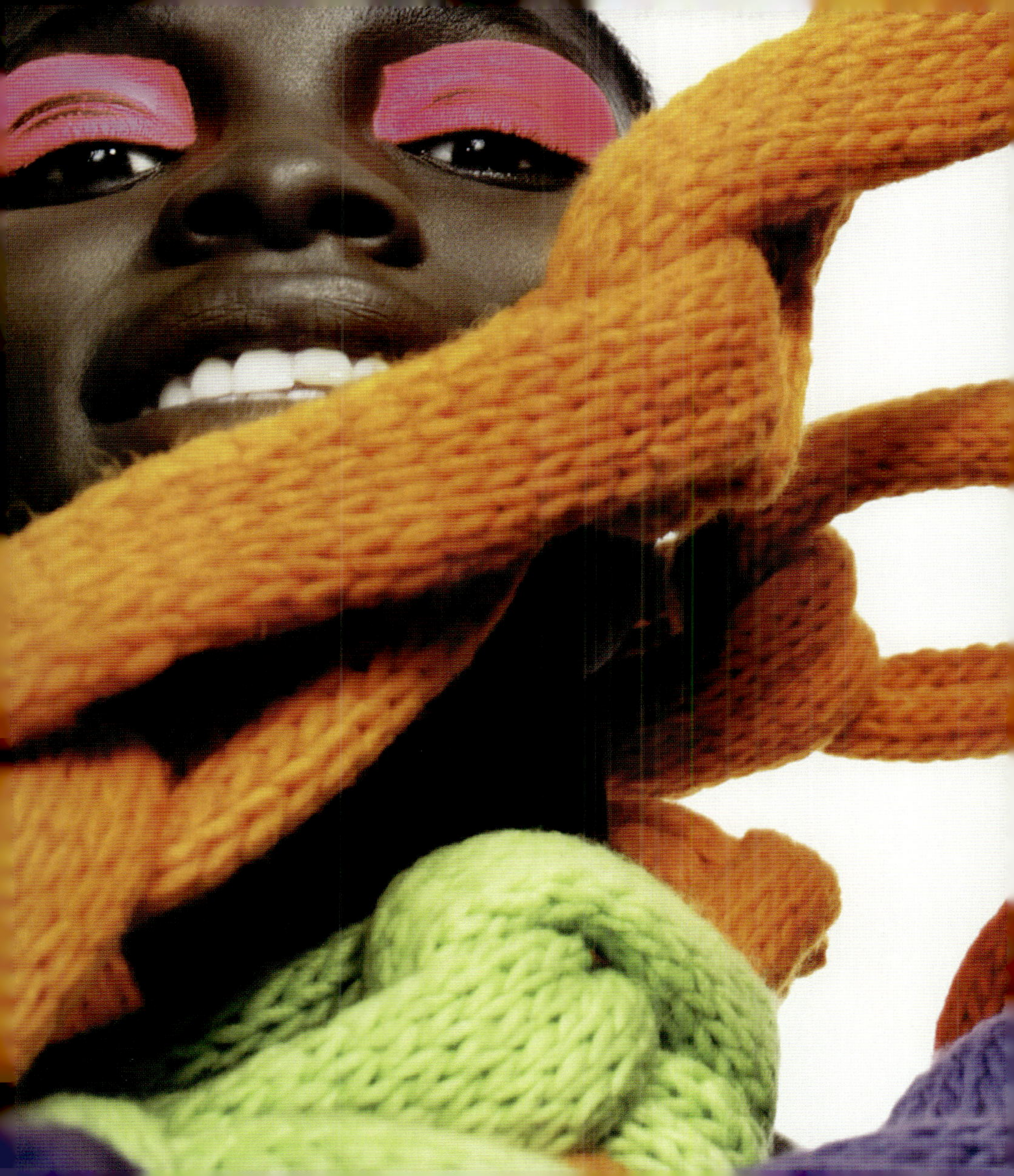

Vous prendre en photographie portant différentes couleurs peut vous aider à voir lesquelles vous avantagent le plus. Quelles couleurs vous font vous sentir particulièrement bien ? Lesquelles vous font au contraire vous sentir peu attirante ? Les réponses à ces questions peuvent vous aider à faire votre choix.

La couleur est-elle harmonieuse, vous met-elle à l'aise ? Face à un miroir, tenez la couleur près de votre joue pour vérifier qu'elle est assortie à votre teint. Si une couleur vous donne l'air pâle ou effacé, oubliez-la. En étant plus attentive aux couleurs au fil du temps, vous serez plus sûre de celles qui vous vont.

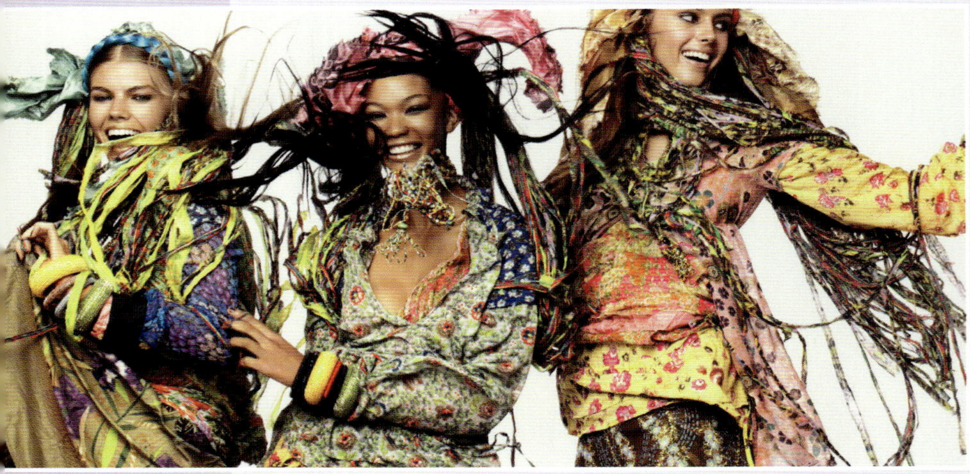

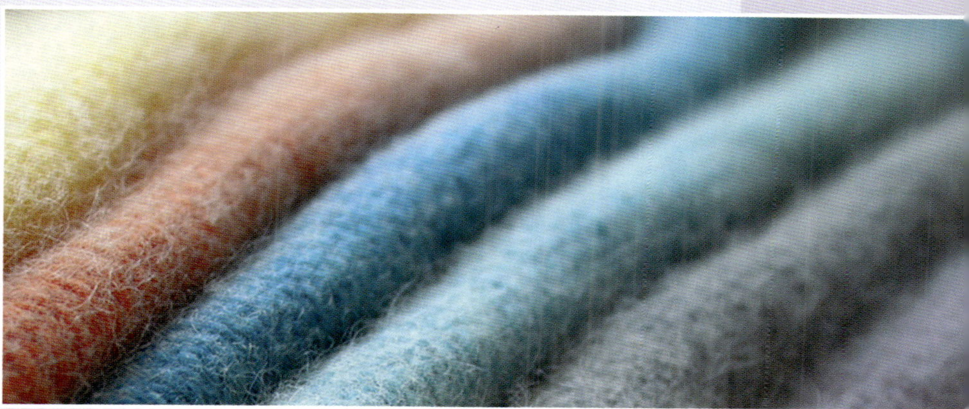

Vous pouvez également faire appel à un spécialiste pour vous aider. Ces conseils ne sont bien sûr que des indications pour vous guider dans vos choix. On peut par exemple vous déconseiller de porter du rouge, alors que des nuances tirant plus sur le bordeaux ou le rose peuvent vous aller à la perfection.

Soyez attentive à la lumière

Assurez-vous de regarder les couleurs à la lumière naturelle, une lumière artificielle ou mixte peut les dénaturer.

Une consultation en couleur

L'école de l'analyse des couleurs a ouvert en Californie dans les années 1940, grâce à l'artiste Suzanne Caygill. Elle avait créé pour ses clients des palettes de couleurs individuelles basées sur la couleur de la peau, des cheveux et des yeux. Elle a inventé le modèle des quatre saisons, incluant soixante-quatre types de personnalités différentes, créés en fonction des personnes, mais aussi des saisons.

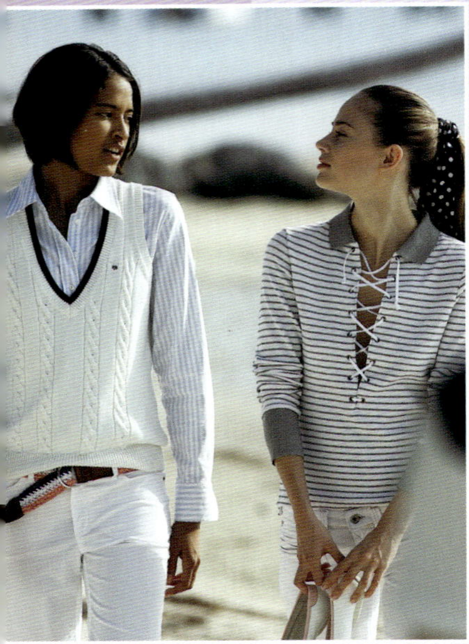

Ce modèle a été popularisé dans les années 1970 par la créatrice Carole Jackson grâce à son livre *Soyez belles en couleurs*. La consultation en couleur s'est très vite répandue aux États-Unis, puis un peu plus tard en Europe.

Les pigments de base sont toujours classifiés en quatre saisons :

- PRINTEMPS Les couleurs chaudes, comme les tons de rouge et jaune rouille, sont parfaites pour cette saison. Les couleurs plus fraîches et plus froides conviennent moins. Les contrastes forts et les imprimés vifs sont déconseillés. Il est recommandé d'utiliser un fond blanc lors du choix d'une couleur.

- ÉTÉ Les couleurs plus fraîches sont de mise, notamment celles ayant une base de bleu.

Les bleus plus clairs correspondent mieux aux teints pâles. Le vert est également une couleur d'été. Les tons chauds sont déconseillés.

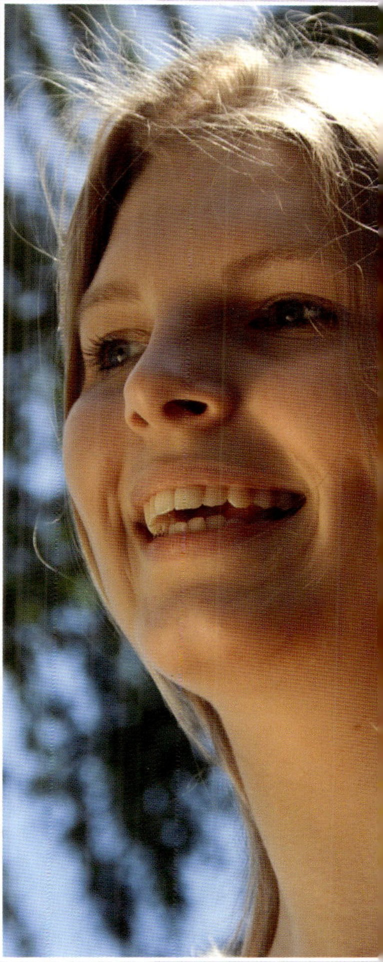

AUTOMNE Les tons chauds sont un choix judicieux à l'automne, particulièrement les couleurs de feuillage comme les mélanges de rouge et de jaune, d'ocre et de brun.

HIVER Contrairement aux autres saisons, l'hiver est une période idéale pour les couleurs contrastées. La nature sert également de modèle pour cette saison : les couleurs contrastent avec le blanc de la neige.

En dehors de ces quatre types de base, il existe toute une gamme de mélanges, tels que les tons chauds du printemps et de l'automne, ainsi que les tons froids de l'été et de l'hiver.

Il peut être difficile de classifier les couleurs quand on fait du shopping. Cependant, il est important d'avoir des notions de compréhension des couleurs pour déterminer celles qui nous vont le mieux.

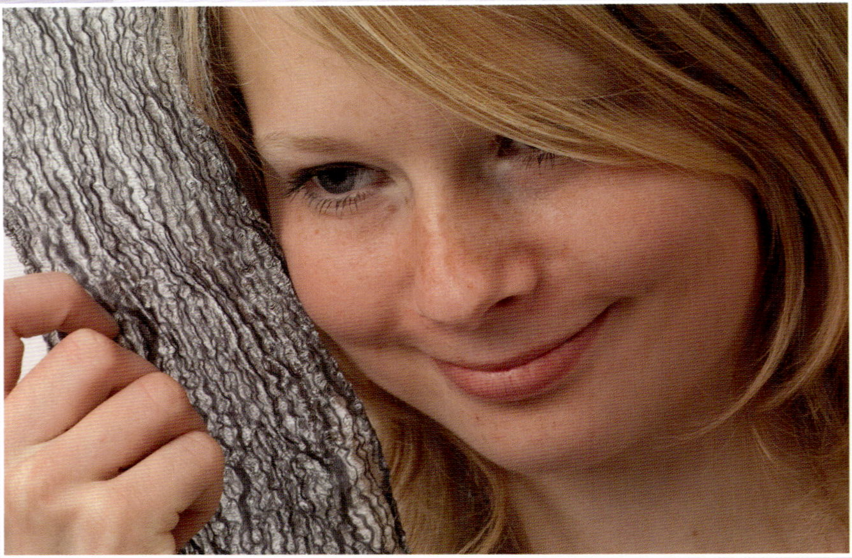

Les types argent et or

Choisir la teinte de maquillage adéquate est aussi simple que de choisir entre l'or et l'argent. Cela fonctionne également pour le choix des couleurs des vêtements et des cheveux.

Mais cela laisse supposer que l'on sache bien faire la distinction. Face à un miroir, tenez alternativement un tissu argenté puis doré près de vous pour déterminer quelle couleur vous va le mieux.

La couleur idéale donnera un air rayonnant à vos yeux et à votre peau, alors que l'autre vous donnera l'air pâle. Les couleurs argent comprennent le bleu, le gris, le turquoise, le vert et le rose. Les couleurs or incluent les tons chauds comme le beige, le jaune, l'orange et le rouge.

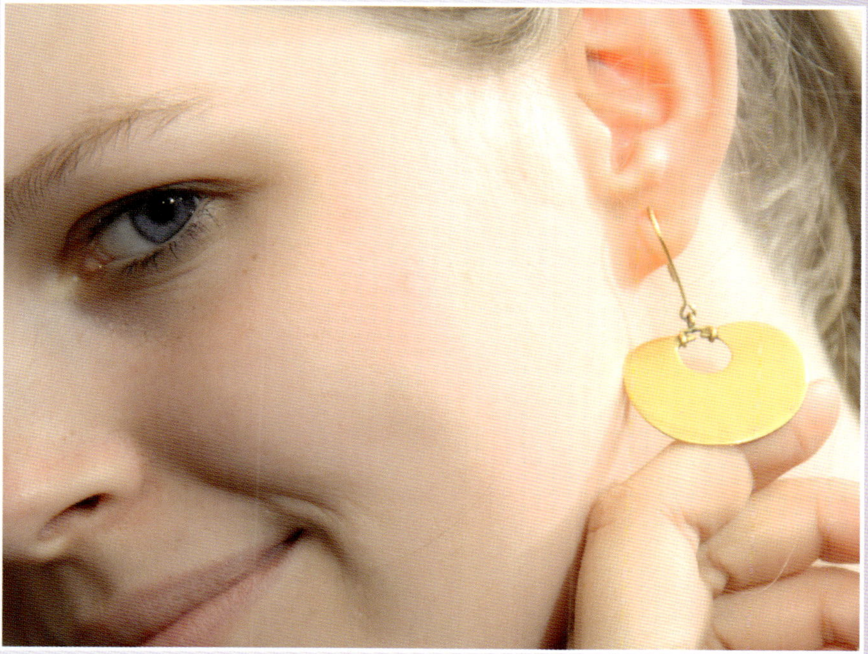

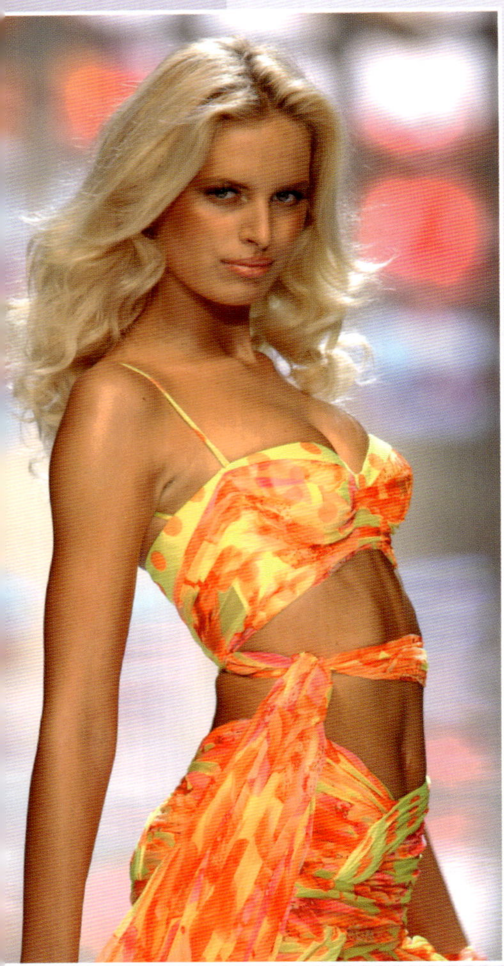

Les contrastes

Les contrastes sont très importants lors de la sélection des vêtements. Cela influe sur la couleur de la peau, des cheveux et des yeux. Certaines personnes ont des caractéristiques vraiment contrastées, comme des yeux sombres et une peau claire. Chez d'autres, le contraste est moindre, avec des cheveux et une peau sombres.

En règle générale, les couleurs contrastées sont plus jolies sur les personnes qui ont des caractéristiques elles-mêmes contrastées. Une femme aux cheveux foncés et à la peau claire portera avantageusement un haut blanc avec des motifs floraux sombres associé à un pantalon noir. Pour les autres, une couleur unique conviendra mieux.

En matière de contraste vestimentaire, souvenez-vous que des contrastes ton sur ton nous amincissent. Ils peuvent même être bien plus flatteurs qu'une tenue aux couleurs sombres.

Les motifs

Les motifs nécessitent un bon sens des proportions, de la couleur et du contraste. Dans le doute, mieux vaut vous abstenir. Un désastre vestimentaire est bien plus probable avec des motifs qu'avec une couleur unie. Les motifs voyants peuvent également nuire à votre visage. C'est pourquoi il est conseillé de porter les motifs floraux ou de style reptile loin du visage, donc plutôt sur une jupe ou un pantalon.

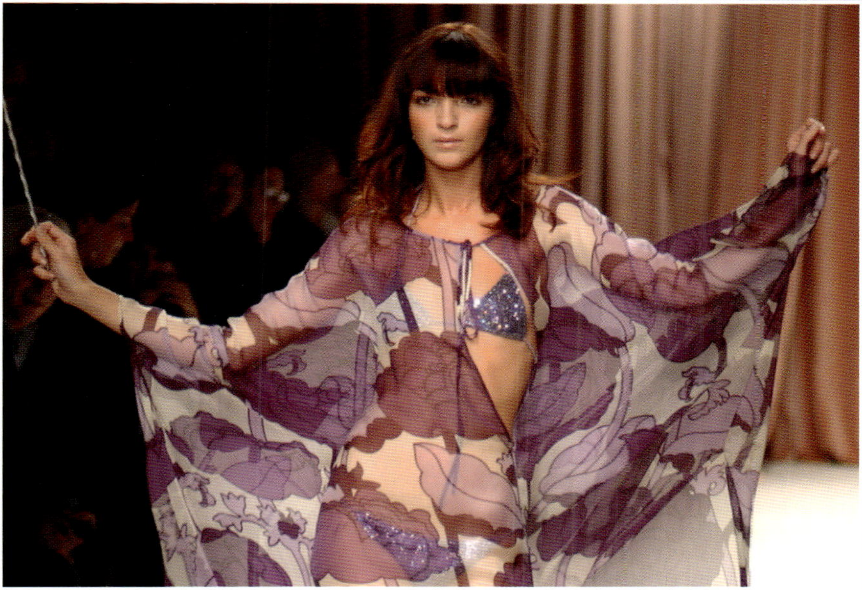

Domptez votre garde-robe

L'ORGANISATION

Pour gagner du temps, de l'énergie et éviter les frustrations, essayez d'avoir une garde-robe organisée, et non pas un « coffre aux trésors » débordant de vêtements. Le but étant de ne jamais dire « je n'ai rien à me mettre ! ». En organisant et en évaluant votre garde-robe, vous apprécierez davantage vos vêtements et serez plus apaisée.

Enfin, essayez d'organiser vos vêtements par couleurs, types et formes.

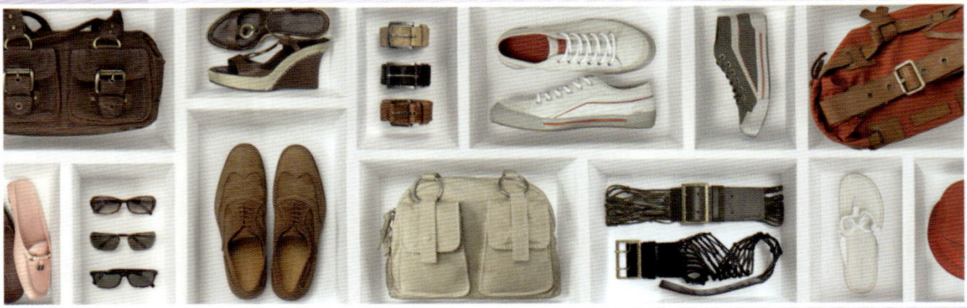

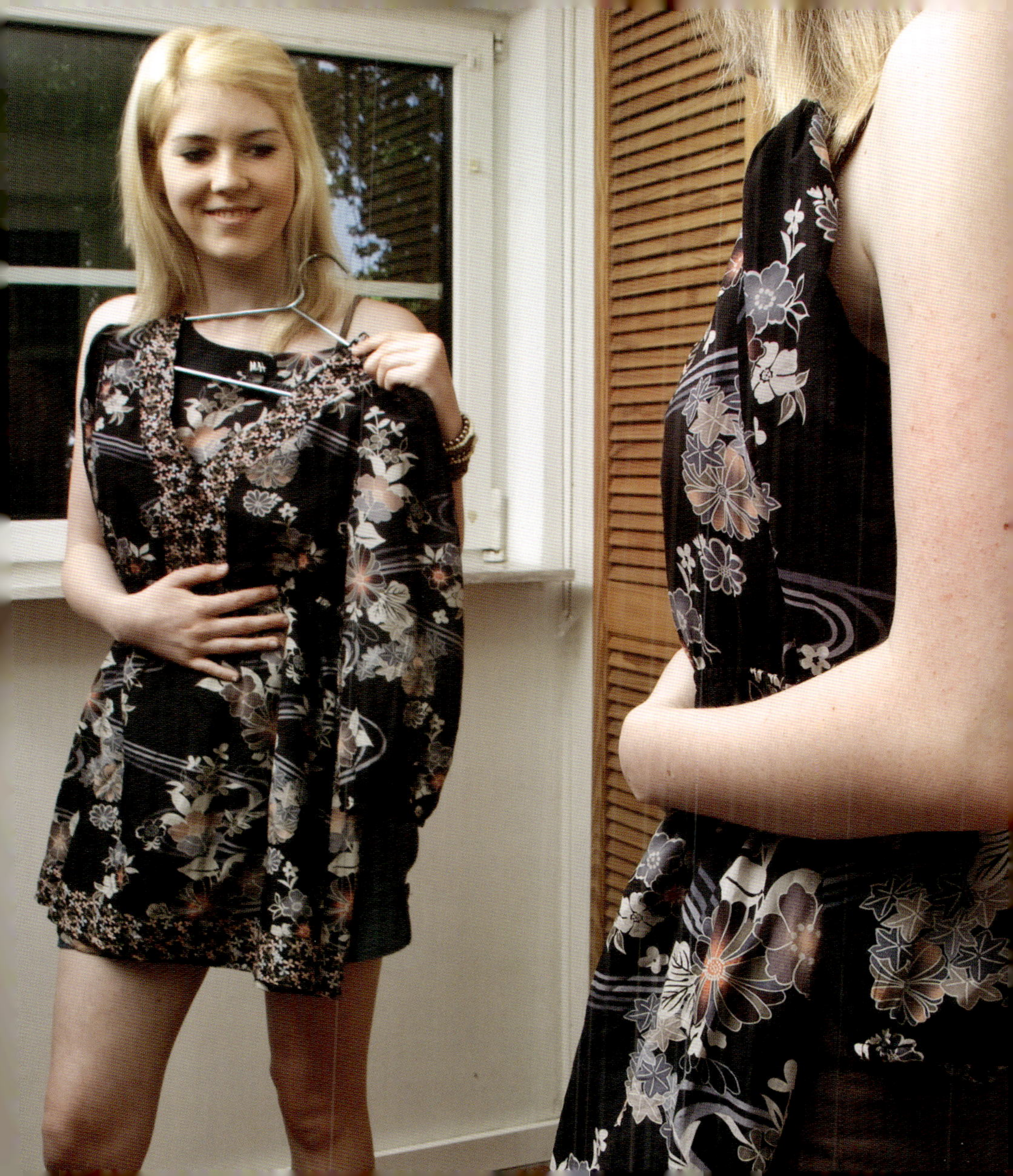

Être au top

Pourquoi ne pas opter pour un rangement amovible réunissant les vêtements que vous voulez porter ensemble ?

Organisez votre placard

Première étape, rangez votre garde-robe de façon à savoir précisément où chaque chose se trouve. Ouvrir votre armoire devrait vous donner l'impression de rentrer dans une boutique.

La plupart des placards ont différents compartiments pour ranger ensemble pantalons, robes, jupes, etc., mais vous pouvez aussi l'organiser selon d'autres critères : par exemple selon les saisons, de façon à toujours avoir à portée de main ce qui convient à la météo. Vous pouvez également séparer vos vêtements décontractés de ceux pour le travail. Si vous avez vraiment beaucoup de vêtements, rien ne vous empêche de créer d'autres sections de rangement. Essayez de ranger de façon à ce que les articles assortis se trouvent les uns près des autres.

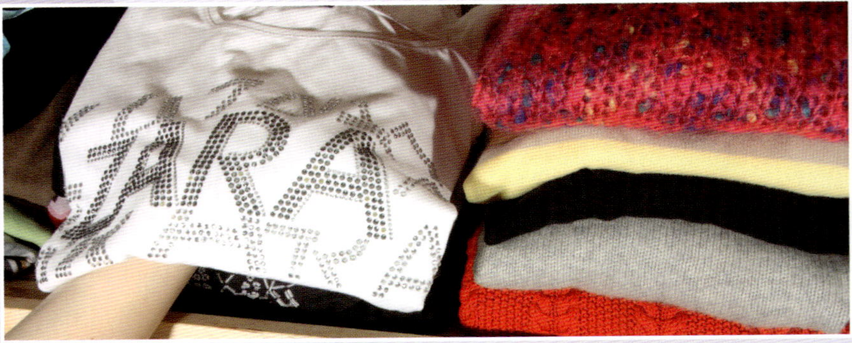

L'inventaire

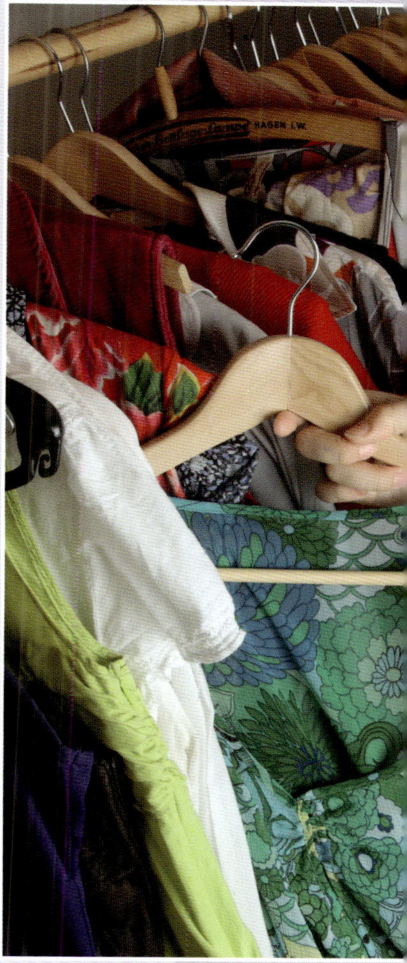

Un simple inventaire de votre garde-robe peut être miraculeux. Si vous classez vos vêtements par catégorie, vous réaliserez par exemple que vous possédez quatre paires de jeans. Si vous réalisez que vous n'avez que deux robes de couleur, vous pouvez décider d'en acheter une nouvelle.

Ranger vos chemisiers, pulls et vestes par couleur vous facilitera vraiment la vie. Trier les vêtements de la sorte, ainsi qu'en séparant les manches longues des courtes, vous permettra de gagner un temps précieux au moment de choisir vos tenues.

Rangez ensemble chemises, tuniques et foulards de couleurs similaires. Pensez au porte-cravates, c'est une invention très pratique.

De plus, il est plus agréable de n'avoir que des cintres similaires, même métalliques. Cette uniformité vous procurera un sentiment de paix, utile lorsqu'il faut choisir une tenue.

Photos de mode

N'hésitez pas à accrocher sur votre armoire des photos de magazines qui vous plaisent, afin de vous en inspirer.

Faites le vide

Se débarrasser de ses vêtements peut être difficile. Mais cela n'a aucun sens d'encombrer votre garde-robe au point de ne plus savoir ce qu'elle contient vraiment. Voici quelques règles à suivre pour maintenir votre garde-robe en ordre :

Usé ? Jetez !

Peu importe le nombre de beaux souvenirs associés à un vêtement, s'il est usé, il est temps de s'en débarrasser. Si les manches sont déchirées, ou si le vêtement est taché, il ne ressemble tout simplement plus à rien.

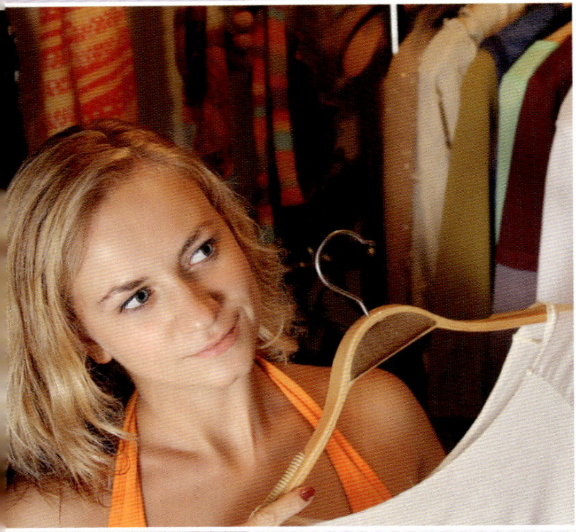

La règle des deux ans

Si vous n'avez pas porté un de vos vêtements depuis plus de deux ans, jetez-le, à l'exception des vêtements pour les occasions particulières, comme les tenues pour un enterrement par exemple. La période de deux ans est indicative, mais il vaut mieux pouvoir se souvenir de la dernière fois que vous avez porté un vêtement.

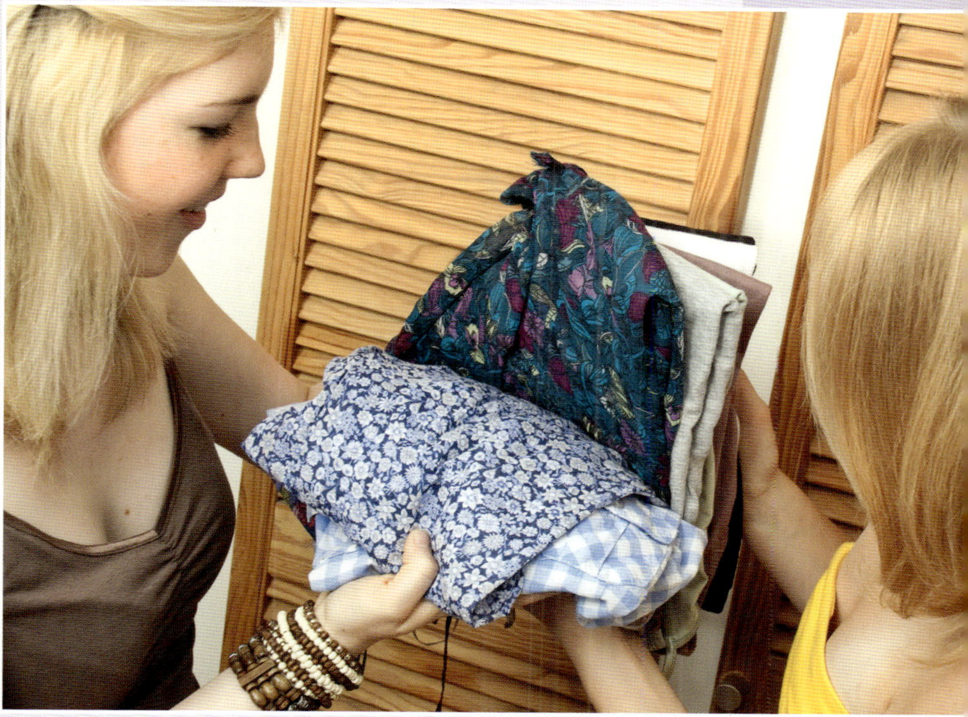

L'échange de vêtements

La manière la plus efficace de garder votre garde-robe sous contrôle est de vous séparer d'un article à chaque fois que vous en achetez un nouveau. C'est ainsi plus simple d'avoir une armoire au top de sa forme.

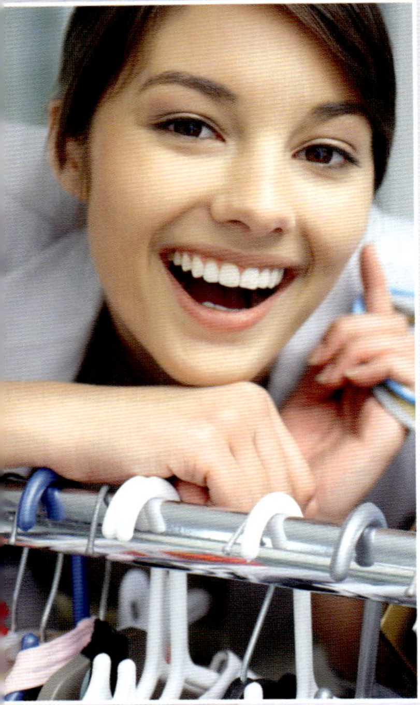

L'essayage test

Si vous n'êtes par sûre de devoir garder ou jeter un vêtement, essayez-le et regardez-vous dans un miroir. Posez-vous ces questions :

- Est-il toujours en bon état ? (Est-il usé ?)
- Est-ce que je m'y sens bien ?
- Me va-t-il bien ou ai-je l'air d'être vêtue d'un rideau à fleurs ?
- Est-ce qu'il me va parfaitement (coupe, longueur, etc.) ?
- Est-ce que je possède des accessoires, des chaussures, et autres, assortis ?
- Est-il toujours tendance ou complètement démodé ?

Si la réponse à l'une de ces questions est non, alors peut-être est-il temps de vous en séparer. Si vous avez répondu deux fois non, alors il en est plus que temps.

Le meilleur test pour les vieux vêtements

Si vous n'êtes vraiment pas sûre de devoir garder ou jeter un vêtement, mettez-le de côté avec une date butoir pour le réévaluer (par exemple, six mois plus tard). Si vous n'y avez pas repensé d'ici là, ça ne sera probablement jamais le cas.

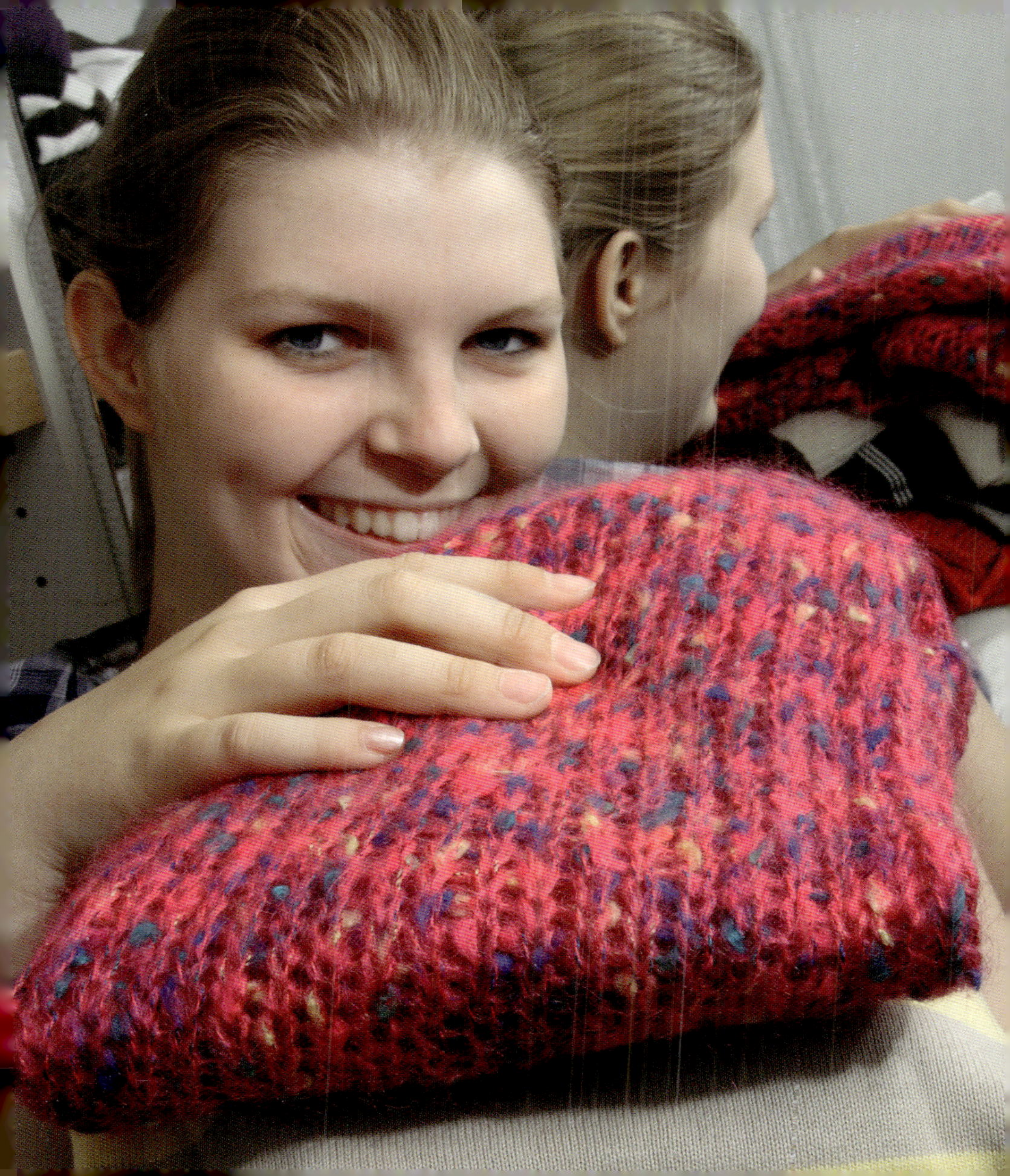

Un shopping réussi

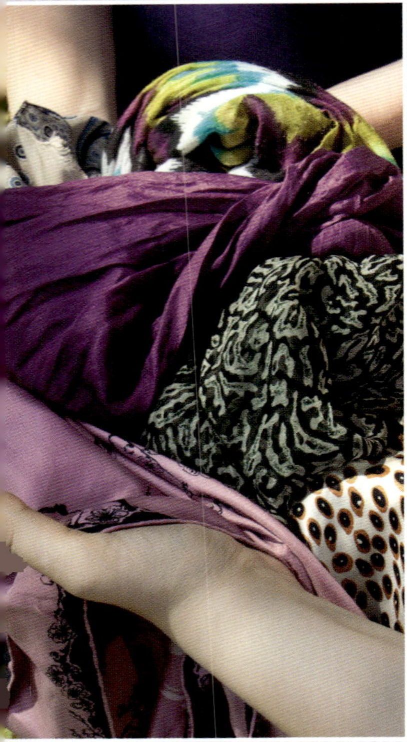

Trouver la tenue parfaite

Vous pouvez faire une liste en vous basant sur le style et sur les tenues que vous possédez dans votre garde-robe.

Si l'article que vous souhaitez acheter correspond à votre style personnel, que la couleur et le tissu vous vont et que la coupe met votre silhouette en valeur, il est possible que vous ayez mis la main sur le vêtement idéal.

S'il est assorti à au moins trois autres articles de votre garde-robe (chaussures, sac, ceinture, robe ou pantalon), il pourrait même devenir votre nouveau vêtement préféré. Si le tissu et les coutures sont de qualité et, dernier point mais non des moindres, si vous vous y sentez bien, alors seul le prix peut être décisif. Demandez-vous ce que cet article vaut à vos yeux.

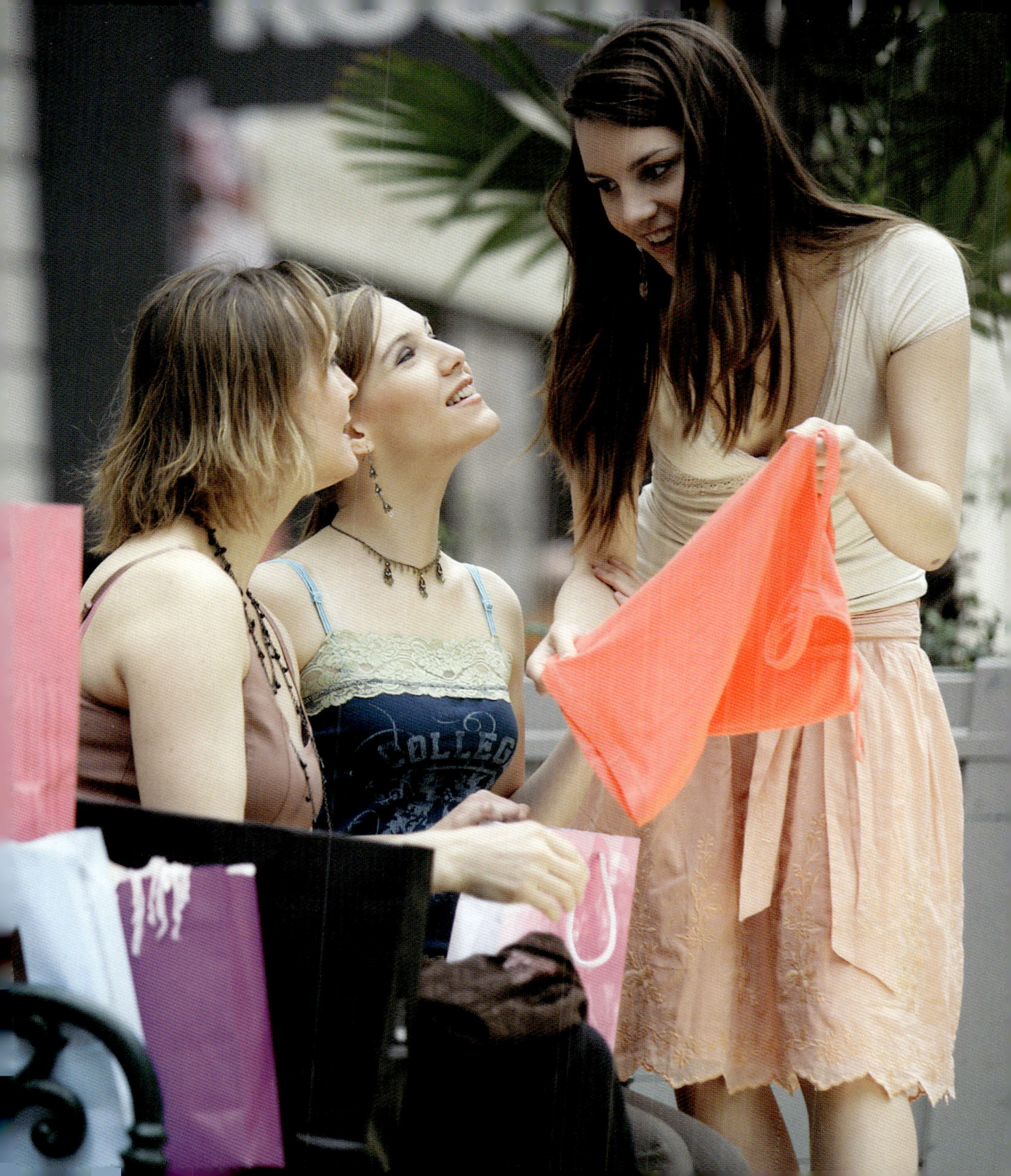

Petits pense-bêtes

Faites une liste avec le style, la couleur, le tissu, la compatibilité avec d'autres articles, la taille, la qualité, ce que vous ressentez et le prix. Cela vous aidera à choisir.

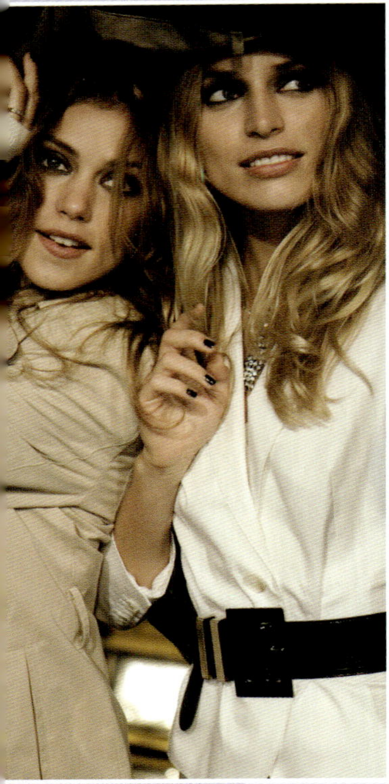

Les dix meilleurs conseils shopping

Sachez ce que vous voulez

Si vous savez exactement ce que vous voulez, vous ne quitterez pas le magasin avec un article que vous possédez déjà en trois exemplaires. Si vous faites une liste de deux ou trois articles dont vous avez besoin, vous pouvez être sûre d'en trouver au moins un et vous ne finirez pas votre séance de shopping avec le sentiment désagréable de n'avoir rien trouvé.

Déterminez un budget et tenez-vous-y

Se fixer un budget est absolument indispensable. Si vous ne dépensez pas la totalité, tant mieux. La prochaine fois que vous aurez des achats à faire, vous pourrez dépenser plus.

Assurez-vous que ça vous va

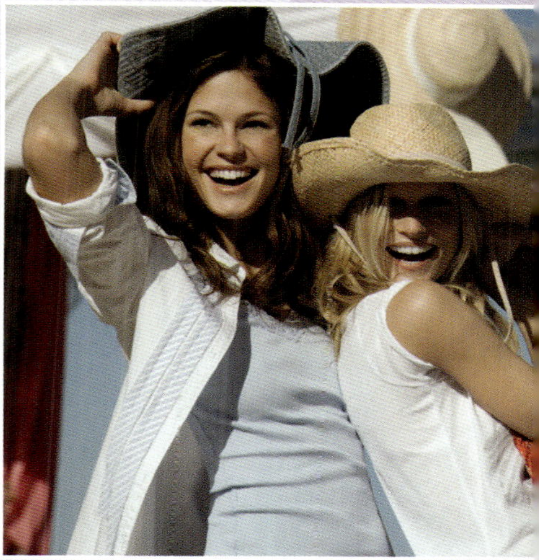

Quoi que vous ayez décidé d'acheter, portez la tenue à laquelle vous voulez que l'article soit assorti. Par exemple, si vous voulez une nouvelle robe pour aller au bureau, il sera plus facile de choisir si vous portez les chaussures que vous souhaitez mettre avec.

N'achetez rien par dépit

Nous avons toutes un jour ou l'autre passé une journée entière sans trouver notre bonheur, pour finir par acheter quelque chose à la dernière minute, simplement pour ne pas rentrer les mains vides. Cela ne fait pas de bien. Mieux vaut aller prendre un verre pour vous changer les idées et trouver autre chose qui vous fasse plaisir.

Assurez-vous d'être d'humeur

Toute journée n'est pas propice au shopping. Si vous n'êtes pas d'humeur à faire les boutiques, mieux vaut rester chez vous. De toute façon, vous ne trouverez rien qui vous plaira et vous finirez par être frustrée.

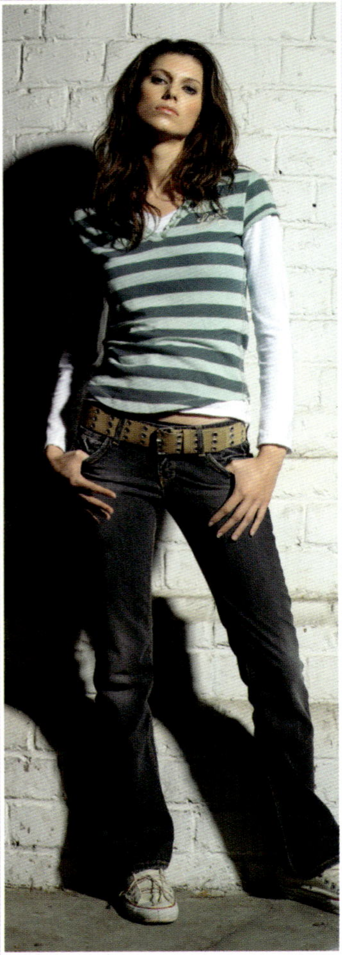

Ne faites pas de gros achats sur un coup de tête

Les gros achats nécessitent que l'on y réfléchisse à tête reposée. Aussi attirant le vêtement soit-il, il faut se laisser vingt-quatre heures pour y penser. Si le jour suivant vous pensez toujours que l'article vaut la dépense, alors vous pourrez vous l'offrir sans avoir mauvaise conscience.

Soyez attentive à la qualité des basiques

Il n'est pas nécessaire que tous vos vêtements soient de très bonne qualité. Les vêtements d'été, par exemple, peuvent être de qualité moyenne. Mais soyez sûre de la qualité des basiques que vous avez l'intention de porter plusieurs années durant.

La coupe parfaite

Ici, la règle est simple : les vêtements doivent vous aller ! Ils ne doivent être ni trop longs ni trop courts, trop ajustés ou trop larges, et vous devez vous y sentir bien. Si vous aimez vraiment un article, mais qu'il ne vous va pas parfaitement, demandez-vous s'il vaut vraiment la dépense. Si ce n'est pas le cas, remettez-le en place, il ne vous ira pas non plus chez vous.

Assurez-vous qu'il soit assorti

Si vous cherchez un vêtement assorti à un autre que vous possédez déjà, emmenez-le avec vous. Vous pourrez voir s'ils sont assortis dans la cabine d'essayage.

Ne faites pas votre shopping seule

Faire du shopping avec une amie n'est pas seulement amusant, c'est également un filet de sécurité. Les amies peuvent vous aider à déterminer si quelque chose vous va vraiment bien et vous empêcher de faire un mauvais achat.

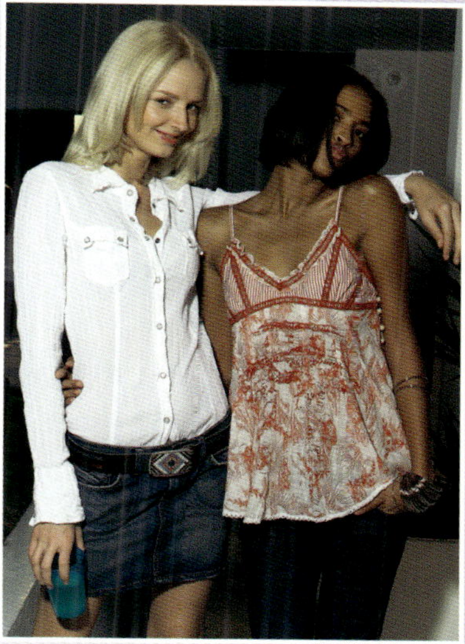

Tests photo à la maison

Si vous voulez voir à quel point vos nouveaux achats vous vont, prenez-vous en photo. Vous pouvez demander à une amie de le faire pour vous, et vous pourrez lui rendre ce service la prochaine fois qu'elle aussi se posera des questions sur une nouvelle tenue. Prendre les photos d'environ cinquante combinaisons de vêtements nécessite entre trois et quatre heures. Comparer les photos de deux associations de vêtements est bien plus utile que de rester indécise face à son miroir. Déterminer le rendu de la couleur, de la coupe et de la longueur, ainsi que les éventuels accessoires, devient comme par magie beaucoup plus simple.

Index

Remerciements

Photographie :
Medien Kommunikation, Unna, Allemagne ; Raphael Pehle, Direction des modèles : Antonia Pehle à l'exception des pages 13, 15, 16–23, 26, 32, 47, 52–53, 63, 66, 69, 71, 83, 87, 96–101, 103, 110–111, 115, 116, 119, 211, 252, 282, 284, 287 : dreamstime.com ; S. 204–206, 224–229, 250, 254, 257, 259–263, 265–270, 272, 276–277, 268–291 : Fashionstock, New York

Direction éditoriale :
Tobias Pehle, Carola Struck

Production :
Mathias Hinkerode

Nous tenons à remercier les personnes suivantes pour leur soutien : Iris Kannchen, Regina Stemann et Wolgang Mickeleit ainsi que Alina, Annika, Jana M., Jana S., Jule, Julia, Klara, Maren, Monique, Sabine et Svea.